Soubeyran & Ardin-Delteil

Petite Chirurgie
et
Pratiques spèciales courantes

Coulet & Fils Editeurs

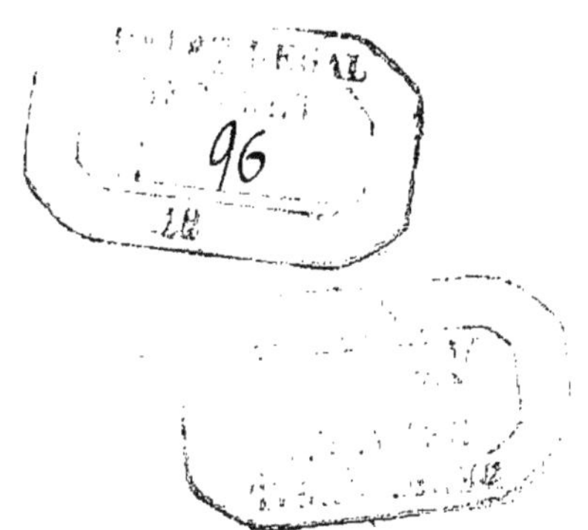

PETITE CHIRURGIE

ET

PRATIQUES SPÉCIALES COURANTES

PETITE CHIRURGIE

ET

PRATIQUES SPÉCIALES COURANTES

PAR

P. SOUBEYRAN
PROFESSEUR AGRÉGÉ
A LA FACULTÉ DE MÉDECINE
DE MONTPELLIER

P. ARDIN-DELTEIL
PROFESSEUR DE CLINIQUE MÉDICALE
A L'ÉCOLE DE MÉDECINE
D'ALGER

AVEC 326 FIGURES DANS LE TEXTE

MONTPELLIER
COULET ET FILS, ÉDITEURS
5, GRAND'RUE, 5,

PARIS
MASSON ET Cie, ÉDITEURS
BOULEVARD SAINT-GERMAIN, 120

1908

INTRODUCTION

PAR

LE Dr TÉDENAT

PROFESSEUR DE CLINIQUE CHIRURGICALE A LA FACULTÉ DE MÉDECINE
DE MONTPELLIER

Il ne manque pas de traités de petite chirurgie, quelques-uns très recommandables et justement classiques. Presque tous ont le tort de viser à être complets, de décrire longuement des procédés souvent tombés en désuétude, et l'élève a parfois de grandes difficultés à se retrouver et à apprécier la valeur des pratiques qui y sont exposées. De plus, beaucoup d'innovations utiles, mais récentes, ne sont pas développées avec les détails nécessaires et leur valeur propre.

MM. Soubeyran et Ardin-Delteil se sont proposé, en écrivant leur manuel de petite chirurgie, de condenser en un cadre restreint, mais suffisant, tout ce qui est utile et bon dans le passé et le présent. Ils ont eu surtout pour objectif d'écrire un livre pouvant servir de guide à l'élève qui entre comme aide dans un service d'hôpital, et qui pourra y trouver conseil et direction dans la pratique journalière. Ce but, on verra qu'ils l'ont atteint en lisant les divers chapitres relatifs à l'asepsie et à l'antisepsie, à l'anesthésie générale et locale, aux indications qu'ils donnent pour l'application des divers bandages et appa-

reils et pour la pratique des petites opérations qui se présentent tous les jours au médecin de la ville et de la campagne.

Nous devons féliciter également les auteurs pour les pages en lesquelles ils décrivent les indications et la technique des injections pour les divers sérums. Toutes ces données sont exposées avec méthode et clarté ; des figures nombreuses, simples et précises illustrent le texte. Pour tout dire, ce livre doit trouver sa place aussi bien sur la table de travail de l'étudiant que sur celle du praticien.

Juillet 1907.

PRÉFACE DES AUTEURS

Ce livre s'adresse :

1° Aux *étudiants* qui désirent fréquenter les services hospitaliers.

2° A ceux qui se destinent à l'externat et à l'internat.

3° Aux *médecins* qui doivent savoir exécuter journellement dans leur clientèle certaines pratiques d'urgence ou de nécessité.

Dans la Première Partie nous étudierons :

1° Les méthodes antiseptique et aseptique.
2° Le pansement et les bandages.
3° Les appareils avec leurs applications (fractures, etc...).

Dans la Deuxième Partie nous exposerons un certain nombre de pratiques de petite chirurgie journalière.

PETITE CHIRURGIE

ET

PRATIQUES SPÉCIALES COURANTES

PREMIÈRE PARTIE

CHAPITRE PREMIER

ASEPSIE ET ANTISEPSIE

Les complications des plaies résultent habituellement de la présence des microbes apportés par les objets qui en approchent (instruments, objets de pansement, etc.) et par les mains.

Les méthodes antiseptique et aseptique ont pour but de combattre ces germes pathogènes (staphylocoque, streptocoque, bacille pyocyanique, colibacille, anaérobies, etc.).

ASEPSIE

Le mot *asepsie* signifie stérilisation absolue; cette méthode consiste à priver de germes tout ce qui approche d'une plaie, à l'aide des *agents physiques* (chaleur, brossage au savon et à l'eau stérilisée). C'est la méthode de choix parce que certains germes résistent aux antiseptiques et que même des substances antiseptiques peuvent contenir des germes.

Son *mode d'action* est simple : les germes sont tués à une température suffisamment élevée, ou bien par les procédés mécaniques ils sont entraînés (brossage et lavage des mains, du champ opératoire).

Le principal agent est la chaleur sous deux formes : *chaleur sèche*, *chaleur humide*.

Chaleur sèche

La chaleur sèche comprend deux procédés : le flambage et les étuves sèches.

1° *Flambage.* — Le flambage sert à stériliser les instruments, les cuvettes ; on utilise la flamme de l'alcool.

2° *Etuves sèches* — L'étuve de Poupinel (fig. 1) est la plus connue.

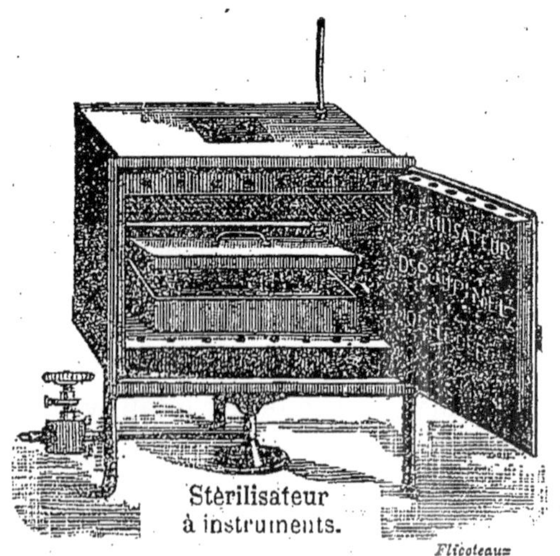

Fig. 1.

Cette étuve est une caisse en cuivre rouge à doubles parois et munie d'une porte double. Les produits de la combustion circulent entre les parois et s'échappent par la partie supérieure; la chaleur est fournie par une rampe à gaz. — Un thermomètre et un régulateur d'ARSONVAL sont annexés.

La température y atteindra 150° et sera maintenue pendant trois quarts d'heure. Cette étuve peut se chauffer par l'électricité (LEQUEUX).

Chaleur humide

Eau bouillante. — Liquides à point d'ébullition élevé. Alcool sous pression. — Vapeur d'eau sous pression.

1° EAU BOUILLANTE. — Ce procédé est simple et pratique : l'ébullition durera une demi-heure au moins; certaines spores résistent à ce procédé.

2° LIQUIDES A POINT D'ÉBULLITION ÉLEVÉ :

Solution de carbonate de soude ou de potasse. — On en ajoute 1 à 2 gr. pour 100 d'eau. Le point d'ébullition est reporté à 104°. — Le borate de soude à 2 p. 100 bout à 106°.

Huile, glycérine. — Ces liquides entrent en ébullition vers 130° ; vingt minutes suffiront.

3° ALCOOL SOUS PRESSION (FOWLER) — Une caisse métallique, presque remplie d'alcool et bien fermée, est mise dans un bain-marie dont l'eau bout pendant une heure.

4° VAPEUR D'EAU SOUS PRESSION. — Ce procédé, le plus usité, s'exécute à l'aide d'étuves appelées *autoclaves* où la température est portée aux environs de 130° : la pression y atteindra 2 atmosphères et le temps nécessaire pour la stérilisation sera de trois quarts d'heure.

Autoclave de Chamberland. — Cet appareil (fig. 2), l'un des plus employés, comprend : une enveloppe en tôle ; un couvercle solidement vissé qui supporte un manomètre, une soupape de sûreté et un robinet ; une chaudière qui contient un panier métallique, séparé de son fond par un espace où l'on met de l'eau jusqu'au niveau du panier; au-dessous est un brûleur à gaz; l'appareil sera purgé d'air en laissant au début la vapeur s'échapper, puis on ferme le robinet quand la vapeur sort en jet continu; il suffit de régler le gaz dès que le point voulu est atteint.

Après la stérilisation avec cet appareil, les objets sont humides, il faut les dessécher à l'étuve sèche.

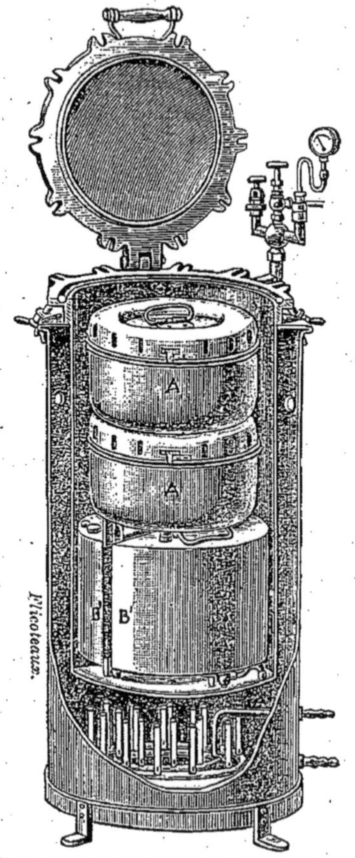

Fig. 2.— Autoclave de Chamberland.

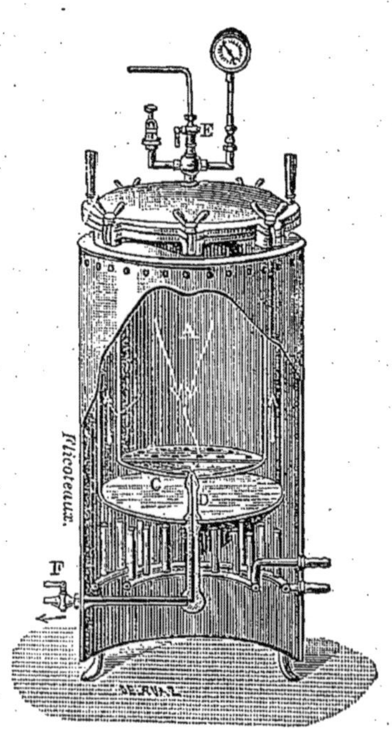

Fig. 3.— Autoclave de Vaillard.

Autoclave de Vaillard (*vapeur d'eau circulant sous pression*). — La stérilisation est rapide et parfaite avec cet appareil (fig. 3). Il comprend une chaudière dont le fond contient de l'eau; la vapeur d'eau entoure la boîte A, la chauffe et pénètre par les ouvertures de son couvercle pour s'échapper à la partie inférieure de cette boîte par une tubulure en bronze D;

le robinet F assure l'assèchement après la stérilisation : il suffit de l'ouvrir et de chauffer légèrement, l'eau s'échappe.

Autres autoclaves. — Autoclaves de SOREL, de CREUZAN, etc.

Pour s'assurer du bon fonctionnement des étuves on utilise les *tubes témoins*, que l'on met dans les boîtes de compresses. Ces tubes renferment des mélanges fusibles à de hautes températures. TERRIER se sert de l'acide picrique uni à de l'acide phtallique et à de l'hélianthine ; le tout fond à 127° et devient rouge.

Nous verrons plus loin l'application de la méthode aseptique dans la stérilisation des instruments, des objets de pansement, de l'opérateur et de l'opéré.

ANTISEPSIE

Le mot *antisepsie* signifie antimicrobien, microbicide ; cette méthode a pour objet de détruire les germes, de les empêcher d'arriver et de se développer sur les plaies. Elle est donc un des procédés de l'asepsie ; seulement elle lutte contre les germes par les *agents chimiques*.

Le mode d'action de ces agents est clairement démontré par les expériences : ils sont toxiques vis-à-vis des microbes ; cela apparait bien si l'on ajoute un antiseptique à une culture microbienne.

Mais une notion importante à retenir, c'est que les antiseptiques en solution forte entravent le travail réparateur des tissus, la cicatrisation ; il faudra donc se garder d'en abuser.

La classification des antiseptiques est impossible, car leur efficacité est très variable suivant les germes : l'acide phénique par exemple est moins efficace que le sulfate de cuivre contre le microbe de l'infection puerpérale (TRUCHOT).

Nous ne citerons que les plus usités (1).

(1) Les solutions seront faites avec de l'eau stérilisée, sinon elles deviennent septiques.

COMPOSÉS MERCURIQUES :

Sublimé corrosif (bi-chlorure de mercure) — Ce sel est peu soluble dans l'eau, ajouter de l'alcool, du chlorure de sodium ou de l'acide tartrique.

Liqueur de VAN SWIETEN	Sublimé	1 gr.
	Alcool	100 —
	Eau stérilisée. .	900 —

Il peut s'employer à 1 p. 2000, 1 p. 4000, etc., 1 p. 40000 dans les voies urinaires.

Paquets	Sublimé	0,25 cgr.
	Acide tartrique.	2 —

Il attaque les instruments métalliques.

Cyanure. — Solution de 3 à 5 p. 1000.

Biiodure. — Solution de 1 p. 2000, 1 p. 4000 (ajouter une dose double d'iodure de potassium pour le faire dissoudre).

ACIDE PHÉNIQUE. — Solution faible 2,5/100, solution forte 5/100 ; on ajoutera à l'acide une égale quantité d'alcool ou de glycérine pour faciliter la dissolution.

Acide borique. — Solution à 40/1000 ; faire dissoudre à chaud, antiseptique faible.

Chlorure de zinc. — Très caustique en solution à 1 p. 10.

Iodoforme. — Cet agent s'emploie en poudre fine.

Vaseline iodoformée au 1/10 ; collodion iodoformé à 5 p. 100 ; éther iodoformé à 1 p. 10 ; gaze iodoformée.

Eau oxygénée. — Excellente contre les anaérobies. On l'emploie au titre de 10 à 12 volumes d'oxygène. L'eau oxygénée industrielle renferme quelques impuretés.

Permanganate de potasse. — Sel très soluble ; de 1 p. 100 à 1 p. 1000.

Phénosalyl (mélange d'acides phénique, salicylique et lactique). — Ses propriétés antiseptiques seraient supérieures à celles de l'acide phénique et il serait moins toxique. S'emploie aux mêmes doses.

Lysol. — Excellent antiseptique, de 2 à 5 p. 100.

Salol. — S'emploie en poudre; vaseline salolée à 1 p. 10; gaze salolée.

Dermatol. — Succédané de l'iodoforme.

Nitrate d'argent — S'emploie en solutions variant de 1 p. 50 à 1 p. 2000. Il doit être conservé à l'abri de la lumière.

La méthode antiseptique trouve son emploi dans les divers actes chirurgicaux. Les instruments, les fils seront conservés dans des solutions antiseptiques; les antiseptiques désinfecteront les mains, le champ opératoire; enfin dans certains cas le pansement sera rendu humide par des antiseptiques (plaie infectée).

Mais aucun antiseptique n'est capable de tuer tous les microbes; il faut donc s'attacher surtout à la méthode aseptique et s'efforcer en pratique de combiner les deux méthodes.

Ainsi pour prendre un exemple : une plaie accidentelle, infectée, sera traitée par les antiseptiques pour en détruire les germes (méthode antiseptique); au contraire, une plaie opératoire sera justiciable de la méthode aseptique seule, puisqu'elle doit être considérée comme exempte de germes.

Ceci nous amène à parler de la *méthode aseptique pure*, qui consiste à exclure au cours de l'acte opératoire, comme avant et après, toute manœuvre relevant de l'antisepsie.

Les instruments et les objets sont stérilisés par la chaleur seule, les mains et le champ opératoire nettoyés par le savon et l'eau stérilisée. Cette pratique, excellente, est défendue en France par Terrier.

CHAPITRE II

TECHNIQUE DE L'ANTISEPSIE ET DE L'ASEPSIE

STÉRILISATION DE L'EAU

L'eau, quelle que soit son origine, renferme des microbes, la chose n'a plus besoin d'être démontrée. Il est donc nécessaire de la stériliser.

Nous n'insisterons pas sur la stérilisation de l'eau par l'*ozone*, procédé employé à Lille pour les eaux de la ville, et qui n'est pas utilisé en chirurgie, ni sur la stérilisation *à l'aide des antiseptiques;* nous savons déjà que pour faire avec eux des solutions privées de germes, il faut de l'eau stérilisée (Tétron, Carrière et Vanverts).

Restent trois moyens : la *filtration*, l'*ébullition*, les *hautes températures*.

Filtration. — Le meilleur filtre est le filtre de Chamberland : l'eau en traversant la porcelaine se débarrasse de tous ses microbes (Pasteur), mais ce filtre s'altère facilement ; il est peu employé en chirurgie.

Ebullition. — Certains microbes résistent à l'ébullition, ainsi que les spores. Cependant l'eau bouillie pendant une heure suffit pour la pratique ; l'addition de carbonate, de borate de soude élève le point d'ébullition à 104° et 106°.

Hautes températures. — L'asepsie de l'eau est parfaite si on la soumet à 130° pendant une demi-heure à l'autoclave, mais il est difficile d'avoir des réservoirs, des conduites et des robinets stérilisés.

Voici un type très simple d'installation pour le lavage des mains (fig. 4).

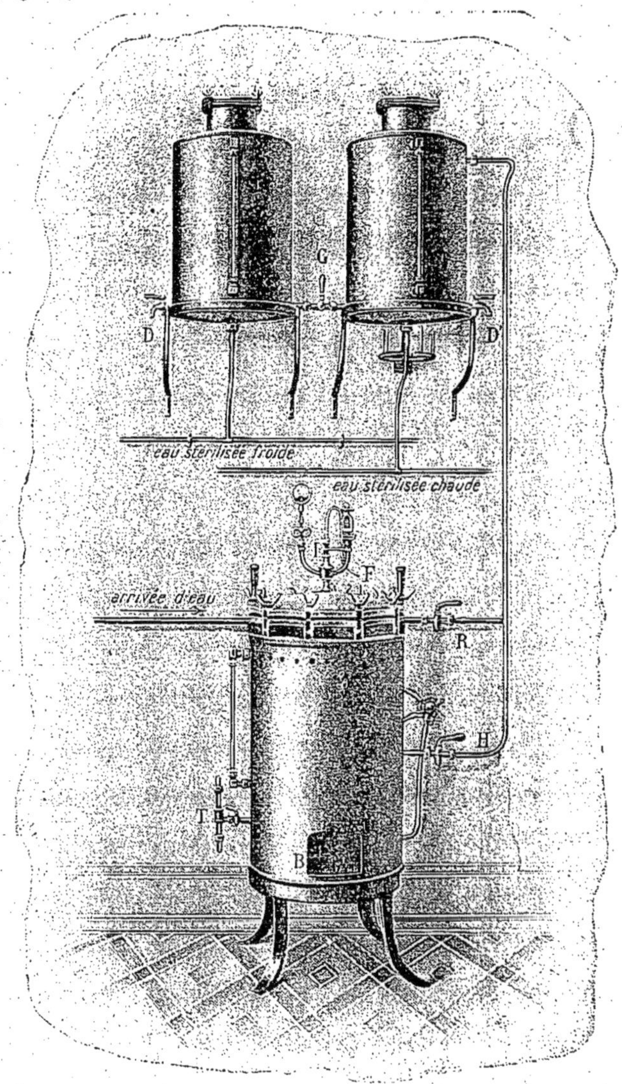

Fig. 4. — Stérilisation de l'eau.

Deux réservoirs de cuivre rouge sont reliés par des tubes à un autoclave. De ces réservoirs partent des conduites aboutissant aux lavabos. On commence par faire passer de la vapeur d'eau à 130° et à deux atmosphères dans les réservoirs pendant 5 minutes pour les stériliser, en ouvrant le robinet R ; puis on remplit d'eau l'autoclave et l'on chauffe à 130° pendant demi-heure; enfin on ouvre le robinet inférieur pour remplir les réservoirs et on laisse refroidir.

Des rampes à gaz mises sous les deux réservoirs permettent d'avoir l'eau tiède ou chaude.

STÉRILISATION DES INSTRUMENTS

Les procédés de stérilisation varient suivant que les instruments sont *métalliques* ou *non métalliques*. Nous aurons surtout en vue les premiers.

Nettoyage. — Le nettoyage qui précède la stérilisation consiste, après chaque intervention, à débarrasser les instruments de toute souillure. Ils seront savonnés à l'eau chaude, brossés, lavés à l'alcool et essuyés.

Instruments métalliques. — Les instruments seront métalliques, lisses, simples et sans soudure autant que possible; ou bien les soudures ne seront pas fusibles aux températures de stérilisation.

1° *Flambage.*— Le flambage est un procédé rapide et excellent. Versez quelques centimètres cubes d'alcool à 90° dans un plateau où reposent les instruments, allumez et remuez le plateau pour stériliser tous les points. Mais le flambage détrempe les instruments et en altère le tranchant.

Aussi certains chirurgiens se contentent-ils de conserver les bistouris dans des liquides tels que le chloroforme (RICARD).

2° *Etuve sèche.* — Les instruments sont dans des boîtes métalliques entr'ouvertes, les bistouris pliés dans un linge ; une demi-heure ou trois quarts d'heure à 150° suffisent. Il faudra se méfier des élévations brusques de température (coups de feu) qui altèrent les instruments.

3° *Eau bouillante.* — Les instruments seront mis dans une poissonnière ou dans un bouilleur portatif muni de pieds, d'un panier, et d'une lampe à alcool à plusieurs becs (fig. 5).

C'est un procédé très suffisant; pour éviter les taches on mettra les instruments quand l'eau bout; la durée sera de trois quarts d'heure.

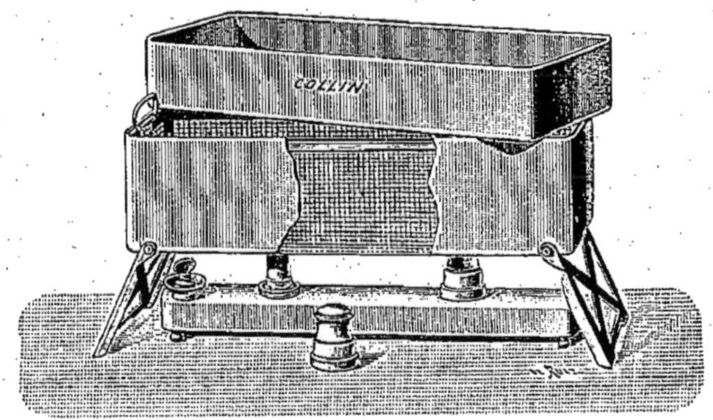

Fig. 5. — Bouilleur portatif nickelé.

Pour élever le degré de la chaleur, on peut ajouter du carbonate ou du borate de soude (1 p. 100) — ; trente minutes suffisent.

4° *Autoclave* — La stérilisation à la vapeur d'eau sous pression (134° pendant une heure) est un bon procédé, mais les instruments se rouillent : pour éviter cela, on les plongera dans du benzoate de soude à 2 p. 100.

Conclusions. — S'il y a urgence, le flambage suffit pleinement. Dans le cas contraire, l'ébullition ou l'étuve sèche sont d'excellents moyens.

Instruments non métalliques (*sondes*). — Voir : *Antisepsie urinaire* (page 30).

Après la stérilisation, les instruments sont laissés dans le récipient qui a servi à les aseptiser ou bien ils sont mis dans des plateaux avec une pince flambée. Ces plateaux, flambés, seront à sec ou bien les instruments plongeront dans un liquide antiseptique tel qu'une solution de phénosalyl,

STÉRILISATION DES FILS

Les fils, suivant leur nature, nécessitent des procédés spéciaux de stérilisation.

1° *Fils métalliques* (argent, platine, laiton, fer). — Les fil métalliques peuvent être flambés, ou bien ils sont stérilisé à l'étuve, ou encore ils seront bouillis, tout comme les instruments métalliques.

2° *Crins de Florence*. — Les crins seront dégraissés à l'éther, puis bouillis dans du sublimé à 1 p. 1000 pendan une heure. Un autre procédé consiste à les mettre à l'autoclave pendant 30 minutes. On les conserve dans des tubes ou des flacons de verre avec une solution d'acide phénique ou de sublimé. ASTRUC a imaginé de les disposer en tubes filiformes, scellés, contenant chacune 1, 3 ou 5 crins aseptiques.

3° *Soie* (ou *fil de lin*). — Ces fils sont difficiles à stériliser car ce ne sont plus des fils lisses, pleins, comme les précédents, mais ils sont tissés et propres à la pénétration des microbes dans leur trame. On les fera d'abord *bouillir* pendant 20 minutes pour enlever l'apprêt ; puis on les *enroulera* sous une petite épaisseur sur des bobines en verre ou en métal (fig. 6). Ils seron alors soumis à l'*ébullition* pendant une heure dans une solution de sublimé à 1 p. 1000.

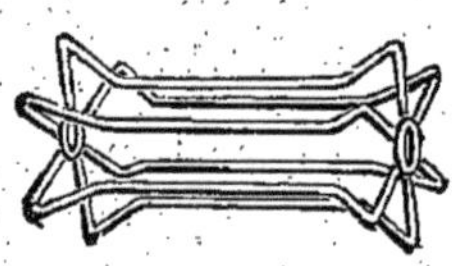

Fig. 6. — Dévide-fil en verre.

On les conservera dans des récipients avec du sublimé ou mieux dans des flacons à sec, car ils sont moins cassants on peut aussi les stériliser à l'autoclave.

4° *Catgut*. — Le catgut est le fil des sutures profondes le fil résorbable, issu de l'intestin de mouton. Sa stérilisation est difficile, car il supporte mal les températures élevées ; i doit être *stérile*, *souple*, *résistant*.

Ce fil sera d'abord *dégraissé* par un séjour de 24 à 48 heures dans l'éther; puis *séché* à l'étuve et enroulé suivant une seule épaisseur sur des bobines de verre (fig. 7). Ensuite on le stérilise: 1° par la chaleur; 2° ou par des antiseptiques.

A) Stérilisation thermique. — *Chaleur sèche* (Reverdin). — Le catgut renfermé dans des bocaux est maintenu à 140° pendant quatre heures; puis il séjourne 24 heures dans l'huile de genévrier et il est conservé dans l'alcool absolu.

Huile surchauffée (La Rochette). — Le catgut est mis au bain-marie dans l'huile (2 heures à 140°). Il est conservé dans l'huile d'olive stérilisée.

Vapeur d'alcool anhydre. — Ce procédé, dû à Répin, donne du catgut rigide; pour éviter cet inconvénient, M. Triollet a imaginé un procédé ingénieux.

Astruc (1) stérilise le catgut dégraissé au moyen de vapeurs d'alcool anhydre à 120° pendant 45 minutes. Il se sert de deux autoclaves placés l'un dans l'autre; le plus grand à marche ordinaire, le plus petit renfermant les catguts ainsi que l'alcool absolu.

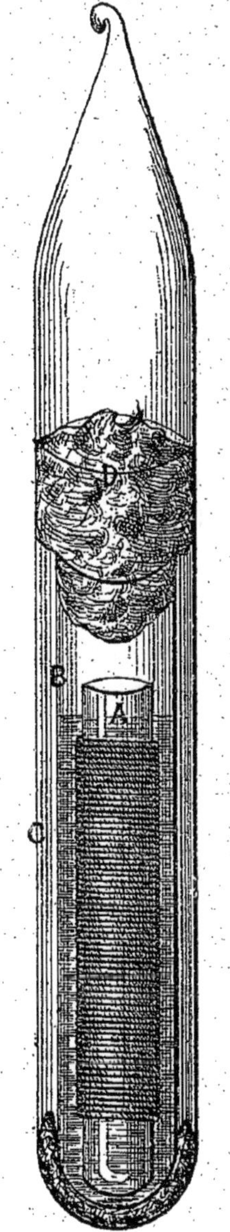

Fig. 7. — Catgut aseptique (Astruc).

Le catgut aseptique A (fig. 7) n'est pas enfermé directement dans l'ampoule C scellée à la lampe, mais dans un tube intermédiaire B fermé par un tampon de coton; cette dis-

(1) Catgut de la Croix-Rouge.

position a pour but de protéger le fil de tout éclat d verre provenant de la rupture du tube extérieur C au momen de l'emploi

B) STÉRILISATION CHIMIQUE. — *Acide phénique.* — LUCAS CHAMPIONNIÈRE laisse macérer six mois le catgut dans l'huil phéniquée au 1/5 (Acide phénique cristallisé 20. Huile d'oli ves 100. Eau 2) ; puis il le plonge dans l'essence de téré benthine

Procédé de Mickulicz — Le catgut séjourne pendant 4 heures dans la glycérine phéniquée au 1/10 ; puis cinq heure dans l'acide chromique à 1 p. 200 ; on le conserve dan l'alcool absolu.

Autres procédés. — Catgut au sublimé, à l'essence de boi de genévrier, à l'iode, au cumol (KÖNIG), etc..

Pendant l'acte opératoire, les fils seront l'objet d'un rigoureuse surveillance ; les flacons seront débouchés a moment même d'utilisation et l'aide ou le chirurgien lui-mêm prendront les bobines avec une pince aseptique ; ils les met tront dans un plateau flambé où les fils seront coupés sui vant les besoins de l'opération. Il faudra veiller à ce que le fils n'entrent pas en contact avec un objet septique.

DÉSINFECTION DU CHIRURGIEN

Précautions générales. — Le chirurgien et ses aide (qui doivent être réduits au minimum nécessaire) devron porter par dessus leurs vêtements des *blouses* à manche courtes stérilisées à l'autoclave.

PFLUGGE et NEISSER ont montré que les gouttelettes venan des voies respiratoires (toux, parole) étaient septiques ; i faudra donc parler peu et même certains chirurgiens usen d'un *masque* mis sur le nez, la bouche, la barbe. D'autres se lavent la figure avec un antiseptique avant l'opération.

Le chirurgien devra surtout *s'abstenir*, la veille de l'opération, de toucher du pus, de faire le toucher rectal, de faire une autopsie ou de la médecine opératoire ; enfin il écartera un aide présentant des plaies ou des éruptions sur les mains. S'il doit faire *plusieurs* opérations, il commencera par les opérations aseptiques.

Désinfection des mains. — La désinfection des mains est d'une importance considérable, car elles sont en contact avec la plaie ; les microbes qui, normalement, pullulent sur le tégument et dans ses glandes la rendent difficile.

Les *objets indispensables* sont : *du savon*, le savon mou est préférable, on peut le passer à l'autoclave, un excellent savon est celui de Terrier, des *cure-ongles* stérilisés, des *brosses* de chiendent ou des fibres de bois ; les brosses dures seront bouillies (trois quarts d'heure) chaque jour ou passées à l'autoclave et conservées dans le sublimé ; des *lavabos* renfermant de l'eau stérilisée *chaude*, qui seront commandés par une pédale pour éviter de toucher le robinet avec les doigts ; des *cuvettes* flambées pour les solutions antiseptiques.

Technique. — Les bagues seront enlevées et les manches relevées jusqu'au-dessus des coudes. *Deux écoles* sont en présence : 1° L'une use des antiseptiques, la majorité des chirurgiens l'adopte ; 2° l'autre repousse les antiseptiques : mais toutes deux insistent sur le brossage des mains (1).

a) Procédé habituel. — 1° *Curage des ongles.* — Les ongles seront coupés ras et curés avec soin à l'aide d'un cure-ongle métallique ou en ivoire désinfecté (tenu dans une solution antiseptique).

2° *Savonnage et brossage.* — Ce temps est capital ; les mains et les avant-bras, enduits de savon, seront brossés

(1) Voir : *Congrès belge de Chirurgie*, 1902.

sous un filet d'*eau chaude* pendant cinq minutes; il faudra surtout insister sur les doigts, le pourtour des ongles, les espaces *sous-unguéaux*, la pulpe, les faces latérales, les plis.

Ceci constitue un premier lavage ; un *deuxième* est nécessaire : curer à nouveau les ongles et relaver au savon et à la brosse (10 minutes); un dernier rinçage débarrasse les mains de savon. On aura la précaution de laver d'abord les avant-bras, de ne plus y revenir et de passer aux mains.

3° *Lavage à l'alcool.* — Les mains sont lavées dans une cuvette renfermant de l'alcool à 80°, afin de dissoudre les graisses, ce qui facilite l'action des antiseptiques.

4° *Lavage antiseptique.* — Beaucoup de chirurgiens se servent d'une solution de *permanganate de potasse* (à 1 ou 2 p. 100) pour contrôler le dégraissage des mains; il teint les points dégraissés seuls; c'est aussi un désinfectant (KELLY). Les mains seront décolorées avec une solution d'acide oxalique ou de bisulfite de soude au 1/10.

Puis les mains sont lavées, brossées même, dans un *antiseptique*: sublimé à 1 p. 1000; phénosalyl à 1 p. 100; lysol à 1 p. 100; biiodure de mercure à 1 p. 2000.

b) MÉTHODE ASEPTIQUE. — Les ongles sont rigoureusement nettoyés, les mains sont soumises à un savonnage et à un brossage minutieux; elles sont ensuite trempées dans du sérum artificiel stérilisé (solution salée à 7 p. 1000) ou dans une solution de bicarbonate de soude.

c) AUTRES MÉTHODES. — Certains opérateurs emploient des *gants* pendant l'opération ; les gants de fil sont mauvais, car ils sont perméables ; les gants de caoutchouc seront désinfectés par l'ébullition, mais ils gênent l'opérateur ; on en usera si l'on doute de ses mains ou bien pour les opérations septiques.

Entretien des mains pendant l'opération. — Le chirurgien et ses aides s'abstiendront de toucher tout objet non stérilisé; les mains seront tenues en l'air; de temps en temps elles devront être plongées dans une solution antiseptique ou dans du sérum stérile.

S'il est indispensable de toucher un objet septique (manche du thermocautère), il faudra l'entourer d'une compresse stérilisée, sinon le chirurgien devra se désinfecter à nouveau.

DÉSINFECTION DU MALADE

Champ opératoire (asepsie cutanée)

Le *champ opératoire*, c'est-à-dire la peau de la région où le chirurgien doit opérer, mérite d'attirer toute son attention, car elle contient des glandes et des follicules pileux riches en microbes pyogènes; son asepsie se fait par des procédés pareils à ceux dont on use pour les mains.

LA VEILLE, le malade sera mis dans un grand *bain* savonneux pendant demi-heure; puis la peau (la paroi abdominale par exemple) est *rasée* et *savonnée* bien au delà des limites où doit porter l'intervention et l'on applique un pansement humide (compresses aseptiques trempées dans une solution faible de lysol, de sublimé, de formol à 1 p. 100, ou dans la solution de TAVEL (1); par dessus, une feuille de makintosh et une bande). Ce pansement fait macérer l'épiderme et prépare la désinfection.

Dans les cas d'urgence, ce temps préparatoire sera laissé évidemment de côté. Immédiatement AVANT l'opération, la désinfection sera minutieuse: un aide désinfecté pratique LE LAVAGE ET LE BROSSAGE (brosse bouillie), au savon et à l'eau stérilisée chaude (coulant en un mince filet), de la région, pendant dix minutes; ce brossage sera large, sur les mem-

(1) TAVEL. Solution salée sodique : Bicarbonate de soude 0,25 ; chlorure de sodium 0,75 pour 100 (*Revue de chirurgie*, 1902).

bres il comprendra toute la circonférence ; l'aide insistera sur les replis; l'ombilic sera attiré et déplissé à l'aide d'une pince; on fera ensuite verser de l'*éther* et de l'*alcool* à 90° sur la peau et l'on frottera avec une compresse aseptique.

Enfin, lavage avec une *solution antiseptique* : sublimé à 1 p. 1000, phénosalyl à 5 p. 100. Certains opérateurs font encore verser de la teinture d'iode, ou de l'éther iodoformé, pour assurer une asepsie plus grande de la peau.

La région est ensuite recouverte d'une compresse aseptique pour la protéger, en attendant le début de l'opération.

Si l'on se contente de la *méthode aseptique pure*, il suffit de désinfecter la peau comme précédemment en rejetant l'usage des antiseptiques.

Il convient ensuite de dresser le *champ opératoire* ; tout autour de la région opératoire on étale de grandes compresses de toile stérilisées à l'autoclave ; elles sont fixées entre elles avec des pinces de KOCHER ou des épingles aseptisées.

Dans certains cas on opère au niveau d'une SURFACE INFECTÉE (cancer ulcéré, fistule) ; il faut la désinfecter énergiquement : lavage et brossage, attouchement avec un antiseptique fort (chlorure de zinc au 1/10), avec le thermocautère. (Voir : *Désinfection d'une plaie*, page 46).

La désinfection du champ opératoire varie suivant les régions ; nous allons l'examiner pour l'œil, les voies génitales de la femme, les voies urinaires, le rectum, etc.

ANTISEPSIE OCULAIRE

Nous aurons en vue la désinfection d'un œil qui doit subir une opération (cataracte, par exemple). Les procédés varient suivant que le globe et les annexes sont *sains* ou *enflammés*.

Globe et annexes non enflammés. — *La veille* de l'opération, le malade aura pris un bain, ses cheveux et sa barbe seront nettoyés. Puis il sera ainsi procédé :

a) Lavage, *savonnage* et brossage (le malade fermant les yeux) des paupières, des sourcils et de la région périorbitaire.

b) *Nettoyage des culs-de-sac conjonctivaux et du bord libre des paupières*; le cul-de-sac inférieur est facilement accessible. On peut laver l'œil PAR AFFUSION : le malade est assis la tête renversée en arrière, il tient un bassin contre sa joue pour recevoir les liquides, l'opérateur écarte les paupières entre le pouce et l'index de la main gauche, et de la main droite il exprime un tampon de coton imbibé de liquide dans

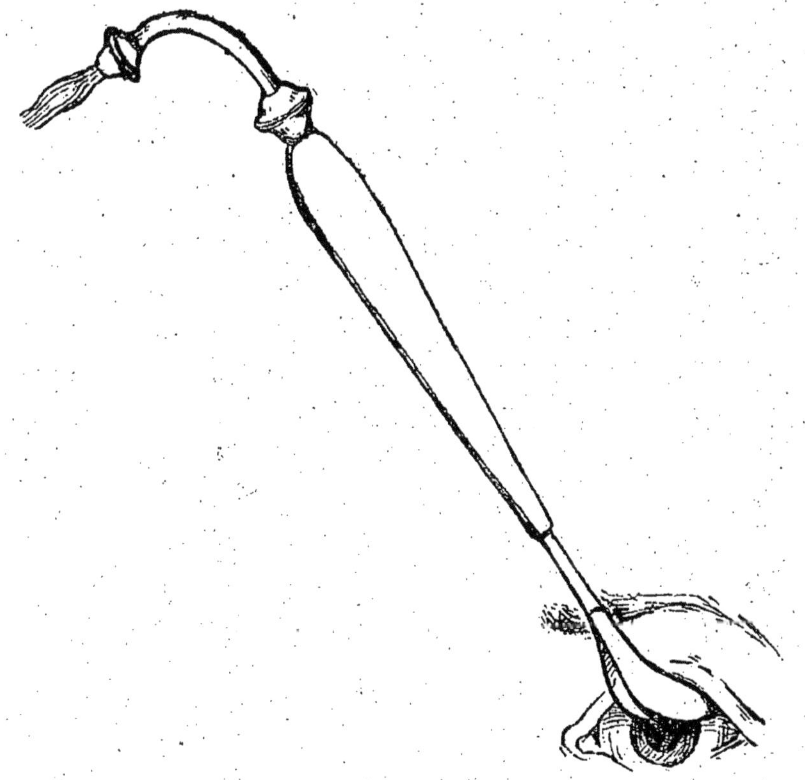

Fig. 8. — Releveur-laveur.

l'œil. Mieux vaut le lavage par IRRIGATION soit à l'aide d'un écarteur qui maintient béants les culs-de-sac et d'une *poire* qui projette le liquide sur l'œil; soit à l'aide d'un *releveur*.

laveur qui est introduit sous le cul-de-sac supérieur et qui e relié à un bock de 1 à 2 litres situé à 50 centimètres plus hau que l'œil (fig. 8).

Les *liquides* employés sont l'eau salée bouillie tiède, l'ea boriquée à 4 p. 100, le sublimé à 1 p. 5000.

Le bord libre des paupières, les cils, seront nettoyés ave un tampon de coton humide, et touchés légèrement avec u pinceau trempé dans la solution huileuse de biiodure d'hy drargyre à 1 p. 500.

c) Enfin un *pansement témoin* sera appliqué sur l'œil un tampon de coton propre recouvrira la base de l'orbite e sera maintenu par une bande en gaze. Si les paupières son enflammées, ce tampon sera souillé par les sécrétions le len demain.

Avant l'opération, les paupières seront de nouveau savon nées, lavées et frottées : les culs-de-sac, et surtout la caron cule, seront irrigués largement. Certains opérateurs ont ét jusqu'à mettre de la batiste entre les branches de l'écarteur habituellement le *champ opératoire* sera suffisamment cons titué en mettant des linges bouillis sur l'oreiller, autour du crâne, sur la face et la poitrine.

Globe et annexes enflammés. — L'état des paupières, des conjonctives et surtout des voies lacrymales est souvent tel que l'opération doit être retardée ; il faut alors traiter ces inflammations, surtout le larmoiement (cathétérisme et lavages des voies lacrymales), et avant d'opérer tenir compte des renseignements fournis par le « pansement témoin ».

Après l'opération, le *pansement* est réalisé par des tampons humides de coton boriqué maintenus par une bande ou par une petite nappe de gaze fixée à la région périorbitaire par du collodion.

IRRIGATION DES FOSSES NASALES

Définition. — Passage d'un courant liquide dans les cavités nasales dans un but thérapeutique.

Indications. — *Maladies diverses des fosses nasales.* — Rhinite sèche, ozène, eczéma, ulcérations, coryza chronique; pharyngite granuleuse ; végétations adénoïdes.

Maladies de la conjonctive. — Etat lacrymal, subinfection conjonctivale d'origine nasale; inflammation chronique des conduits lacrymaux et du canal nasal.

Maladies de l'oreille. — Catarrhe de la trompe d'Eustache: otite moyenne.

A titre préventif ou prophylactique dans la rougeole, la variole, la diphtérie, pour éviter les complications habituelles du côté du nez, des organes des sens. L'irrigation des fosses nasales comporte en effet en même temps l'irrigation de la partie supérieure du pharynx.

Instruments. — Une poire à lavage munie d'un embout olivaire ; ou encore un irrigateur anglais connu sous le nom d'*Enema*; ou encore le *siphon de Weber* (fig. 9 et 10), tube en caoutchouc muni à l'une de ses extrémités d'un embout perforé en plomb, qui le fait plonger dans un récipient quelconque et à l'autre extrémité d'un embout olivaire en verre ; ou encore et très simplement d'un bock irrigateur ou douche d'Esmarch.

Liquides (1). — Eau salée physiologique ; solutions très légères de nitrate d'argent (1/5000. 1/10000) ; solutions légères de permanganate de potasse (1/8000), eau boriquée.

Tous ces liquides seront préalablement tiédis.

---

(1) A noter: 1° la sensibilité grande de la muqueuse pituitaire à l'égard des solutions fortes ; 2° le pouvoir bactéricide du mucus nasal riche en leucocytes.

Opération. — Le récipient (bock irrigateur) est placé à 50 centimètres au-dessus de la tête du patient.

Celui-ci est assis devant une table un peu basse, et penche sa tête en avant, au-dessus d'une cuvette destinée à recueillir le liquide de lavage.

La canule étant amorcée et le jet du liquide momentanément interrompu par une pression des doigts, l'embout olivaire est introduit dans une des narines et appliqué hermétiquement contre l'orifice externe de celle-ci.

Le malade ouvre largement la

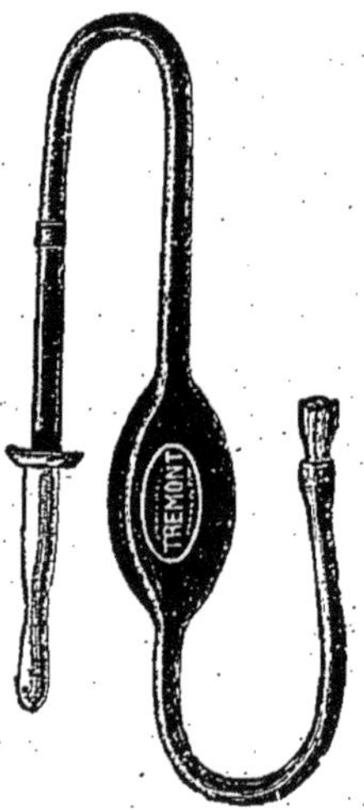

Fig. 9. — Enema.

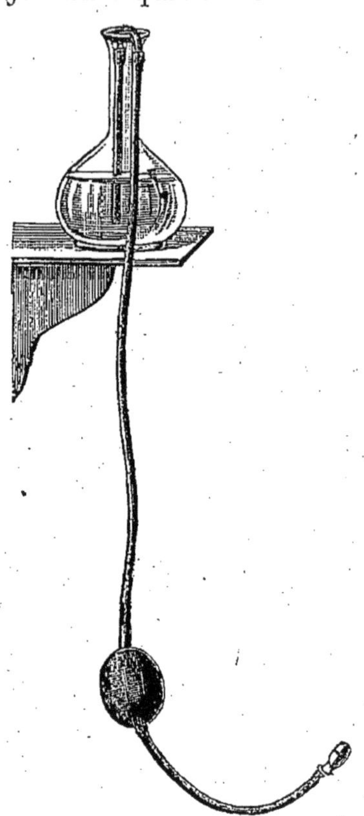

Fig. 10. — Siphon de Weber.

bouche pour respirer librement; en agissant ainsi il ferme l'isthme du gosier et empêche le liquide de passer au-dessous de celui-ci et de refluer soit dans la bouche, soit du côté des voies aériennes.

C'est alors seulement qu'il laisse passer le liquide ; celui-ci remplit l'une des fosses nasales, passe dans la chambre supérieure du pharynx, et, ne trouvant pas d'autre issue, pénètre par l'orifice postérieur de la fosse nasale opposée, dans celle-ci, pour s'écouler librement par la narine non munie d'embout. On fait passer des quantités de liquide variant de 500 grammes à 2 litres

Après un lavage du nez, éviter de se moucher.

DÉSINFECTION DE L'OREILLE

La désinfection de l'oreille comprend le nettoyage du *pavillon* qui sera savonné et lavé dans tous ses replis, et le lavage du *conduit auditif externe*.

Pour désinfecter ce conduit on devra :

1° Pratiquer l'ablation du *cérumen*. Le malade étant assis, l'oreille inclinée du côté sain, on remplira le conduit externe de glycérine ou d'eau carbonatée pour le dissoudre (glycérine 20, eau 20, bicarbonate de soude 1 gr.); puis on l'enlèvera quelques minutes après avec de petits tampons d'ouate montés sur une pince ou sur un stylet coudés.

2° Faire un *lavage* à l'eau boriquée tiède. Le malade est assis et soutient un bassin sous son oreille, la tête un peu inclinée du côté atteint ; le lavage se pratique soit avec une seringue de 150 gr., soit avec un bock armé d'une petite canule en verre et peu élevé (30 à 40 centimètres au-dessus de l'oreille). Pour rendre le conduit rectiligne, une main attire le pavillon en haut et en arrière, l'autre met la canule à l'entrée de l'oreille ; on termine en vidant le conduit par l'inclinaison de la tête et en le séchant avec de la ouate.

3° Le malade étant couché sur le côté sain, on désinfecte avec quelques gouttes d'alcool à 90° ou de glycérine phéniquée au 1/10 qu'on laisse cinq minutes.

4° Un tampon de coton aseptique, ou une fine mèche de gaze iodoformée, assure le pansement.

Indications. — Blessures et suppurations de l'oreille ; fractures du crâne, corps étrangers, opérations dans le voisinage (mastoïdite).

DÉSINFECTION DE LA BOUCHE

De très nombreux microbes habitent normalement dans la bouche ; sa désinfection est difficile et relative.

Un premier temps consistera à enlever les chicots et les dents très atteintes, ainsi que le tartre, et à cautériser les ulcérations.

Puis, pendant plusieurs jours, on nettoyera les dents et toute la muqueuse buccale à l'aide d'une *brosse* à dents bouillie et trempée dans une solution antiseptique ; en même temps, le malade se *lavera* plusieurs fois par jour (surtout après les repas) avec une solution tiède antiseptique : acide thymique à 1 p. 1000, chlorate de potasse à 1 p. 100, lysol à 1 p. 500, phénosalyl à 5 p. 1000. Ces lavages peuvent se faire sous forme de gargarisme, ou d'irrigation à l'aide d'un bock placé à 50 centimètres : la tête du malade est penchée en avant, un bassin sous le menton ; il ouvre la bouche et le jet balaie la muqueuse.

Le malade sera soumis à un *régime* sévère, il devra être, autant que possible, au régime lacté et s'abstenir de tabac et d'alcool.

Les mêmes gargarismes antiseptiques sont utilisés pour réaliser l'antisepsie du *pharynx*.

ANTISEPSIE ET ASEPSIE URINAIRES

La complexité des voies urinaires (rein, uretère, vessie, urètre) rend leur désinfection difficile, et l'on peut dire qu'il existe des moyens *internes* et des moyens *externes*.

Moyens internes. — La partie supérieure de l'arbre urinaire, inaccessible en général à une action directe, est surtout justiciable de ce mode de désinfection, les substances ingérées s'éliminant par le rein. On peut distinguer deux groupes :

1° *Les agents mécaniques*, qui augmentent la sécrétion du rein ; ce sont les boissons diurétiques : lait, tisanes diverses (uva ursi, chiendent), eaux minérales (Evian, Vittel...).

2° *Les agents antiseptiques* : salol (1 à 2 gr. par jour), acide benzoïque (1 à 3 gr.), benzoate de soude, biborate de soude, etc. Dans tous les cas, il faudra tenir un grand compte de la tolérance de l'estomac et du rein à l'égard de ces agents. Signalons encore l'helmitol (3 gr par jour), l'urotropine (1 gr. 50).

Moyens externes. — Ceux-ci s'adressent à l'*urètre* et à la *vessie :*

A) DÉSINFECTION DE L'URÈTRE. — A l'état normal, l'urètre renferme des microbes : il faudra donc le désinfecter avant toute opération ; de plus, cette désinfection s'adresse aux états inflammatoires de ce canal ; elle comprend plusieurs temps : le nettoyage externe, les lavages et, dans certains cas, les instillations.

Position du malade. — Le malade est allongé sur une table spéciale, ou bien une toile cirée est glissée sous lui ; le chirurgien est à sa droite

1° **Nettoyage externe.**— Ce temps comprend le nettoyage avec une compresse ou du coton humide (eau boriquée, sublimé), de la verge, du gland, du prépuce et du scrotum ; chez la femme, la vulve sera frottée dans tous ses replis. Puis le champ opératoire est réalisé avec une grande compresse fendue en son milieu pour y laisser passer la verge.

2° **Lavages urétraux.** — La technique de ces lavages est différente suivant qu'il s'agit de l'urètre antérieur ou de l'urètre postérieur, séparés par le sphincter urétral qui empêche le passage des microbes de l'urètre antérieur dans l'urètre postérieur (GUYON).

Lavage de l'urètre antérieur. — Ce lavage peut se faire à l'aide d'un *bock-laveur* ou d'une *seringue*.

Les *liquides* employés sont : le sublimé à dose faible (1 p. 20.000), l'eau boriquée à 4 p. 100, le permanganate de potasse à 1 p. 1000, le nitrate d'argent à 1 p. 1000 ; ces liquides seront tièdes.

Pour exécuter le lavage à l'aide du bock-laveur (fig. 16) ou d'un siphon, on élève l'appareil à une hauteur de 1 mètre à 1 m. 50, et l'on ajoute à l'extrémité du tube de caoutchouc, muni d'un robinet, une canule urétrale (fig. 11).

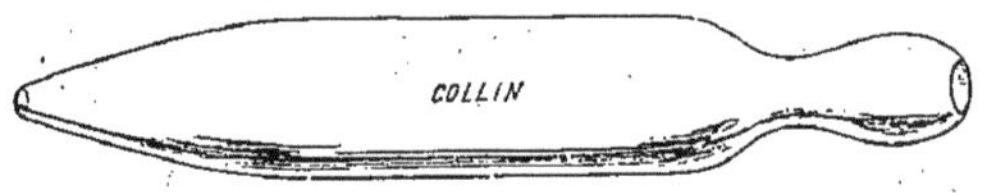

Fig. 11. — Canule de Janet.

La main droite tient la canule, la main gauche tient la verge et rend béant le méat sur lequel on dirige le jet : c'est le *douchage* du méat ; puis on introduit la canule dans le méat sans appuyer et on lave le canal à *méat ouvert*, le liquide revient et coule au dehors ; enfin on termine en lavant à *méat fermé* pour pénétrer jusqu'au bulbe ; la canule appuie sur le méat et quand l'urètre antérieur est en tension, ce que l'on sent en tâtant le canal avec les doigts, on débouche et le liquide sort ; cette manœuvre est répétée à plusieurs reprises.

Le lavage avec une SERINGUE (seringue de GUYON, fig. 14, de JANET) s'exécute identiquement ; le liquide est projeté à jets violents et répétés.

On peut pratiquer le lavage de l'urètre antérieur *d'arrière en avant* : une sonde en gomme percée de deux yeux est conduite jusqu'au bulbe (en avant de la résistance fournie par le sphincter), le liquide injecté reflue vers le méat.

Lavage de l'urètre postérieur. — Pour désinfecter l'urètre postérieur le bock étant placé à 1 m. 50, on lave d'abord l'urètre antérieur, puis on appuie fortement la canule sur le méat et l'on recommande au malade de respirer fort, afin de franchir le sphincter ; le liquide pénètre dans la vessie et lorsque le besoin d'uriner se fait sentir, on retire la canule et l'on fait uriner le malade : un second et un troisième lavage sont répétés. Même manœuvre avec la seringue.

On peut encore introduire dans l'urètre postérieur, après avoir franchi le sphincter, une *sonde* en gomme ou en caoutchouc ; cette sonde vide la vessie, puis est retirée un peu au niveau de la prostate et l'on injecte avec la seringue de petites quantités de liquide.

3° **Instillations urétrales.** — Les instillations urétrales se font avec une fine sonde en gomme renflée à son extrémité et une seringue à instillations (fig. 12 et 13).

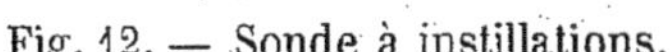

Fig. 12. — Sonde à instillations.

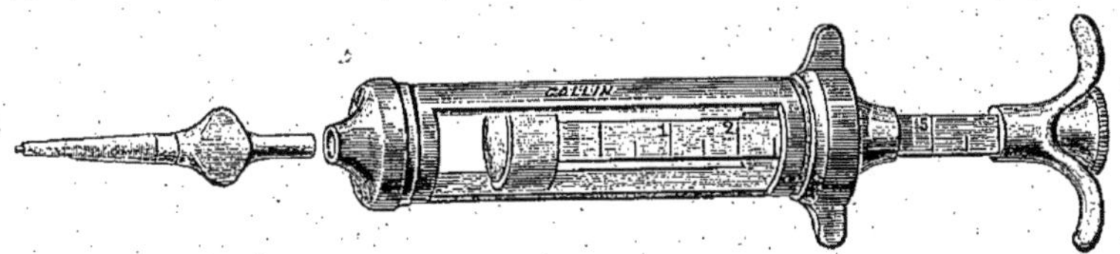

Fig. 13. — Seringue à instillations du Dr Guyon.

Les *solutions* habituelles sont le nitrate d'argent, le protargol, de 1 à 5 p. 100 ; on remplit la seringue, on y adapte l'explorateur et l'on purge le tout.

Puis on *fait uriner* le malade et on lave le canal ; l'explorateur (non enduit d'un corps gras) est conduit au point malade (sensibilité spéciale) et l'on instille quelques gouttes lentement (un demi-tour du piston fait sourdre une goutte) en déplaçant un peu la sonde, que l'on retire ensuite.

Pour *instiller l'urètre postérieur*, la boule doit franchir le sphincter urétral (résistance spéciale) et instiller non plus quelques gouttes, mais 30 à 40 gouttes, car elles passent dans la vessie.

B) DÉSINFECTION DE LA VESSIE. — La désinfection de la vessie s'obtient par des lavages et par des instillations.

Lavages vésicaux.— *Instruments*.— Ces lavages s'exécutent soit avec un bock situé à 1 m. 50, muni d'un embout, soit avec la seringue à anneaux de GUYON en verre et métal (fig. 14); on se sert habituellement d'une sonde molle en caoutchouc ou d'une sonde en gomme à béquille; les liquides injectés sont les mêmes que pour l'urètre.

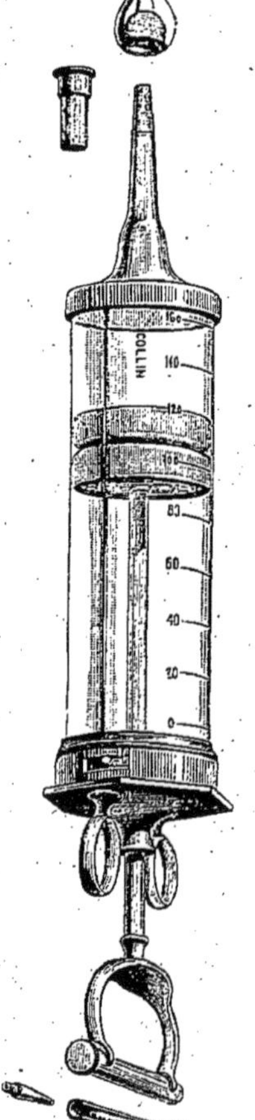

Fig. 14. — Seringue de Guyon. 160 c. c.

Technique. — La position du malade est celle du lavage urétral et l'on procède tout d'abord au nettoyage externe et au lavage du canal.

Le lavage AVEC LE BOCK peut se faire *sans sonde*: il suffit alors de mettre le canal en tension, et de forcer le sphincter comme pour laver l'urètre postérieur: ou *avec une sonde*, ce qui est préférable; la sonde vide d'abord la vessie, elle ne doit pas être trop enfoncée et doit affleurer le col; on injecte de petites quantités de liquide à la fois et l'on vide en abaissant la sonde entre les cuisses du malade; ces injections sont répétées plusieurs fois.

Le lavage AVEC UNE SERINGUE est le lavage de choix, car on dose mieux la quantité injectée; on l'exécute avec une sonde: la seringue est remplie et ajustée à la sonde; d'un coup sec on pousse une petite quantité de liquide et l'on retire la seringue, pour laisser couler en abaissant la sonde et ainsi de suite; à la fin de l'opération on retire la sonde en lavant le canal, et en laissant une petite quantité de liquide dans la vessie.

Quantité à injecter. — Il faut toujours injecter peu de liquide à la fois pour ne pas réveiller de la douleur par distension, 30 à 40 gr. en général ; si la vessie est enflammée, on doit injecter quelques grammes à peine. Un litre à un litre et demi suffisent pour le lavage *mécanique*.

Quand le lavage est *modificateur*, on laisse le liquide poussé lentement (15 à 20 gr.) dans la vessie pendant une à deux minutes et l'on utilise 100 à 150 gr.

Accidents. — Dans certains cas, le contenu vésical *ne coule pas*, il faut alors déboucher la sonde par un coup de piston sec, ou prendre une sonde dont l'orifice est plus large; si le liquide injecté *ne sort pas*, il faut retirer un peu la sonde trop enfoncée ou aspirer un caillot avec la seringue vide ; si les *douleurs* sont très vives, on doit n'injecter que des doses minimes (4, 5 gr.) ; si la vessie *saigne*, il faut la laisser au repos.

Instillations vésicales. — Les instruments sont les mêmes que pour l'urètre ; les *liquides* sont le sublimé à 1 p. 5000, le nitrate d'argent de 1 à 5 p. 100 ; on en injecte 30 à 40 gouttes (1 à 2 centimètres cubes).

Il est nécessaire tout d'abord de sonder le malade et de le faire uriner; l'explorateur est introduit soit au delà du col, en pleine vessie (*instillation directe*), soit au niveau de l'urètre postérieur, toujours malade en même temps. De là le liquide gagne le col vésical (*instillation indirecte*) ; celle-ci est généralement préférée.

STÉRILISATION DES SONDES, DES BOUGIES ET DES SERINGUES

Sondes et Bougies. — 1° *Nettoyage.* Les sondes seront lavées, savonnées et frottées; sans oublier de nettoyer leur lumière par des injections.

2° *Stérilisation.* Les sondes *métalliques* sont soumises à l'ébullition ou flambées.

Les sondes en *caoutchouc* sont stérilisées par l'ébullition, par l'autoclave ou par les vapeurs de formol.

Les sondes et bougies en *gomme* supportant mal la chaleur, on utilise des procédés spéciaux :

Acide sulfureux. — Les sondes sont dans un tube de verre qui reçoit des vapeurs d'acide sulfureux pur liquéfié contenu dans un tube métallique ; trois ou quatre heures suffisent.

Formol (solution d'aldéhyde formique à 40 p. 100) ou *trioxyméthylène* (poudre blanche qui dégage l'aldéhyde formique). — Cet agent est un excellent microbicide ; d'après JANET, vingt-quatre heures suffiraient à aseptiser les sondes. On peut utiliser :

1° Des tubes de verre dont le bouchon contient une cupule où se trouve la substance à évaporer (fig. 15) ;

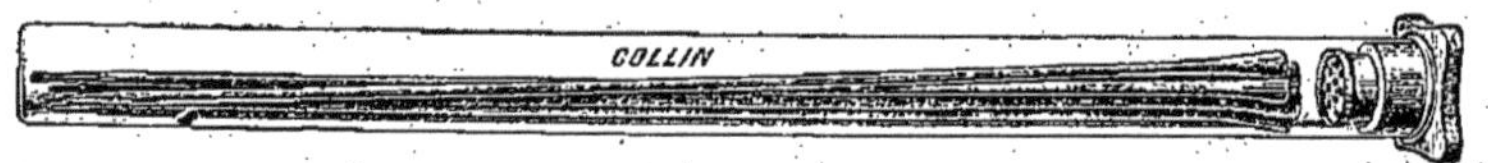

Fig. 15. — Tube à trioxyméthylène.

2° Des boîtes métalliques à plusieurs étages de sondes, la poudre reposant sur le fond ;

3° L'étuve thermo-formogène (ALBARRAN) basée sur ce fait que l'esprit-de-bois au contact du platine incandescent donne des vapeurs de formol.

Le formol rendant les sondes irritantes, il faudra, avant de les utiliser, les plonger dans l'eau stérilisée.

Ces sondes sont *conservées* dans des tubes renfermant des liquides antiseptiques (sondes en caoutchouc) ou bien à sec dans des boîtes stérilisées ou, ce qui est mieux, dans les appareils qui ont servi à les stériliser.

Seringues. — Les seringues sont d'une asepsie difficile. Pour les petites seringues à instillation, en métal ou en caoutchouc durci, il suffit de les placer dans des bocaux renfermant une solution antiseptique (phénosalyl fort).

Avant de se servir de la seringue de GUYON (en métal argenté), il suffit de la laisser séjourner dans la solution argentique à 1 p. 1000 ; entre le piston et le fond est un espace plein de ce liquide qui maintient le piston en cuir suffisamment aseptique.

Quand la seringue est complètement métallique (piston métallique), on peut la faire bouillir.

ANTISEPSIE EN GYNÉCOLOGIE

L'antisepsie en gynécologie est difficile à cause des nombreux microbes qui habitent le vagin même à l'état normal; elle comprend la désinfection de la *vulve*, du *vagin*, de l'*utérus*.

Tout d'abord, avant toute exploration, les mains seront désinfectées ; de plus, avant l'acte opératoire, la malade aura été *préparée* par des injections vaginales répétées pendant plusieurs jours, un grand bain savonneux la veille, et une purgation pour éviter les souillures vulvaires post-opératoires.

Vulve. — (La désinfection comprendra également les régions voisines: cuisses, pubis, anus).— On peut se contenter pour les petites interventions d'*ébarber* simplement la vulve avec des ciseaux ; pour les grandes opérations, il faudra la *raser* ou user d'une pâte épilatoire (sulfure sulfuré de calcium appliqué pendant cinq minutes) ; puis elle sera *savonnée* et *brossée* longuement dans tous ses replis, *lavée* avec de l'alcool (1) et une solution antiseptique.

Le champ opératoire comprendra des linges mis sous le bassin, autour des cuisses et sur la paroi abdominale.

Après l'opération, un léger *pansement* protégera la vulve (compresses humides, nappe de coton).

---

(1) Le lavage à l'alcool et à l'éther étant très douloureux, on attendra, pour le faire, que la malade soit endormie.

Vagin. — La désinfection du vagin est délicate en raison de ses replis nombreux et de ses culs-de-sac. Elle comprend deux temps:

1° *Savonnage et brossage.* — Ce temps est exécuté à l'aide d'une compresse humide enduite de savon qui coiffe un ou deux doigts et que l'on introduit dans le vagin ; toutes les parties du vagin sont méthodiquement frottées pendant 5 à 10 minutes. On peut aussi se servir d'une brosse circulaire.

2° *Injection vaginale.* — Le *liquide* employé pour l'injection est variable : sublimé à 1 p. 4000, biiodure de mercure à la même dose, lysol à 1 p. 100, permanganate de potasse à 1 ou 2 p. 1000 ; il doit être à 30° environ.

Les *instruments* sont une canule vaginale en verre, percée de plusieurs orifices, qui doit être bouillie et conservée dans un bocal avec une solution antiseptique ; et un bock irrigateur en verre ou en métal muni d'un tube de caoutchouc ; ces appareils seront stérilisés de temps en temps (fig. 16).

La malade doit être en bonne *position*, c'est-à-dire dans le décubitus dorsal, le bassin un peu relevé, reposant sur un récipient (fig. 17) ; le bock est situé à un mètre au-dessus du lit de la malade.

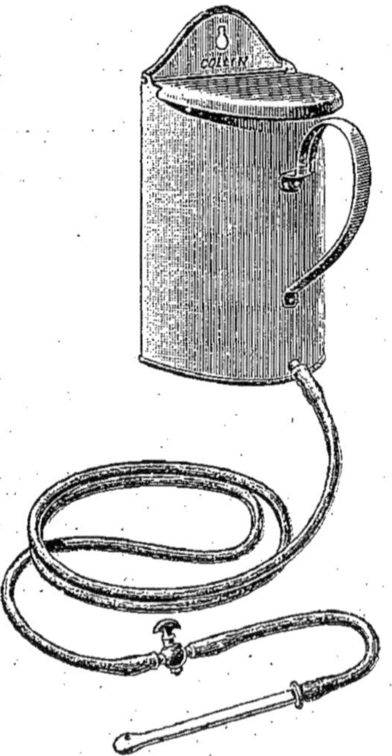

Fig. 16. — Bock-laveur.

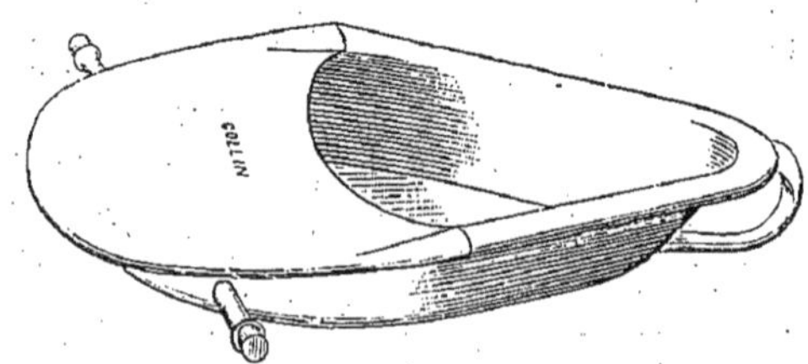

Fig. 17. — Bassin plat.

On peut encore mettre la femme sur le bord du lit, une

toile cirée sous le siège, plongeant dans un seau, les cuisses fléchies reposant sur deux chaises.

La *technique* est facile : il faut rechercher surtout une désinfection non pas chimique mais mécanique, c'est dire que le lavage sera abondant (deux litres) ; de plus, le doigt accompagnera la canule et frottera les parois vaginales. Pour introduire la canule, les doigts de la main gauche écarteront les grandes lèvres, la main droite poussera la canule sur la paroi postérieure ; de temps en temps la vulve sera comprimée autour de la canule pour obtenir la dilatation du vagin par le liquide ; enfin la fourchette sera déprimée avec deux doigts pour vider le vagin. Après l'injection, une mèche de gaze iodoformée sera introduite dans le vagin.

Chez les *petites filles*, à cause de la présence de l'hymen, les injections vaginales se font avec une sonde de NÉLATON.

Utérus. — La désinfection utérine sera abordée à propos du pansement utérin. Elle comprend la désinfection du col et de la cavité utérine.

Elle est réalisée : 1° par des *injections intra-utérines* ; 2° par des *instillations et des attouchements* ; 3° par le *curettage.*

La désinfection de l'*urètre* chez la femme s'accomplit comme chez l'homme.

DÉSINFECTION DE L'INTESTIN ET DU RECTUM

La désinfection du tube digestif, dont la flore microbienne est si riche, s'obtient surtout à l'aide du *régime lacté* exclusif (1) ; les purgatifs salins (sulfate de soude, de magnésie) seront en outre administrés, soit à plusieurs reprises avant l'intervention (10 à 15 gr. pendant 8 jours), soit l'avant-veille (30 à 40 gr.) ; enfin, le jour de l'opération, un grand lavement

(1) Pour l'estomac, voir : *Lavage de l'Estomac.*

glycériné sera donné; l'antisepsie intestinale sera de plus réalisée en faisant prendre au malade des cachets de naphtol β, de salicylate de bismuth (2 à 3 gr.), quelques jours avant.

Pour le *rectum*, on fera prendre des *irrigations rectales* plusieurs jours avant l'opération ; en raison de l'absorption de la muqueuse, des doses faibles seront données : sublimé à 1 p. 5000, permanganate de potasse à 1 p. 2000, eau boriquée, eau oxygénée au 1/3 ; on utilise un bock et une longue sonde en gomme, vaselinée, introduite assez loin (fig. 18), jusque

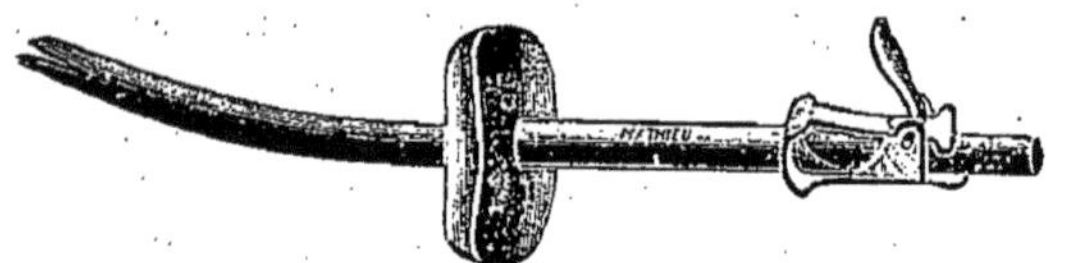

Fig. 18. — Entéroclyseur de Dauriac.

dans l'S iliaque ; le malade est dans le décubitus latéral droit, le bassin un peu élevé ; trois ou quatre litres suffisent (voir : *Lavement*).

Pendant l'intervention, un tamponnement du rectum à la gaze iodoformée maintient la propreté du champ opératoire, ou bien une pince à forcipressure ferme l'anus.

Après, on assurera la constipation par quelques centigrammes d'extrait gommeux d'opium (4 à 6 par jour) pendant six à huit jours ; puis un lavement ou un laxatif feront aller le malade à la selle.

L'anus sera simplement rasé, savonné et lavé.

Dans certains cas, pour désinfecter le rectum, on dérive le cours des matières par un anus contre-nature.

CHAPITRE III

DU PANSEMENT

DES MATÉRIAUX DU PANSEMENT ET DE LEUR STÉRILISATION

Matériaux. — Les matériaux servant au pansement des plaies doivent être légers, élastiques, absorbants pour les sécrétions et aseptiques.

Gaze. — La gaze est un tissu de coton à mailles, souple et absorbante ; elle s'emploie en lames plus ou moins volumineuses et sous forme de *compresses-éponges* (trois à quatre épaisseurs de gaze) de 15 à 30 centimètres de côté.

Champs opératoires. — Les champs opératoires sont des pièces de toile de un mètre sur 50 centimètres ; ils servent à circonscrire la région opératoire. Pour les laparotomies, on utilise une longue serviette qui recouvre tout le malade et présente un orifice de 25 centimètres de long sur 15 de large.

Ouate hydrophile. — Le coton hydrophile est du coton blanchi dégraissé par les alcalins ; il est comprimé et peu élastique; le *coton ordinaire* qui sert à faire les couches extérieures du pansement possède une élasticité plus grande, il est inutile de le stériliser.

Bandes. — Les bandes sont des pièces d'étoffe étroites (quelques centimètres) et très longues, destinées à maintenir le pansement. Il en existe plusieurs variétés : bandes de toile, de flanelle, de tarlatane (gaze empesée), de gaze simple (les plus usitées), bande de crêpe VELPEAU (laine et coton).

Mackintosh. — Le mackintosh est une étoffe rose recouverte d'un enduit imperméable; elle empêche soit l'évaporation, soit la souillure d'un pansement (par l'urine, par exemple).

Silk protective. — Le silk s'applique sur les plaies pour les empêcher d'adhérer au pansement (brûlures); c'est une étoffe de soie vernie enduite de dextrine et d'amidon: sa coloration est verte.

Drains. — Voir : *Drainage*, page 50.

Stérilisation. — La stérilisation des matériaux appliqués sur une plaie sera absolue. Le chirurgien doit être mis en garde contre les produits du commerce (ouate, gaze) étiquetés «stériles». L'intégrité du papier qui les entoure est la preuve du contraire, car il supporte mal les hautes températures (expériences de ARLOING sur le coton aseptique du commerce : 24 fois sur 25 il contenait des germes). La *chaleur sèche* (étuves) agit mal sur la ouate, car elle est mauvaise conductrice: le centre du paquet reste à une température inférieure à celle qui est nécessaire ; de plus, elle fait roussir les matériaux à une haute température. La *chaleur humide* (autoclaves) est le meilleur mode de stérilisation.

Cependant, dans certains cas (à la campagne), l'ébullition prolongée (une à deux heures) dans une solution antiseptique (sublimé à 1 p. 1000) peut suffire.

Compresses, ouate, champs opératoires (1). — Ces divers matériaux sont mis (sans être trop tassés) dans des *boîtes métalliques* à fermeture en baïonnette, possédant des ouver-

(1) Les compresses et les champs seront lessivés et bouillis, car on les utilise plusieurs fois.

tures qui se ferment par un mouvement de rotation du couvercle (fig. 19).

Ces boîtes (1) sont mises, les orifices ouverts pour laisser pénétrer la vapeur d'eau, dans l'autoclave pendant trois quarts d'heure (120° et deux atmosphères). Les boîtes sont retirées avec leur contenu humide ; on devra les dessécher dans une étuve sèche, ou bien se servir de l'autoclave de Sorel ou de Vaillard, qui dessèchent eux-mêmes ; il faudra ensuite fermer leurs orifices.

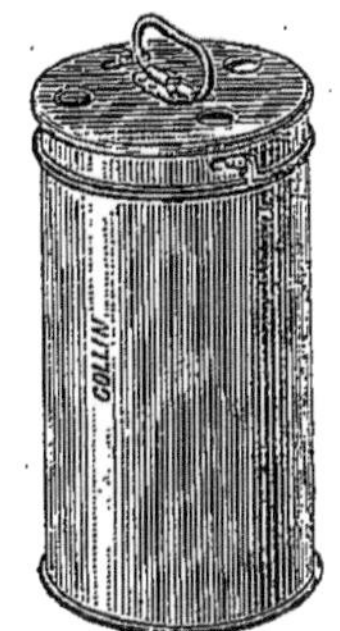

Fig. 19. — Boîte pour stériliser les compresses.

Gaze. — La gaze simple est justiciable des mêmes procédés. Si l'on veut une gaze imprégnée d'une substance antiseptique *(gaze iodoformée, salolée)*, il suffit de la stériliser, puis de l'imprégner d'un antiseptique ; mais ces manipulations sont dangereuses pour son asepsie. Il est préférable de l'imprégner d'abord avec la solution suivante : iodoforme 50, glycérine 100, éther 700 ; on l'exprime et on la fait sécher ; puis on la porte plusieurs fois à 100° dans l'étuve sèche ; au delà elle s'altère. L'idéal serait que chaque pansement (gaze, ouate) soit renfermé, isolément, dans une boîte métallique.

TECHNIQUE DU PANSEMENT

Le pansement doit *protéger* la plaie contre l'infection venue de l'extérieur, il doit *absorber* les sécrétions et, dans certains cas, exercer une *compression*.

Nous distinguerons deux cas :

1° Il s'agit d'une *plaie aseptique*.

2° Il s'agit d'une *plaie infectée*. Nous y rattacherons la *désinfection d'une plaie*.

---

(1) Vaillard a fait construire une boîte qui s'adapte à son autoclave.

A) **Plaie aseptique. Pansement sec.** — Les plaies aseptiques sont celles qui résultent des opérations faites en tissus non infectés (cure d'une hernie, par exemple).

Nettoyage. — A la fin de l'opération, la plaie sera NETTOYÉE : l'hémostase sera parfaite, les caillots seront enlevés avec des compresses aseptiques, les parcelles de tissu à demi-détachées seront abrasées. Les *lavages antiseptiques sont inutiles* : la plaie est aseptique. Cependant les expériences de MM. CHAVANNAZ, AUCHÉ et VENOT ont montré qu'à la fin des opérations aseptiquement conduites, telles que la laparotomie, il y avait des microbes dans le liquide puisé dans le péritoine ; mais ces microbes sont peu abondants, la phagocytose en a habituellement raison ; il faut donc s'abstenir des antiseptiques qui sont impuissants à détruire complètement les microbes, et qui de plus sont nuisibles à la réparation des tissus. Les téguments sont ensuite réunis par une *suture*, et une compression exercée à leur niveau en chasse les derniers reliquats sanguins.

Pansement. — Le moment est venu d'appliquer le pansement qui sera toujours sec.

Le *pansement sec* est en effet supérieur au *pansement humide*, car l'humidité favorise le développement des germes; de plus, l'évaporation des sécrétions se fait mal.

Le pansement sec comprend l'application de trois plans :

1° Sur la ligne de suture ou sur la plaie quand la suture n'est pas complète, on tasse plusieurs épaisseurs de *gaze* aseptique ou antiseptique (iodoformée, salolée), de façon à en dépasser largement les limites.

2° Par dessus, une épaisse et large nappe de *coton hydrophile autoclavé* est appliquée, débordant abondamment la région.

3° Enfin, l'*ouate ordinaire* forme la couche la plus superficielle; sur elle seront appliquées les bandes. Cette ouate protège la région opérée contre les chocs, elle exerce une compression élastique.

Un bandage approprié est en dernier lieu appliqué ; il doit exercer une certaine *compression*, ce qui favorise la réunion des tissus et l'hémostase; l'*immobilité* et le *repos* seront aussi complets que possible et l'on mettra le malade dans la *position* la meilleure (élévation légère pour les membres à l'aide de coussins).

Si la plaie siège au voisinage des voies urinaires, il faudra protéger le pansement contre l'urine, surtout chez les enfants : une nappe de *mackintosh* est mise sur le coton ordinaire ; on peut encore enduire la ligne de suture de *collodion* iodoformé ou de *stérésol*. Dans les petites opérations de la *face*, on peut faire le pansement avec un morceau d'ouate imbibée de l'un de ces deux vernis antiseptiques.

Au cours d'une intervention, l'opérateur rencontre parfois des *tissus infectés* (ostéite, tuberculose, abcès). Dans ces cas, l'opération nécessite à la fin un lavage avec des solutions antiseptiques (sublimé, acide phénique, chlorure de zinc) ; la réunion de la plaie est alors incomplète et l'on doit drainer ou tamponner la plaie à la gaze. Même dans ce cas, la plupart des chirurgiens emploient le pansement *sec* ; d'autres rendent le pansement *humide* en imbibant la gaze d'un antiseptique.

Renouvellement du pansement. — Le pansement sec peut rester plusieurs jours ; la plaie étant aseptique, on renouvellera le pansement lors de l'ablation des fils (du 8e au 10e jour). Si le pansement ne restait pas aseptique, s'il se produisait un abcès de fil, il faudrait le renouveler plus tôt : les *indications* seraient alors fournies par les *douleurs* au niveau de la plaie, l'*odeur*, la souillure du pansement par les sécrétions, la *température* surtout; mais il faut savoir résister aux élévations brusques des deux ou trois premiers jours, car elles tombent souvent ; plus importantes sont celles qui surviennent les jours suivants.

Pour *renouveler* le pansement, il faut agir avec douceur, rapidité, éviter les secousses et prendre de grandes précautions aseptiques. Certains opérateurs mettent des gants stérilisés. Un aide enlève les couches externes, le chirurgien décolle la gaze en l'imbibant d'eau stérilisée et nettoie la région avec cette eau ou une solution antiseptique faible.

B) **Plaie infectée. Désinfection d'une plaie.** — *Indications.* — Toute plaie accidentelle doit être considérée comme infectée, les microbes étant apportés par l'instrument, les vêtements, les objets en contact avec la plaie ; il faut donc : 1° Détruire autant que possible les germes dans la plaie, la *désinfecter* ; 2° Protéger la plaie et empêcher les germes de s'y développer par le *pansement*.

Impuissance des antiseptiques. — Il y a quelques années, on irriguait la plaie pour la désinfecter avec des solutions antiseptiques fortes (sublimé, acide phénique) ; or, pour que ces solutions agissent, il faudrait un contact très long ; de plus, elles sont inefficaces sur les spores ; enfin les graisses, les anfractuosités protègent les microbes.

Donc *impuissance* des antiseptiques ; ils sont de plus *nocifs* pour les tissus (expériences d'Eicken), ils amènent des phénomènes de nécrose et entravent l'action microbicide des phagocytes.

En conséquence, il faudra leur donner un rôle moindre dans la désinfection des plaies et insister sur le *nettoyage*.

Désinfection de la plaie. — Tout d'abord, le chirurgien, dont les mains seront aseptisées, aura *à sa portée* tous les objets nécessaires au pansement (eau bouillie dans un récipient, solutions antiseptiques, compresses, gaze, coton, instruments).

a) S'il s'agit d'une *plaie simple* (coupure), le nettoyage sera facile :

Avec une *compresse* aseptique trempée dans de l'eau bouillie ou dans une solution antiseptique (sublimé à 2 p. 1000), nettoyer la plaie, ses bords et les alentours ; enlever les croûtes, puis *raser* les bords jusqu'à une distance assez grande, *savonner* avec la brosse, un tampon de coton ou une compresse. Dans ces manœuvres il faut désinfecter isolément la périphérie, puis la plaie en évitant de passer un même tampon sur la périphérie, puis sur la plaie ; l'*alcool* complète le nettoyage, auquel on peut adjoindre un lavage antiseptique.

Si les bords de la plaie sont *nets*, et s'il n'y a pas d'infection apparente, on fera la suture après avoir fait l'hémostase.

b) S'il s'agit d'une *plaie très infectée* (plaie contuse, fracture ouverte), l'antisepsie devra jouer un rôle plus important. — La plaie sera encore ici *nettoyée* avec une compresse humide, et la région rasée largement — Un *savonnage* attentif avec brossage sera fait, pendant cinq minutes au moins ; si la région est douloureuse (quelquefois l'anesthésie est nécessaire) on le fera avec une compresse ; lavage à l'*alcool.*

Puis le chirurgien *inspecte la plaie:* les corps étrangers sont enlevés avec des pinces s'il les aperçoit, les foyers profonds sont vidés et lavés à l'eau bouillie ou antiseptique chaude (50°) avec une canule, les clapiers sont ouverts largement ; ensuite il procède au *nettoyage antiseptique*: des solutions fortes sont versées sur la plaie par un aide, ou bien les tissus infectés et suppurants sont touchés avec un tampon de coton monté sur une pince et trempé dans de l'eau oxygénée, du chlorure de zinc au 1/10, du phénosalyl à 5 p. 100, de la teinture d'iode. — En règle générale on devra *s'abs-*

tenir de toute exploration de la plaie avec le doigt ou le stylet, car on risque de propager l'infection, sauf dans des circonstances spéciales (hémorragie, blessures tendineuses, etc.).

La plaie désinfectée, il faudra assurer le *drainage* et ne pas la suturer au moins en totalité pour laisser écouler les sécrétions (surtout pour *les plaies contuses*).

Pansement. — La plupart des chirurgiens, même dans les cas de plaie infectée, emploient le pansement *sec* tel qu'il a été décrit.

Cependant, quand la plaie suppure abondamment, il est bon d'user du *pansement humide ;* ce pansement a pour but de créer un milieu antiseptique autour de la plaie, ou favorable aux tissus ; pour le réaliser, il suffit de tremper de la gaze ou des compresses stériles dans une solution antiseptique faible (eau boriquée, sublimé faible, eau salée, solution de Tavel (TÉDENAT), etc.) ; on applique les compresses sur la plaie après les avoir exprimées. On sait qu'il faut rejeter les solutions phéniquées qui peuvent amener la gangrène.

Ce pansement humide s'applique sur les plaies contuses, sur celles qui sont très enflammées avec des traînées de lymphangite autour, sur celles qui sécrètent beaucoup (phlegmons) ; tout le monde connaît le «gâteau» de compresses humides que l'on applique sur le périnée incisé dans l'infiltration d'urine.

Des couches de ouate sont appliquées par dessus, un mackintosh et une bande complètent le pansement (1).

Renouvellement du pansement humide. — Le pansement humide doit être fréquemment renouvelé, tous les jours en général ; dans l'infiltration d'urine, plusieurs fois par jour ; s'il est laissé plus longtemps, les mêmes données que pour le pansement sec fixeront le chirurgien

---

(1) Pour les plaies contuses, souillées de terre, on adjoindra des injections antitétaniques.

Variétés. — Une variété de pansement humide est réalisée par le *bain continu* qui rend tant de services dans les infections des membres ; dans les cas de panaris, piqûre anatomique, phlegmons, lymphangites, le membre est mis dans un bain pendant une heure plusieurs fois par jour s'il le faut ; le récipient (bain de pied, poissonnière, cuvette, etc.) est flambé, et il contient une solution antiseptique chaude (sublimé à 1 p. 2000, lysol à 5 p. 1000, etc.). — Au sortir du bain, un pansement humide est appliqué.

Signalons la méthode de Reclus dans les grands écrasements des membres : grands lavages à l'eau bouillie chaude et embaumement du membre avec une pommade polyantiseptique ou des compresses imbibées d'alcool (Lejars).

Enfin, pour les *brûlures*, le nettoyage doit être très attentif, fait avec douceur ; puis on applique soit un pansement aseptique sec ou humide, soit de la vaseline iodoformée ou salolée, soit du silk protective.

DRAINAGE

Le drainage a pour objet de favoriser l'écoulement des sécrétions d'une plaie ; il s'oppose donc à la rétention du pus.

Drains. — Les drains peuvent être de nature différente : en *aluminium*, en *verre*, etc. ; les plus fréquemment employés sont les drains en *caoutchouc* (drains de Chassaignac) (fig. 20).

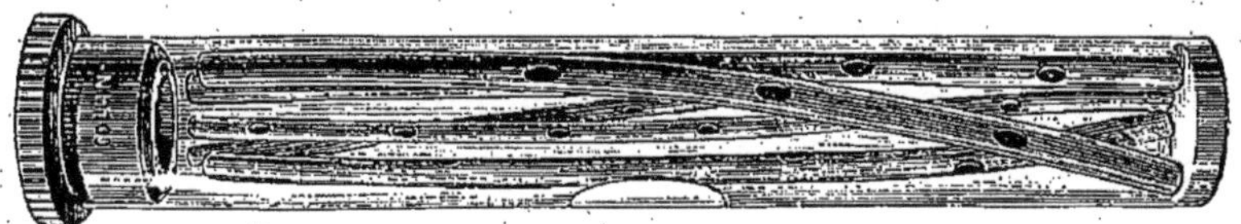

Fig. 20. — Drain en caoutchouc.

Les *drains en caoutchouc* sont gris ou rouges ; ils doivent être élastiques, striés ; leurs parois doivent être épaisses et rigides, leur diamètre est variable, enfin ils sont percés de trous de distance en distance, sinon le chirurgien crée lui-même des orifices avec un ciseau courbe et en incurvant le drain.

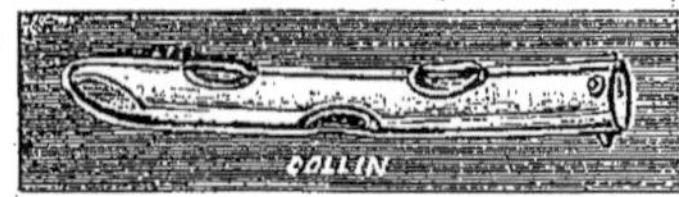

Fig. 21. — Drain en verre.

La *stérilisation* des drains se fait soit par l'ébullition (une heure), soit à l'autoclave (une demi-heure à 120°).

On les conserve dans des tubes de verre où ils plongent dans une solution antiseptique (sublimé à 1 p. 1000, ou mieux : phénosalyl à 5 p. 100).

Drainage. — *Principe.* — Pour réaliser un bon drainage, le drain doit être placé de façon telle que les sécrétions de la plaie s'écoulent selon les lois de la pesanteur ; donc le drain sera mis à la portion déclive de la plaie.

Indications. — Le drainage est actuellement abandonné pour les plaies résultant d'opérations aseptiquement conduites. Il est indiqué dans les cas d'opérations douteuses, dans les plaies infectées, dans les ouvertures des collections (abcès, pleurésie purulente....).

Dans les opérations abdominales, le drainage est indiqué si l'on craint un suintement abondant de sang ou de sérosité, s'il existe une surface septique, si l'opération a été longue et laborieuse.

Technique. — Soit une collection ou une plaie infectée largement ouverte ; la suture des téguments est incomplète et à la partie déclive un orifice est laissé béant ; un ou plusieurs drains de calibre voulu sont introduits par cet orifice et sortent au niveau des prolongements de la cavité contre-ponctionnés ; pour faciliter la progression, d'un coup de ciseau, leur extrémité aura été affûtée en biseau (fig. 22).

Dans certains cas il est nécessaire d'user d'un artifice pour faire cheminer le drain dans la plaie ; on peut prendre son extrémité dans les mors d'une pince de KOCHER et introduire la pince dans la plaie, puis la retirer ouverte : lorsque le trajet est long et qu'il y a une contre-ouverture, un stylet aiguillé traverse les deux orifices, le drain est fixé dans le chas

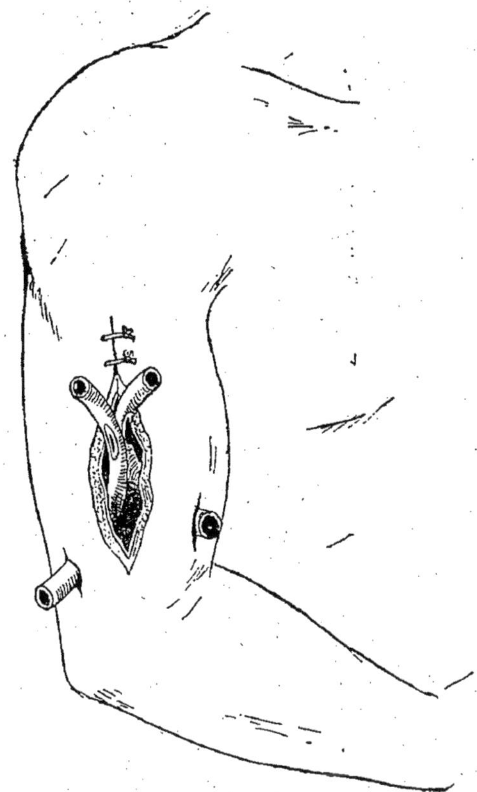

Fig. 22. — Drainage d'une plaie.

et l'on retire : on peut encore introduire une pince un peu longue fermée, la faire sortir par l'orifice opposé, l'ouvrir, pincer le drain et retirer la pince (Voir *Abcès de la main*).

Le drain en place est sectionné à deux ou trois centimètres de la plaie et *fixé*, soit avec une épingle anglaise, soit à l'aide d'un point de suture qui l'intéresse ; très fréquemment, le pansement qu'on applique par dessus suffit à le maintenir en place. — Mais lorsqu'il s'agit de grandes cavités, comme celle d'une pleurésie purulente, il faudra bien veiller à ce que le drain n'y soit pas projeté.

Variétés. — On peut accoler avec une épingle deux tubes de caoutchouc, *drains en canon de fusil* (pleurésie purulente): deux drains perpendiculaires constituent le *drain en T* (collections annexielles ouvertes par le vagin). — On peut pratiquer le drainage avec un *faisceau de crins*, du silk.

Mais un mode de drainage fréquent est le drainage à la *gaze iodoformée* ; la gaze absorbe, attire les liquides à l'extérieur (ascension par capillarité) ; après certaines opérations septiques (évidement osseux, ganglions suppurés), une mèche de gaze est mise dans la plaie sans y être trop tassée, car elle s'opposerait aux écoulements. Signalons enfin un mode spécial de drainage, le *drainage abdominal à la* MICKULICZ, qui consiste à introduire un large carré de gaze déprimée en sac dans l'abdomen: du fond du sac part un double fil qui sert à le retirer ; dans ce sac on peut introduire soit un drain, soit des mèches de gaze, les deux le plus souvent (fig. 23).

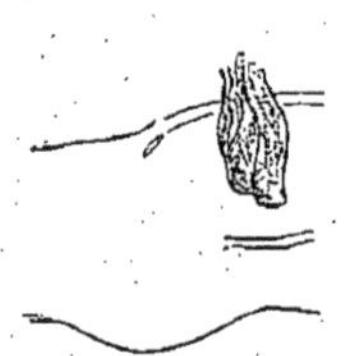

Fig. 23. — Drainage du péritoine à la Mickulicz.

Suppression du drainage. — Quand les sécrétions sont devenues moins abondantes, quand la plaie est en voie de bonne cicatrisation, on doit supprimer le drain ; celui-ci en effet constitue un corps étranger qui empêche la réunion.

CHAPITRE IV

DES BANDAGES

GÉNÉRALITÉS

Les bandages ont pour but de maintenir sur la plaie un pansement.

Les *bandes* seront longues de 3 à 5 mètres et larges de 3

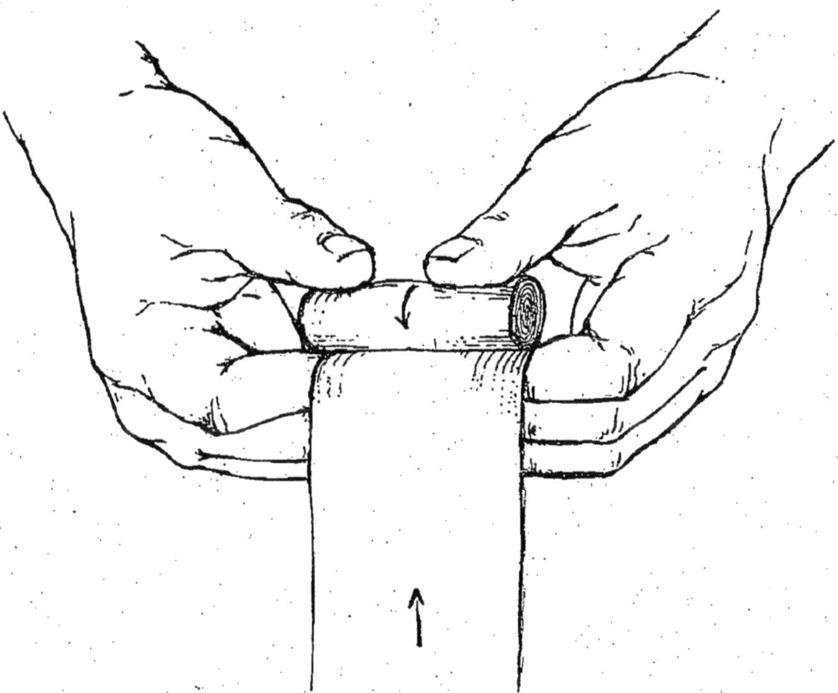

Fig. 24. — Manière de former le pivot.

à 10 centimètres suivant la région et le volume du pansement. On utilise des bandes de flanelle, de toile, le crépon de VELPEAU ; les bandes en gaze, d'un emploi courant, seront plus larges, car elles cordent facilement.

Pour *rouler* une bande, l'extrémité ou chef sera repliée sur sur elle-même, de façon à former le pivot (fig. 24) ; puis on saisit ce pivot à ses extrémités entre le pouce et l'index de la main droite ; la main gauche tient le plein de la bande entre le pouce et l'index (fig. 25) ; il suffit d'imprimer un mou-

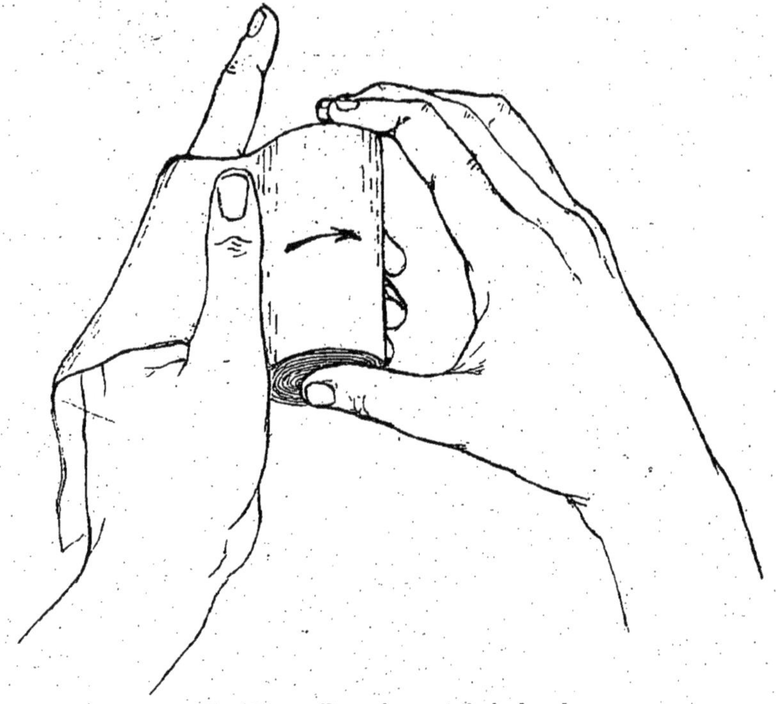

Fig. 25. — Enroulement de la bande.

vement de rotation au cylindre avec les derniers doigts restés libres de la main gauche. De temps en temps on exerce des tractions sur le rouleau et la bande pour la bien tendre et serrer.

Pour appliquer la bande, on l'enroule autour du membre avec une certaine pression pour l'empêcher de glisser, les divers tours s'imbriquant légèrement. Si le membre est conique (jambe), on peut faire de temps en temps des *renversés* : un pouce fixe la bande sur le membre et on fait décrire à la bande un demi-tour, de façon que le bord supérieur devienne inférieur (fig. 26).

Quand la bande est épuisée, une nouvelle bande sera appliquée sur la fin de la première.

Pour *arrêter*, il suffit de fixer le chef terminal avec une épingle anglaise.

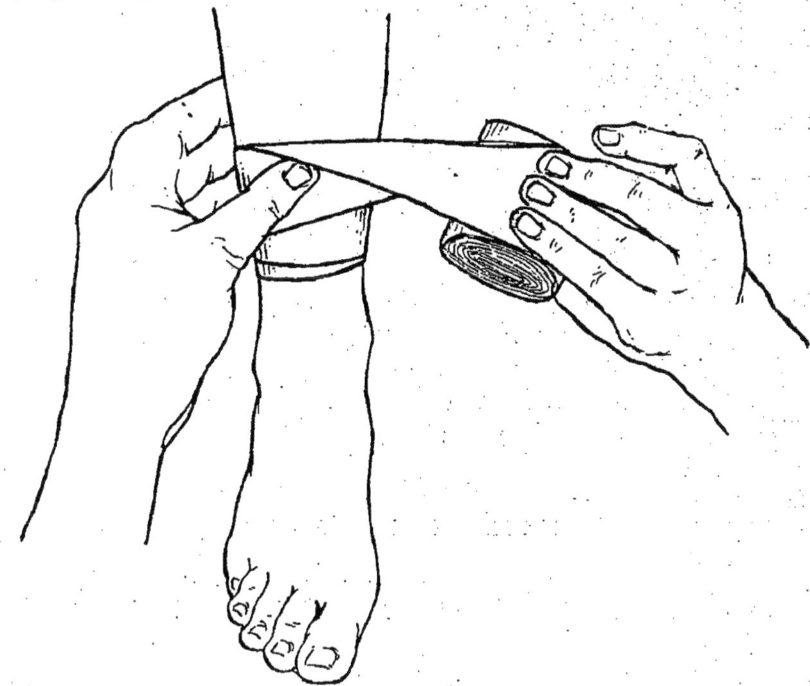

Fig. 26. — Manière de faire un renversé.

Remarques. — L'enveloppement de la région avec du coton facilite l'application des bandages.

Pour les bandages de la face et des mains, on utilise des bandes de 2 à 3 mètres et de 4 à 5 centimètres de large.

Autant que possible on doit aller *de gauche à droite* (par rapport à l'opérateur) dans l'application du bandage.

Les bandages sont circulaires, obliques, croisés, spiraux, pleins, composés, etc....

TÊTE ET COU

Circulaire du front. — Le chef initial étant mis sur la région temporale faire des circulaires de gauche à droite (fig 27).

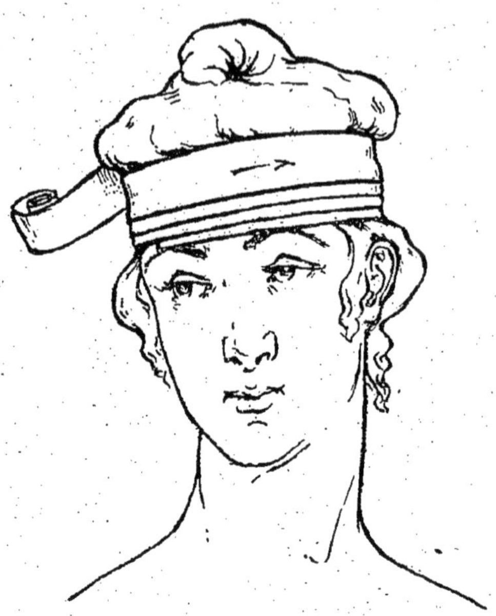

Fig. 27. — Circulaire du front.

Monocle. — Faire deux circulaires autour du front pour

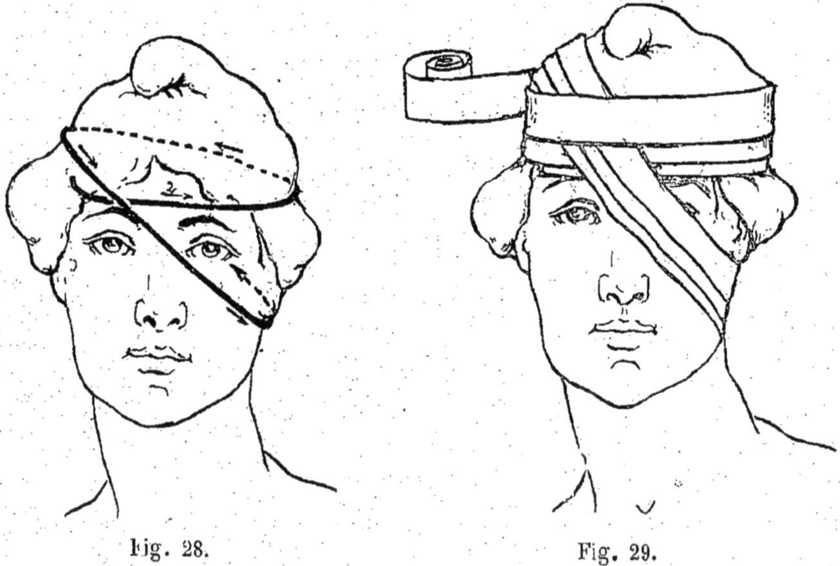

Fig. 28. Fig. 29.
Monocle (œil gauche).

fixer le chef (toujours de gauche à droite), puis pour l'*œil gauche*, descendre du front sur l'œil gauche, passer sous l'oreille gauche, la nuque, remonter vers la région temporale droite et revenir par trois ou quatre tours obliques ; terminer par des circulaires frontaux (fig. 28, 29).

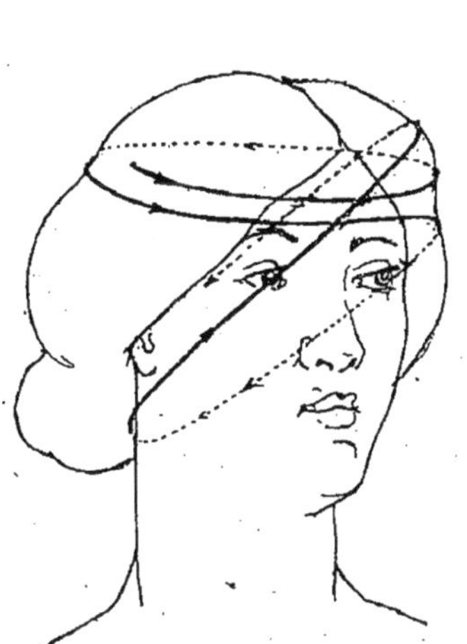

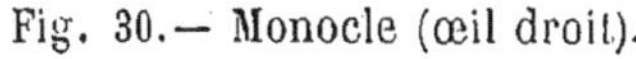

Fig. 30. — Monocle (œil droit).

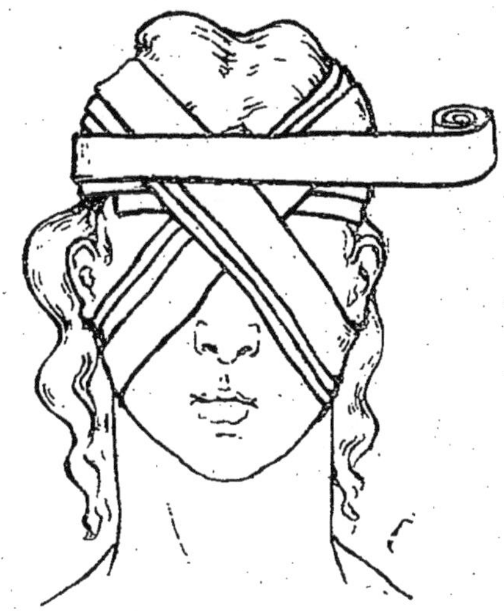

Fig. 31. — Binocle.

Pour l'*œil droit*, après les deux circulaires frontaux, croiser la nuque, passer sous l'oreille droite et remonter sur l'œil droit ; faire ainsi trois ou quatre tours obliques (fig. 30).

Binocle. — Pour recouvrir les deux yeux, on fait des tours circulaires frontaux et des obliques passant sous chaque oreille alternativement ; — chaque jet oblique décrit en somme le monocle d'un œil (fig. 31).

Chevestre simple. — Bandage destiné à faire tenir un pansement sur la joue, l'oreille, le crâne.

Faire deux circulaires frontaux (de gauche à droite pour recouvrir la joue gauche, et inversement) ; de la nuque passer sous l'oreille du côté sain et sous le menton, remonter sur la joue, croiser obliquement le crâne et faire ainsi plusieurs tours verticaux. Terminer, en passant du menton à la nuque, par des circulaires frontaux (fig. 32 et 33).

Triangle fronto-occipital. — La base d'un mouchoir carré de 0 m. 80 de côté plié en triangle est mise sur le front, le sommet vers la nuque (fig. 34). Les deux chefs s'entre-croisent

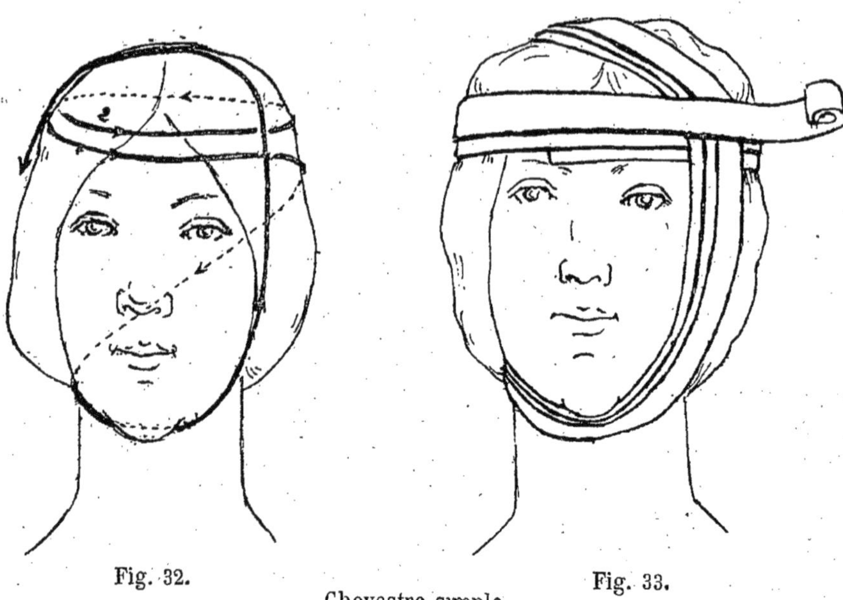

Fig. 32. Chevestre simple. Fig. 33.

par dessus et sont noués en avant, le sommet est relevé et fixé par une épingle.

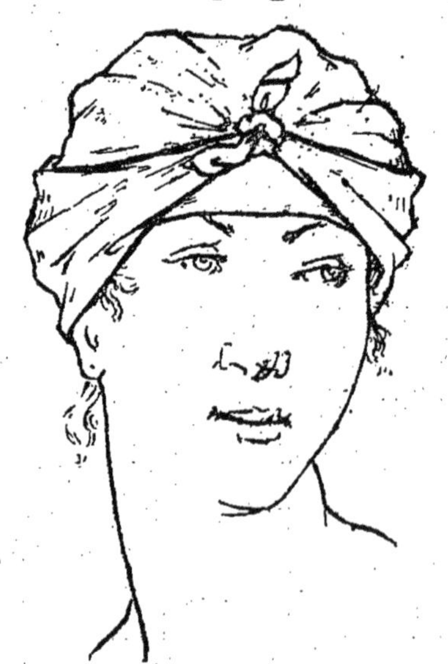

Fig. 34.— Triangle fronto-occipital.

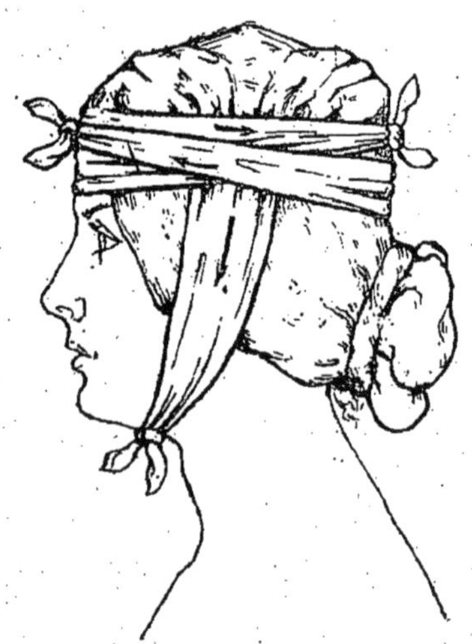

Fig. 35.— Bandage de Galien.

Bandage de Galien (fronde à six chefs). — Mouchoir

de 80 centimètres sur 40 dont les côtés longs sont divisés en trois lanières, celle du milieu étant la plus étroite, longues de 30 centimètres. Le plein est mis sur la tête. Les chefs antérieurs sont noués sur l'occiput, les chefs postérieurs sur le front, les moyens sous le menton (fig. 35).

Variété. — Fronde à 4 chefs; deux se nouent à la nuque, deux sous le menton.

Fronde du menton. — Bande de 1 mètre, large de 10 centimètres, fendue jusqu'à 5 centimètres du milieu.

Les deux chefs supérieurs se croisent derrière l'occipital et se nouent sur le front; les deux chefs inférieurs se nouent sur le sommet de la tête (fig. 36).

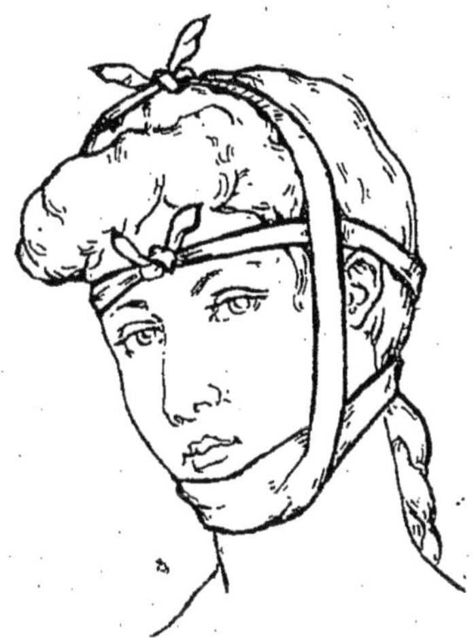

Fig. 36. — Fronde du menton.

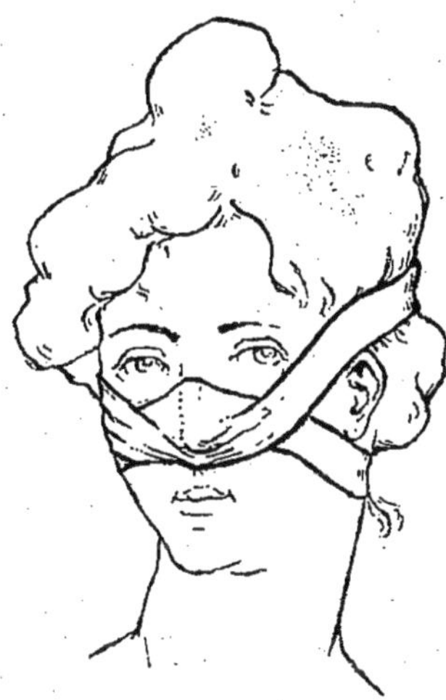

Fig. 37. — Fronde du nez.

Fronde du nez. — Les deux chefs, moins longs que précédemment, passent au-dessus et au-dessous de l'oreille (fig. 37).

Croisé du cou et de l'aisselle. — De la face antérieure du cou descendre, en passant derrière l'épaule, dans l'aisselle, remonter, aller passer derrière le cou, le contourner et suivre le même trajet (fig. 38, 39).

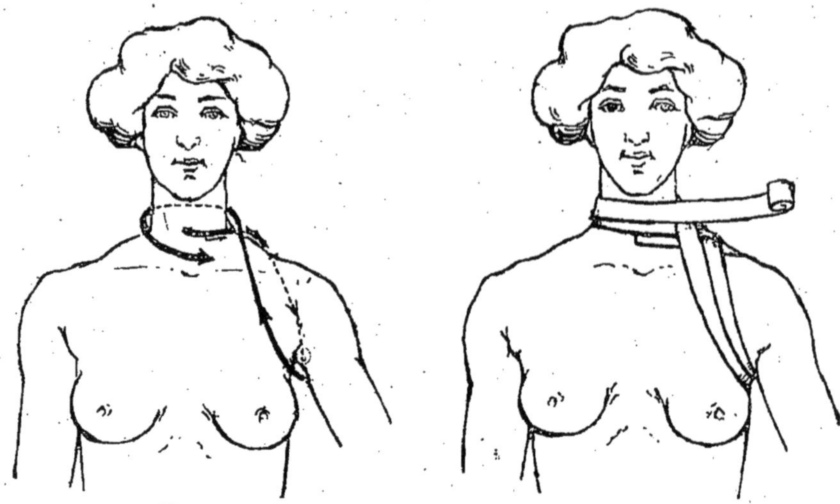

Fig. 38. Fig. 39.
Croisé du cou et de l'aisselle.

Pour une *plaie du cou* on fera des circulaires autour du

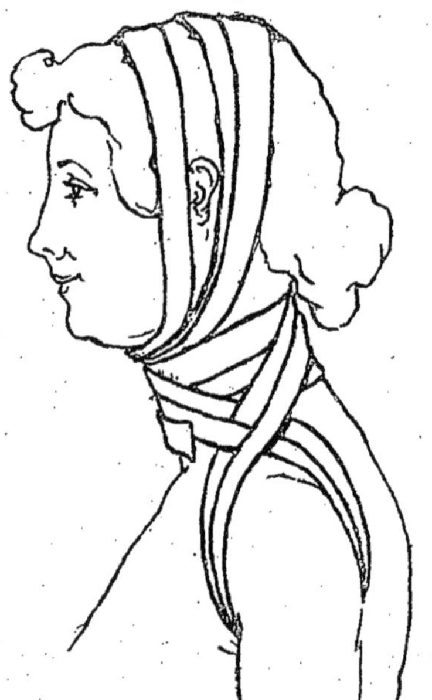

Fig. 40. — Pansement d'une plaie du cou.

cou et on ajoutera quelques tours verticaux passant sur le

sommet de la tête pour empêcher le pansement de bâiller par en haut. Si la plaie occupe toute la hauteur du cou, on fera en bas des jets de bande passant dans l'aisselle (fig. 40).

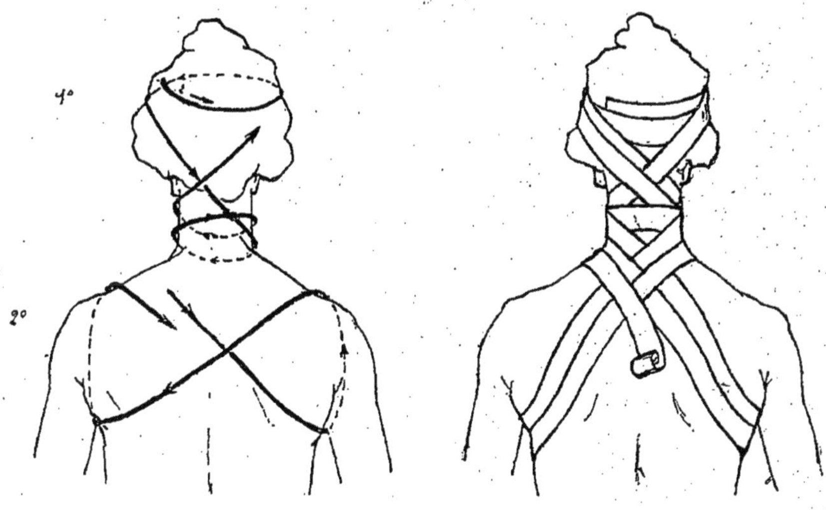

Fig. 41. Fig. 42.
Croisé postérieur de la nuque.

Croisé postérieur de la nuque et des épaules. — Faire deux circulaires frontaux et croiser la nuque; décrire un circulaire du cou et remonter sur la nuque, etc.; terminer en décrivant un 8 dont les boucles passent dans les aisselles (fig. 41, 42) : la bande traverse obliquement le dos, passe dans l'aisselle droite, remonte au-devant de l'épaule droite, la croise et traverse le dos pour gagner l'aisselle et l'épaule gauches, et ainsi de suite, de telle façon que les deux boucles, vues de dos, réalisent bien un 8. Ce bandage est destiné à faire tenir un pansement pour une plaie de la partie supérieure de la région vertébrale ou de la région occipitale; le pansement ne pourra bâiller ni en haut ni en bas.

MEMBRE SUPÉRIEUR

Spiral du doigt. — La bande, large de 3 centimètres, dé-

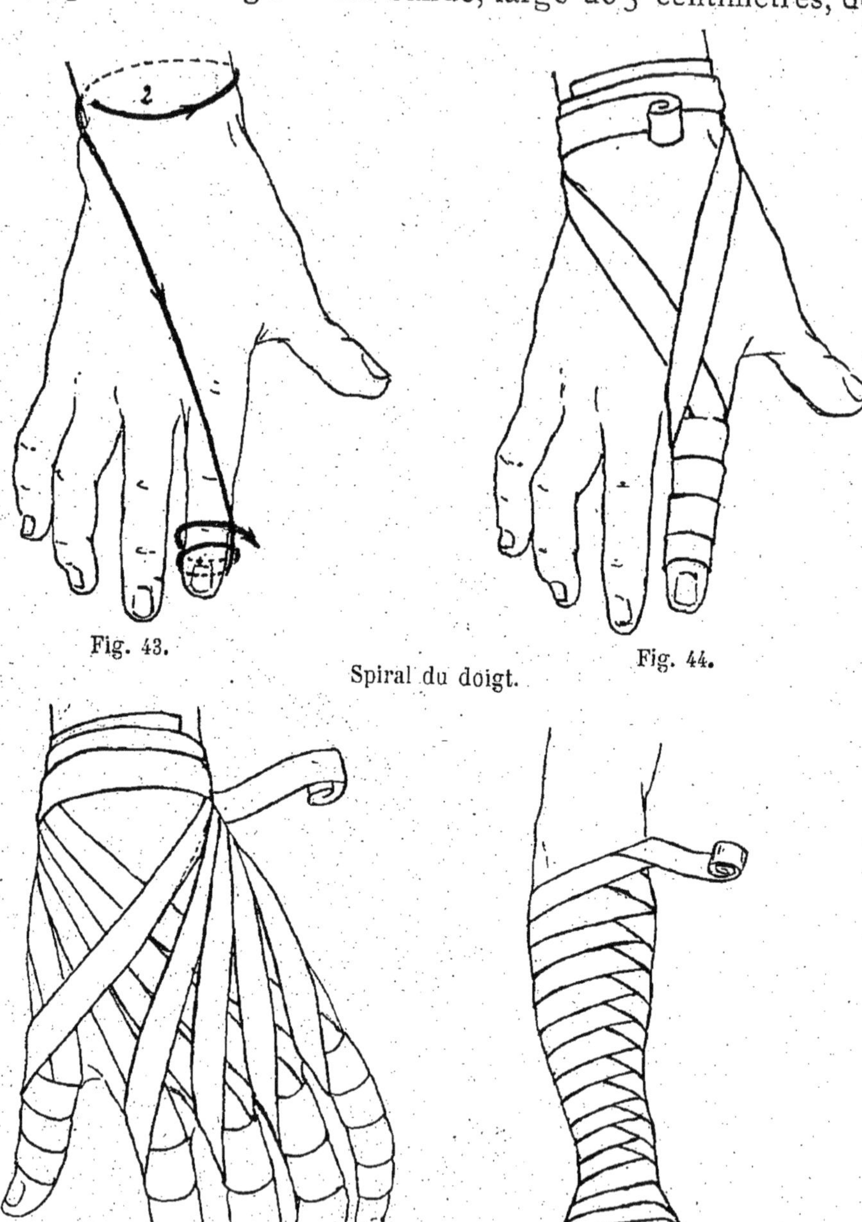

Fig. 43. Spiral du doigt. Fig. 44.

Fig. 45. — Gantelet.

Fig. 46. — Spiral du membre supérieur.

crit deux tours au niveau du poignet, passe sur le dos de la main et gagne en spirale l'extrémité du doigt, qui est ensuite recouvert par des circulaires imbriqués ; terminer par des circulaires du poignet (fig. 43, 44).

Gantelet. — La bande, longue de 8 à 10 mètres, décrit un spiral à chaque doigt en le reliant au poignet (fig. 45).

Spiral du membre supérieur. — Englober les quatre derniers doigts par des spires ascendantes se recouvrant partiellement ; au niveau de la base du pouce, le recouvrir isolément, puis monter le long de l'avant-bras et du bras jusqu'à l'épaule (fig. 46).

Spica du pouce. — Faire deux circulaires du poignet,

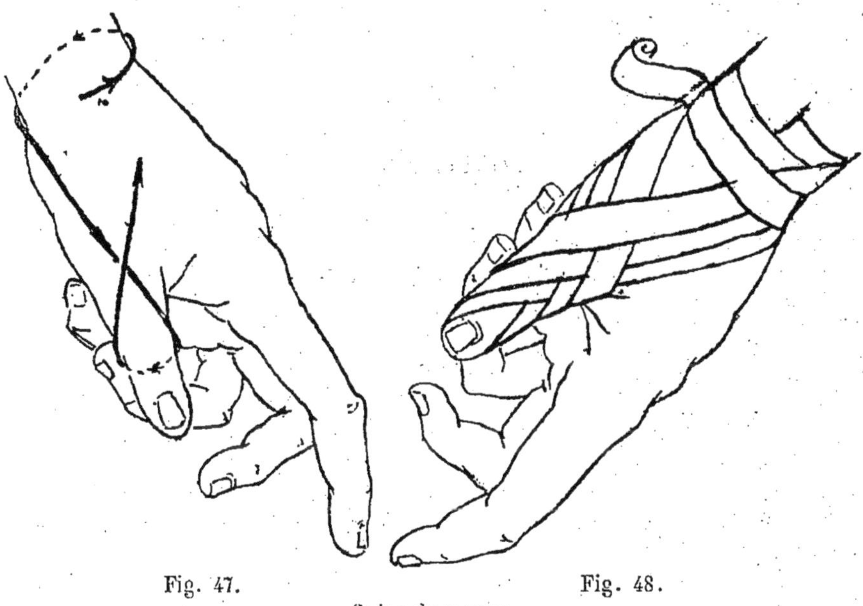

Fig. 47. Fig. 48.
Spica du pouce.

descendre sur le dos du pouce, le contourner, venir croiser le jet précédent et regagner le poignet, y faire un demi-circulaire et redescendre (fig. 47, 48).

Croisé de la main. — Faire deux circulaires autour du

poignet, descendre obliquement sur le dos de la main et en-

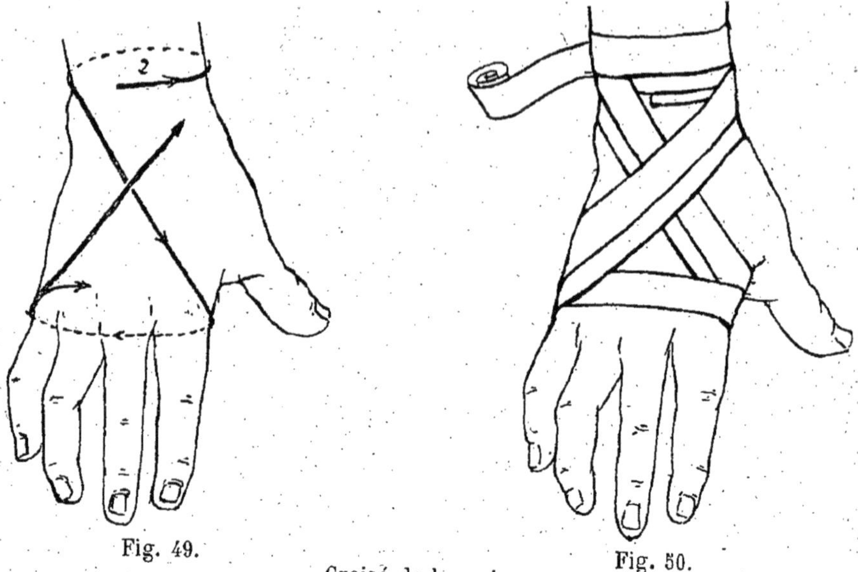

Fig. 49. Fig. 50.

Croisé de la main.

tourer la base des quatre derniers doigts d'un circulaire

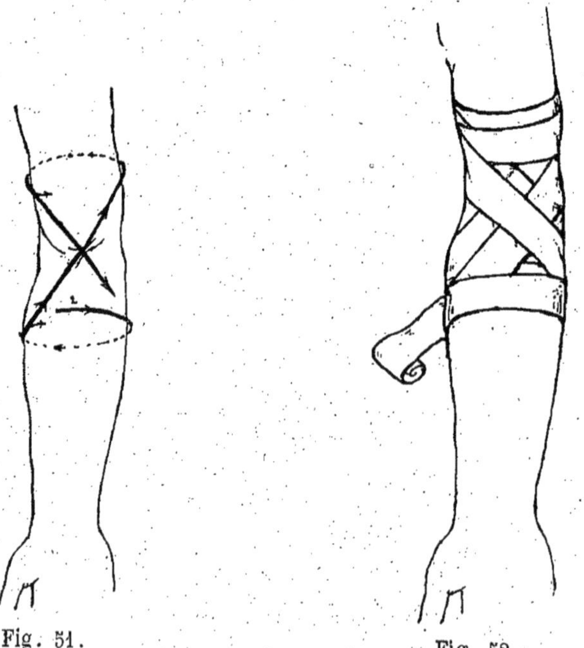

Fig. 51. Fig. 52.

Croisé du coude.

complet. Regagner le poignet en croisant le premier jet,

faire un demi-tour et redescendre, etc. Terminer par des circulaires du poignet (fig. 49, 50), c'est le *huit postérieur*. Pour le *huit antérieur*, les jets doivent passer sur la face palmaire.

Croisé du coude (*bandage de la saignée*). — Le coude étant dans l'extension, deux circulaires sont faits autour de l'avant-bras ; croiser le pli du coude, faire un circulaire sur le bras ; descendre en croisant le premier jet et faire un circulaire de l'avant-bras, etc. (fig. 51, 52).

Spica de l'épaule. — Partir de la clavicule, descendre

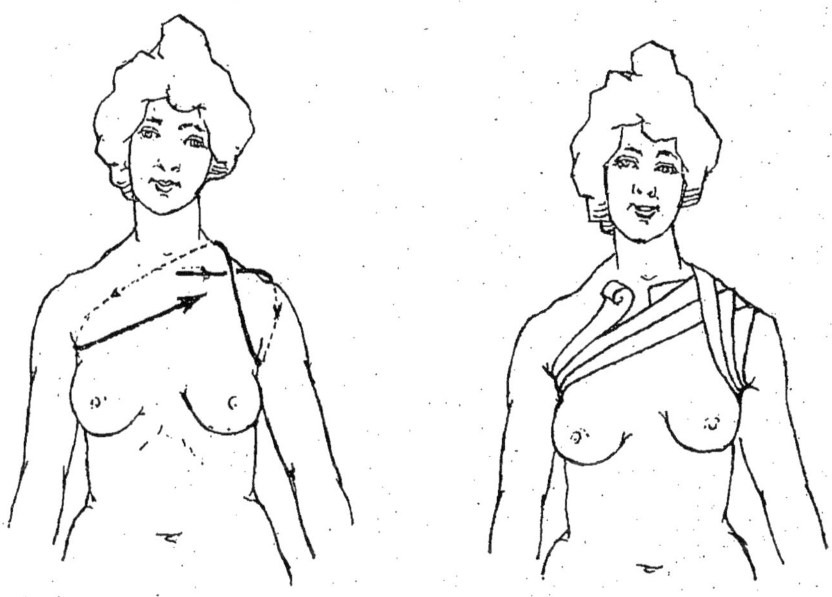

Fig. 53. Fig. 54.
Spica de l'épaule.

derrière l'épaule, passer dans l'aisselle, croiser le premier jet ; traverser le dos, l'aisselle saine, croiser la poitrine en remontant sur l'épaule, etc. (fig. 53, 54).

Echarpes. — *Echarpe simple*. — Mouchoir plié en anse, fixé par des épingles aux vêtements (fig. 55).

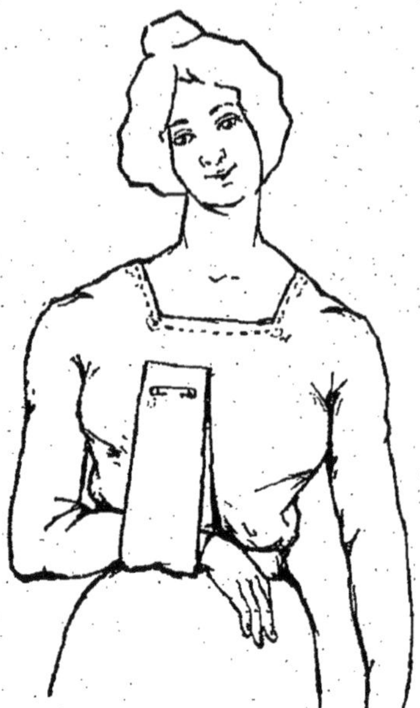

Fig. 55.— Echarpe simple.

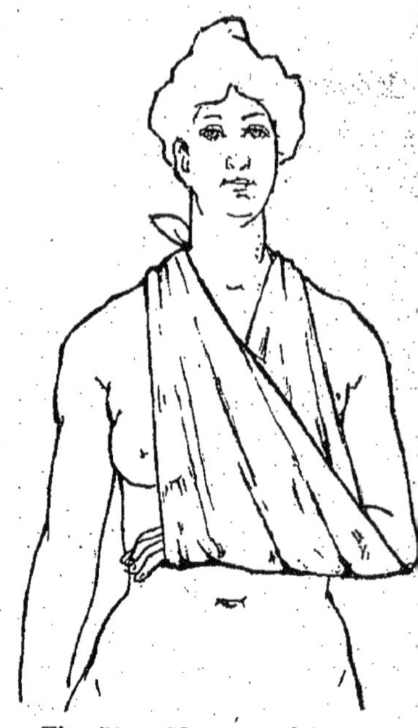

Fig. 56.— Moyenne écharpe.

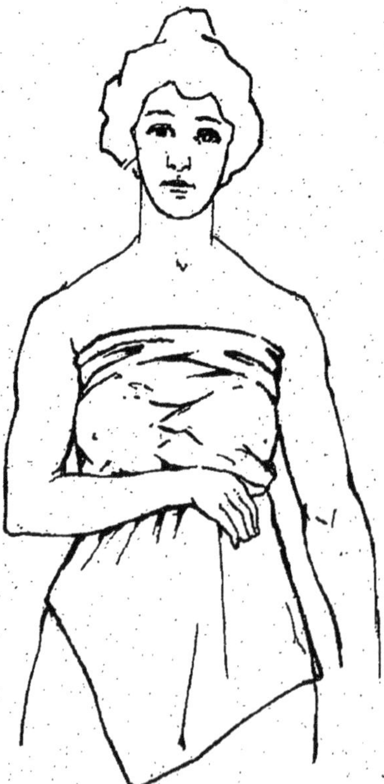

Fig. 57.

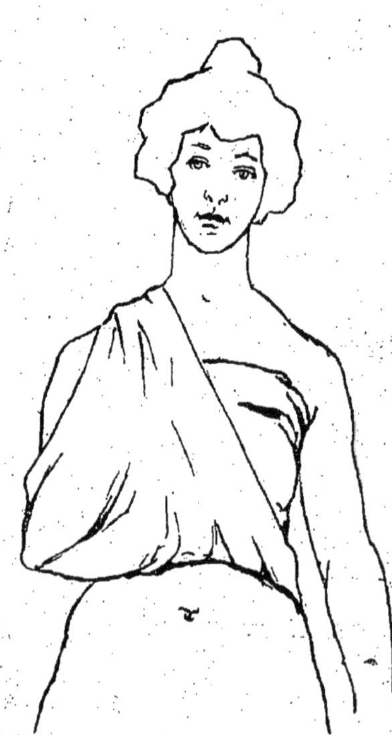

Fig. 58.

Grande écharpe.

Moyenne écharpe. — Linge plié en triangle de 1 m. 20 de base, dont le sommet est dirigé vers le coude et les chefs noués derrière le cou (fig. 56).

Grande écharpe. — Triangle en toile de 1 m. 20 de base sur 0 m. 80 de hauteur (une serviette pliée).

1er temps : la base est nouée autour du thorax, au-dessous des aisselles (fig. 57, 58).

2e temps : l'avant-bras est plié à angle droit ; le sommet

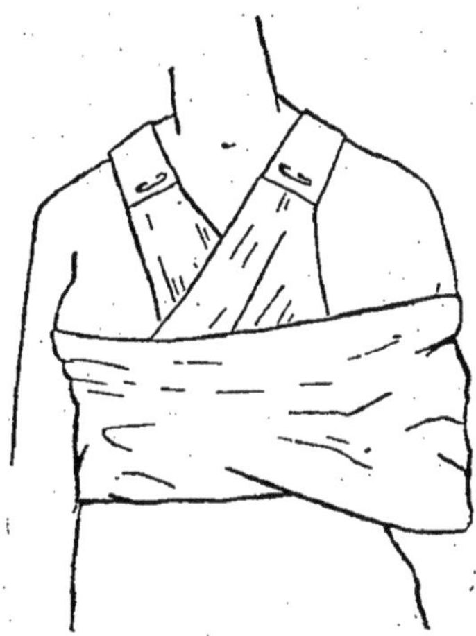

Fig. 59. — Echarpe de Mayor.

du triangle pendant est relevé au-devant et va se fixer par une épingle à la partie postérieure du bandage ; s'il est trop court, on ajoute une bande.

Echarpe de Mayor. — La base du triangle passe au-devant du bras fléchi et va se nouer sur le dos ; les sommets sont repliés en arrière, entre l'avant-bras et le thorax (fig. 59).

THORAX ET ABDOMEN

Spiral du thorax. — Laisser pendre au-devant du thorax un mètre de bande, passer sur l'épaule, traverser le dos, gagner l'aisselle opposée et décrire des spires de haut en bas autour du thorax, en passant sur le chef initial qui est relevé et fixé en arrière (fig. 60, 61).

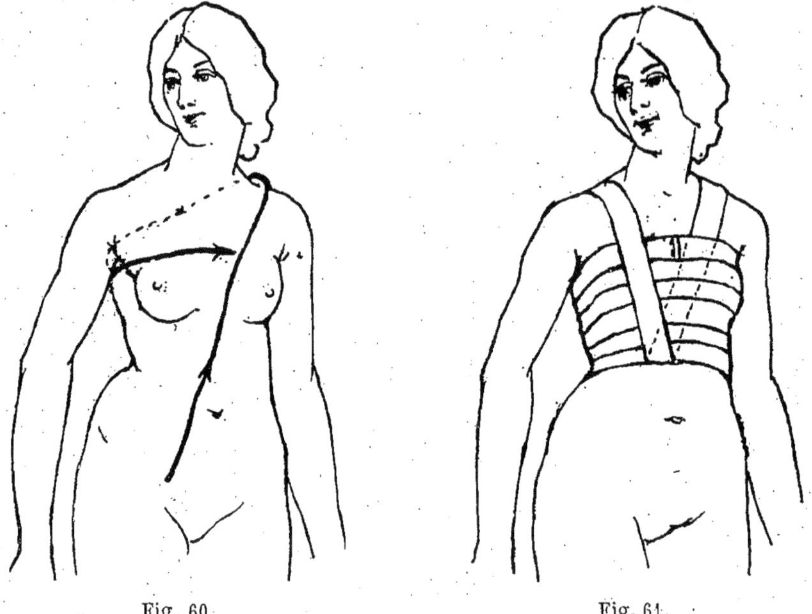

Fig. 60. Fig. 61.

Spiral du thorax.

Croisé du sein. — Un circulaire thoracique passant sous les seins fixe le chef; se diriger ensuite vers l'épaule du côté sain en croisant la poitrine, descendre obliquement dans le dos, décrire un circulaire, etc. (*sein droit*) (fig. 62).

Pour le *sein gauche*, on devra commencer en allant de droite à gauche.

Dans le *croisé double*, commencer identiquement; la bande ira sur chaque mamelle en passant d'abord sur l'épaule opposée.

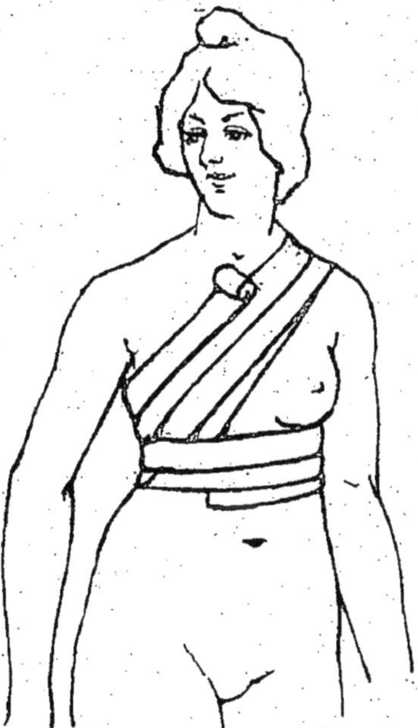

Fig. 62. — Croisé du sein.

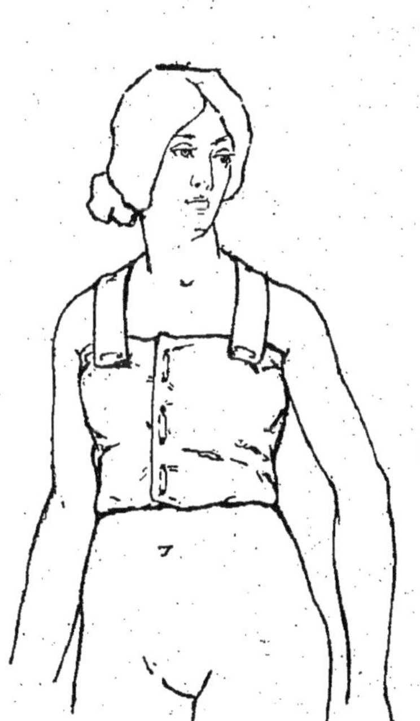

Fig. 63.

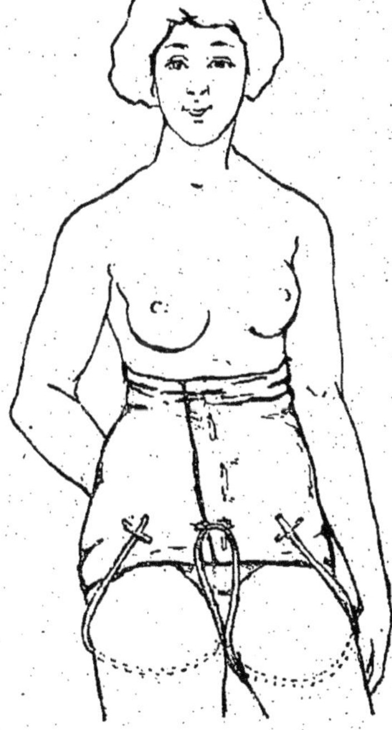

Fig. 64.

Bandages de corps.

Si le bras doit être immobilisé (après ablation du sein et curage axillaire), un tour de bande final passe sur le coude fléchi et remonte sur l'épaule opposée.

Bandages de corps. — Pièces de toile ou de flanelle rectangulaires de dimensions variables (0 m. 75 sur 0 m. 50, par exemple).

Le bandage est glissé sous le thorax ou l'abdomen, il est bien tendu par deux aides et fixé avec des épingles anglaises (fig. 63, 64).

Pour les empêcher de glisser, on fixe des bretelles de gaze

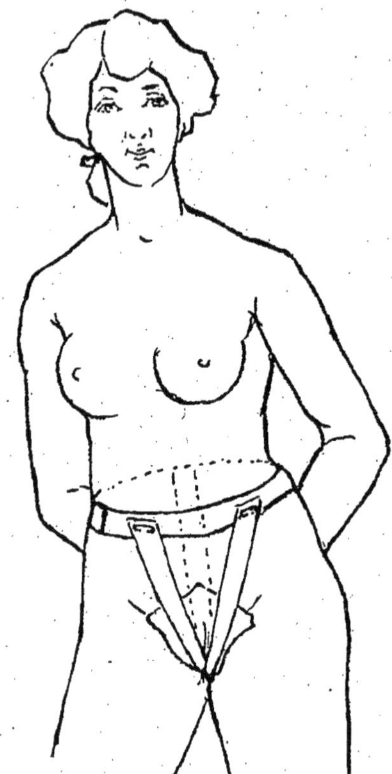

Fig. 65. — T double du périnée.

pour le bandage thoracique; pour le bandage abdominal, on emploie soit un spica de l'aine, soit des sous-cuisses en caoutchouc fixés par des épingles.

T double du périnée. — Bande de 1 m. 20, au milieu de laquelle sont cousues à 5 centimètres de distance deux bandes de 1 mètre.

La bande horizontale contourne le bassin, les deux chefs verticaux étant en arrière; ils sont ramenés et fixés en avant en se croisant sur le périnée (fig. 65).

Bonnet du scrotum. — Deux tours de bande entourent le bassin, un triangle formé par une pièce carrée de 0 m. 70

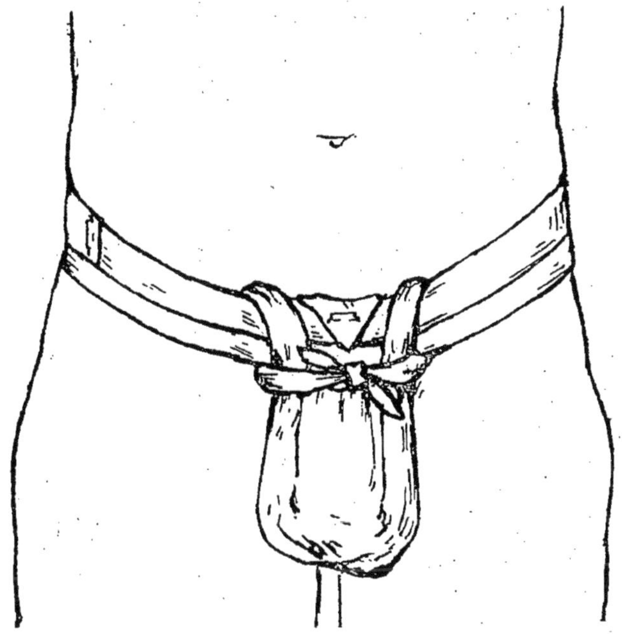

Fig. 66. — Bonnet du scrotum.

de côté, repliée, est appliqué (la base) en arrière du scrotum ; les deux extrémités de cette base contournent la cravate et sont nouées ensemble. Le sommet relevé est fixé par une épingle (fig. 66).

Suspensoirs. — Bandages destinés à soutenir les bourses et constitués par une ceinture, une poche de coton ou de toile et des sous-cuisses. Il en existe un grand nombre de variétés; citons parmi les meilleurs les suspensoirs de LANGLEBERT, d'HORAND (fig. 67).

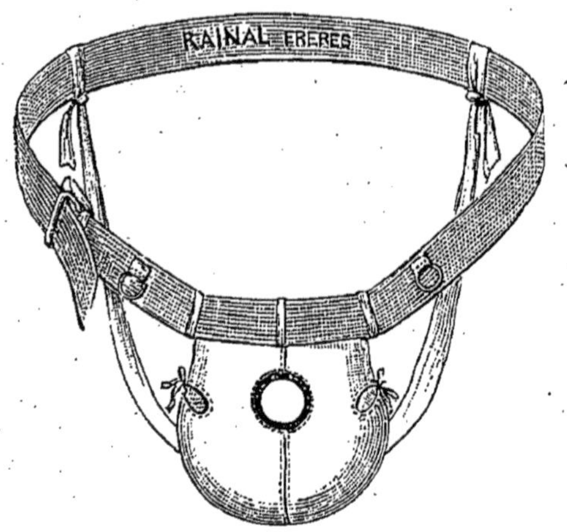

Fig. 67. — Suspensoir d'Horand.

Pour obtenir une bonne compression de bourses (orchite), il faut les relever et les envelopper d'ouate élastique, par dessus on serre le suspensoir que l'on peut encore bourrer sur les côtés.

MEMBRE INFÉRIEUR

Etrier (*Croisé du cou-de-pied*). — Deux circulaires au-

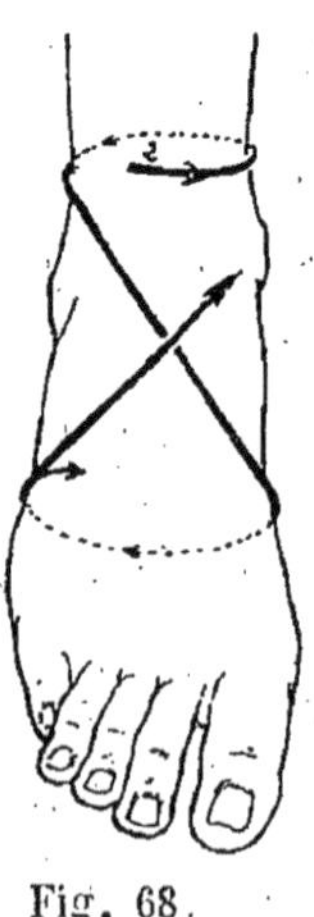

Fig. 68.

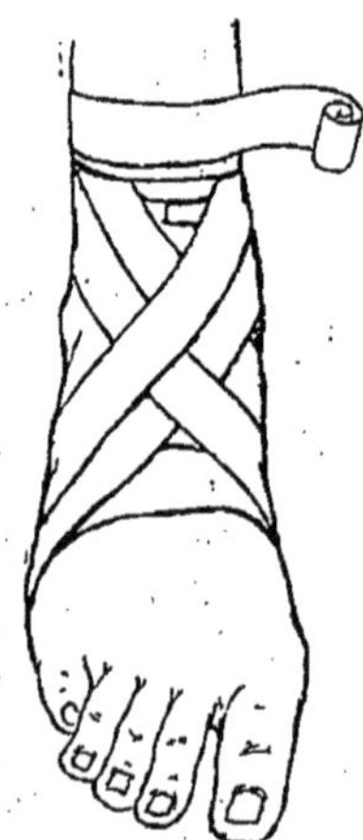

Fig. 69.

Etrier.

dessus des malléoles ; croiser le dos du pied, entourer la plante au niveau des métatarsiens, remonter, croiser le premier jet et gagner les malléoles, etc (fig. 68, 69).

Ce bandage s'applique à *toute plaie du pied*, il suffit d'y joindre des circulaires passant du dos à la plante.

Spiral du membre inférieur. — Ce bandage s'applique sur une grande épaisseur de coton ; les renversés seront le

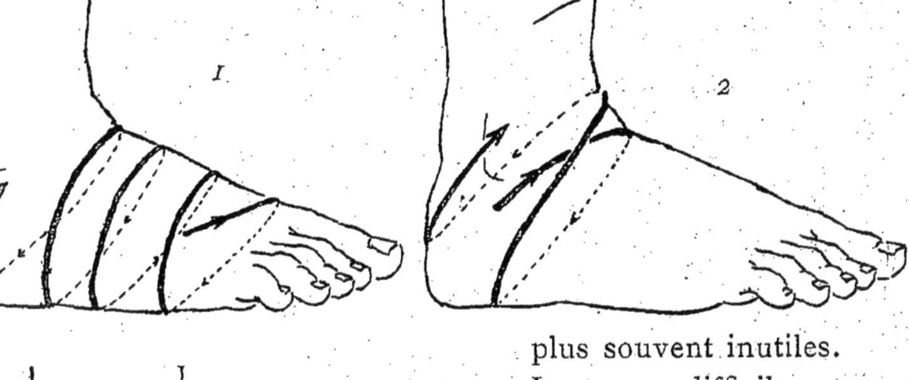

plus souvent inutiles. Le temps difficile est l'enveloppement du talon.

1° Commencer par des circulaires partant de la racine des orteils se recouvrant partiellement ; arrivé au cou-de-pied, gagner le sommet du talon (fig. 70, *1*);

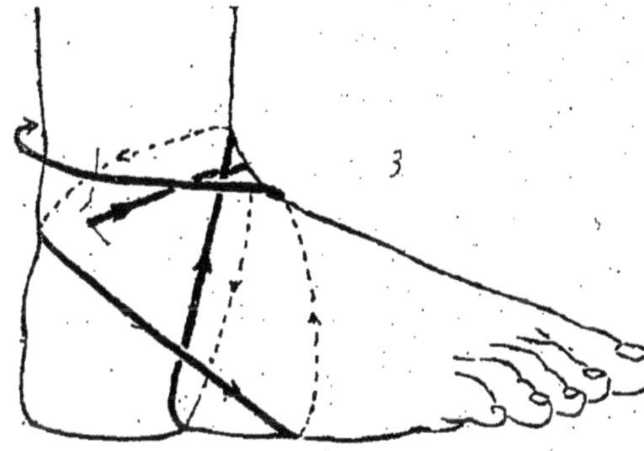

Fig. 70. — Enveloppement du talon.

2° La bande va de nouveau sur le cou-de-pied, puis sous la plante en recouvrant le bord inférieur du jet précédent.

Gagner ensuite le cou-de-pied, puis le tendon d'Achille, en recouvrant le bord supérieur du premier jet talonnier (fig. 70, *2*) ;

3° Remonter sur le cou-de-pied, faire un circulaire autour

de la plante, passer sur la malléole située à la droite de l'opérateur, sur le tendon d'Achille, sur la malléole opposée et gagner la plante (fig. 70, *3*).

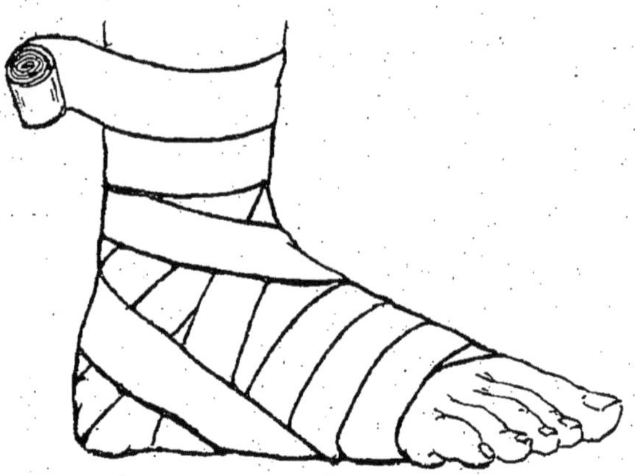

Fig. 71. — Spiral du membre inférieur.

De là, regagner le cou-de-pied et décrire des circulaires autour de la jambe en remontant, avec des renversés si c'est nécessaire (fig. 71).

Au niveau du genou, décrire des huit de chiffre et s'arrêter à la racine de la cuisse.

Bandage ouato-caoutchouté du membre inférieur. — Bandage destiné à exercer une compression soutenue sur le membre inférieur (œdèmes variqueux, épanchement dans le genou...).

Le membre est recouvert d'une épaisse couche d'ouate ordinaire; une bande de flanelle est mise depuis les orteils jusqu'à mi-cuisse ; par dessus, une bande en caoutchouc est appliquée sans être trop tendue, car elle serait mal supportée. Le pied sera tenu élevé par un coussin.

Croisé du genou. — Ce bandage s'applique comme celui du coude, les croisés étant, soit en avant (huit antérieur), soit en arrière (huit postérieur).

Spica de l'aine. — *Spica simple.* — Le malade, couché, plie les genoux et se soulève ou est soulevé par un aide.

La bande décrit deux circulaires autour du bassin (de gauche à droite), puis elle croise l'aine malade, contourne la

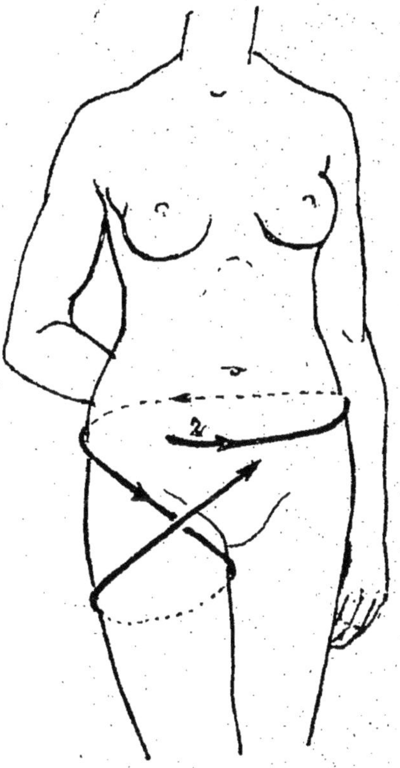

Fig. 72. 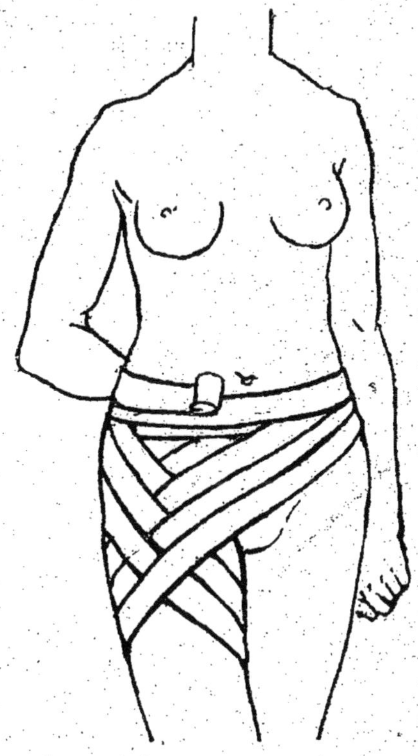 Fig. 73.

Spica de l'aine.

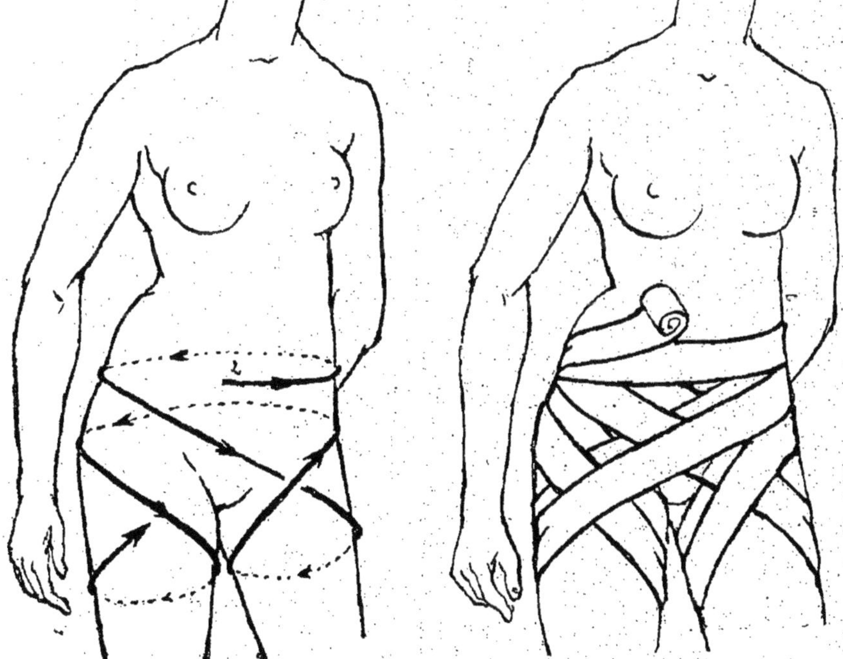

Fig. 74. Fig. 75.

Spica double de l'aine.

cuisse, remonte sur le pli inguinal, décrit un demi-circulaire du bassin et redescend, etc. (fig. 72, 73).

Spica double. — Décrire deux circulaires autour du bassin ; de l'épine iliaque droite gagner l'aine gauche et contourner la cuisse gauche. Remonter, décrire un demi-circulaire autour du bassin et entourer l'aine et la cuisse droites. — Se diriger vers l'épine iliaque gauche, contourner le bassin, etc. (fig. 74, 75).

Bonnet des deux fesses. — La base d'un triangle (de 1 m. 20 de base et de 0 m. 50 de haut) est placée au-dessous des

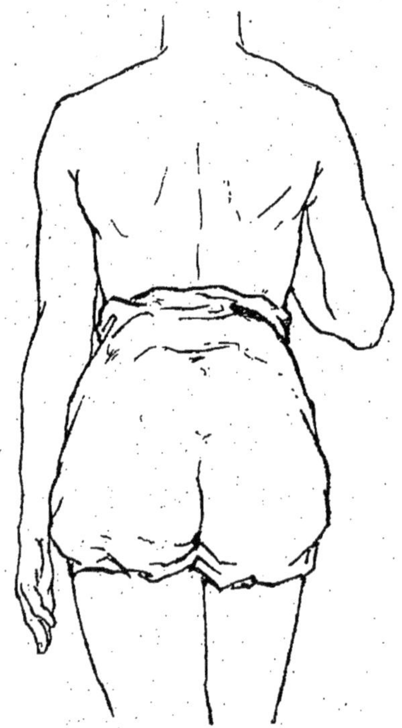

Fig. 76. — Bonnet des fesses.

crêtes iliaques et nouée en avant. Le sommet, passant par le périnée, est relié aux deux autres chefs (fig. 76).

Bandage des moignons. — Le bandage récurrent est délaissé ; on peut employer le triangle bonnet, mais le dispositif suivant est plus simple (fig. 77).

Par dessus le pansement, appliquer une vaste compresse (un champ opératoire) qui embrasse le moignon par son milieu, ramener les côtés sur le membre.

Décrire par dessus un circulaire remontant très haut

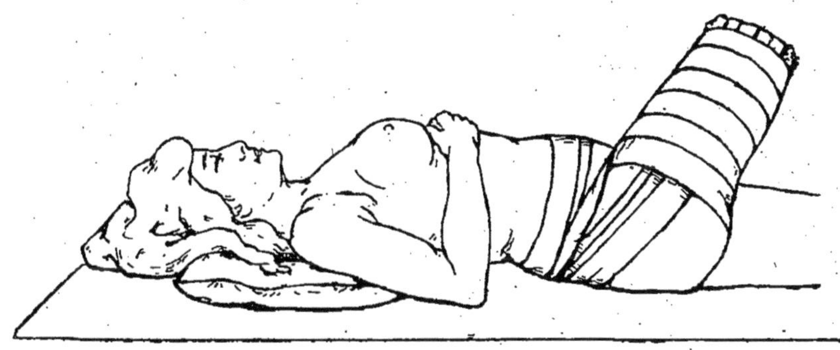

Fig. 77. — Bandage d'un moignon.

dont les tours inférieurs s'efforcent de recouvrir le moignon.

S'il s'agit de la cuisse ou du bras, ajouter le spica correspondant pour empêcher le pansement de glisser ; quelques jets de ce spica descendant le long du membre passeront sur le moignon et seront recouverts par des circulaires.

BANDAGES HERNIAIRES

Définition. — Appareils destinés à contenir les hernies, en s'appliquant sur leurs orifices.

Les hernies principales sont : H. inguinale ; H. crurale ; H. ombilicale.

Hernie inguinale. — Il existe deux variétés de bandages (français et anglais) qui sont également employées.

Bandage français. — Il se compose :

D'un *ressort* d'acier, qui entoure le bassin, courbé sur le plat et sur le bord ; il est matelassé (fig. 78) ;

D'une *pelote*, comprenant un écusson en métal, rembourrée du côté de la peau ; le ressort et le sous-cuisse viennent s'y fixer.

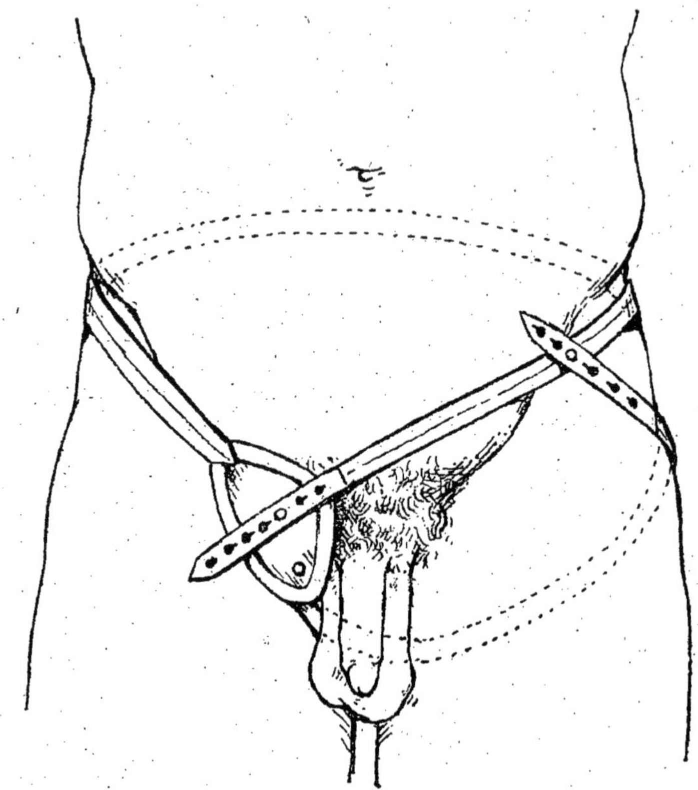

Fig. 78. — Bandage inguinal français.

Cette pelote peut être ronde, ovale, triangulaire (à bec de corbin), échancrée ;

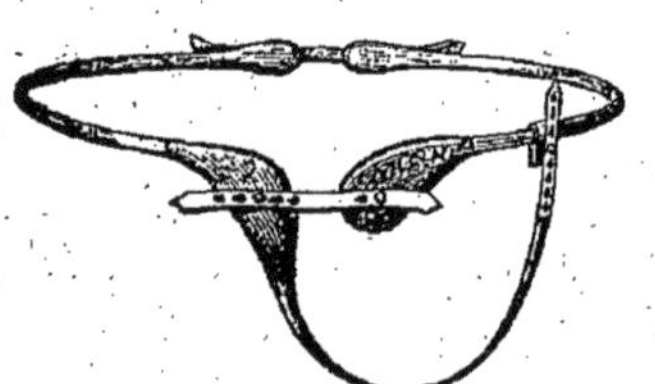

Fig. 79. — Bandage inguinal double.

D'une *courroie*, percée de trous qui continue le ressort ;

D'un *sous-cuisse* pour empêcher le bandage de remonter.

Bandage double. — Deux pelotes et deux ressorts (fig. 79).

Bandage anglais. — Deux pelotes, l'une antérieure, l'autre postérieure, unies par un ressort qui embrasse le côté opposé à la hernie — il agit donc comme une pince (fig. 80).

Ce bandage existe aussi pour hernie double.

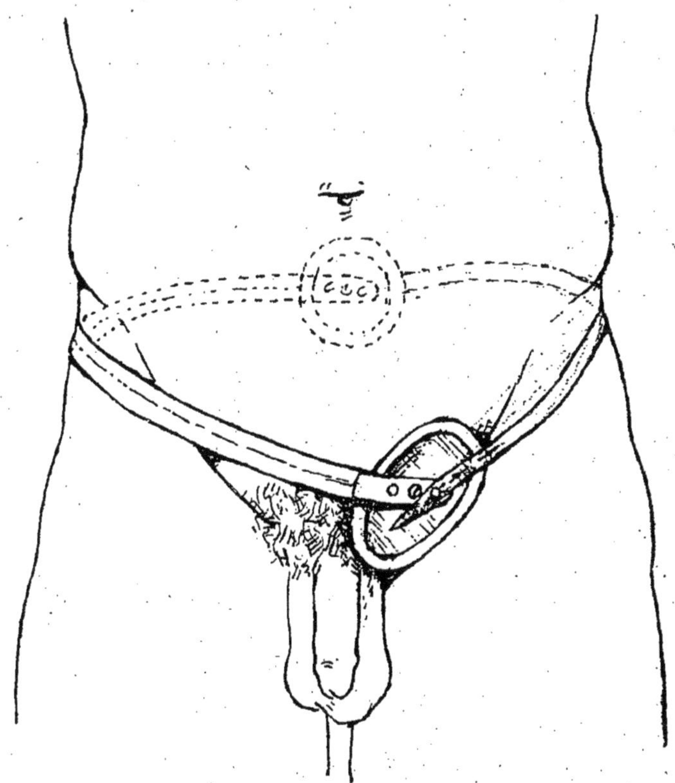

Fig. 80. — Bandage inguinal anglais.

Hernie crurale. — Hernie difficile à maintenir.

Le bandage (français) comprend un ressort dont l'extrémité est très incurvée pour abaisser la pelote ; le sous-cuisse est indispensable (fig 81).

Hernie ombilicale de l'adulte. — *Bandage de Dolbeau* : ressort en demi-cercle, avec large pelote bombée au centre: une courroie le fixe (fig. 82).

Bandage anglais. — Deux ressorts et deux pelotes postérieures (fig. 83) — la pelote antérieure est articulée.

Application. — Le malade sera couché — la hernie sera réduite — le médecin appliquera la pelote sur l'anneau.

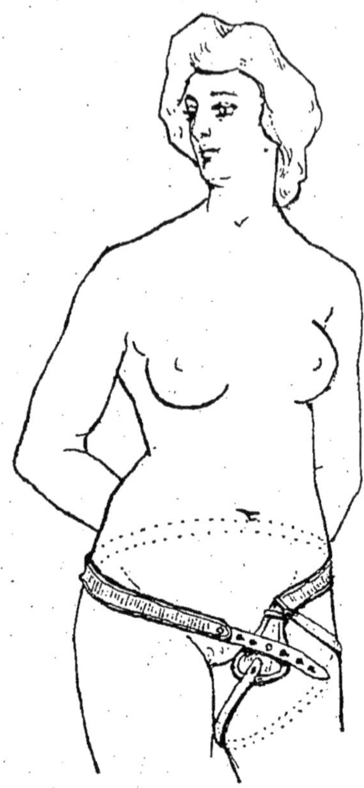

Fig. 81. — Bandage pour hernie crurale.

Il faudra ensuite *vérifier* si la hernie est bien maintenue : faire lever, marcher, tousser, asseoir, accroupir le malade et constater l'état de l'anneau.

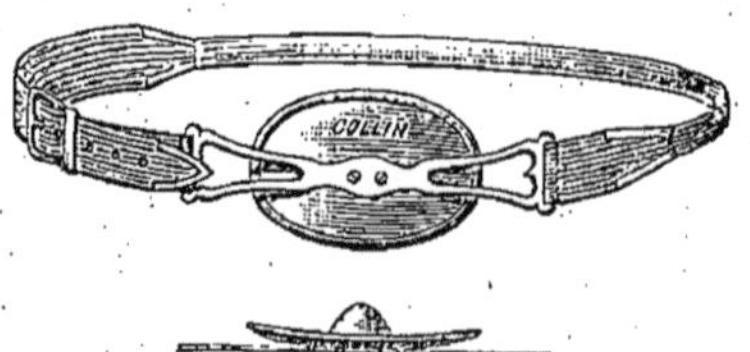

Fig. 82 — Bandage de Dolbeau.

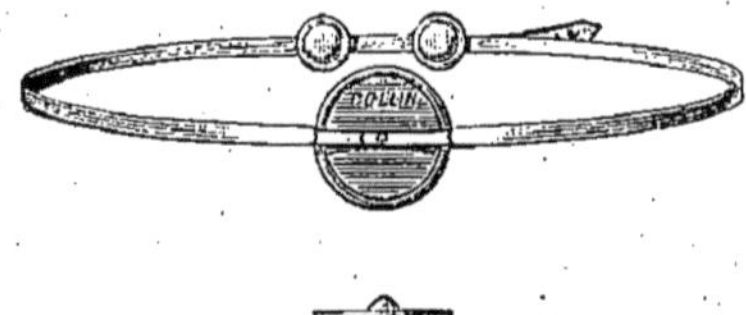

Fig. 83.— Bandage ombilical anglais.

Le bandage sera enlevé la nuit ; la région sera tenue très propre (eczéma fréquent).

BANDAGES DES ENFANTS

Hernie inguinale. — Pendant la première enfance, le bandage porté nuit et jour pendant deux années amène fréquemment la guérison.

Après l'âge de deux ou trois ans, proposer la cure radicale.

Pendant la première année, le bandage en caoutchouc insufflé est le meilleur (fig. 84).

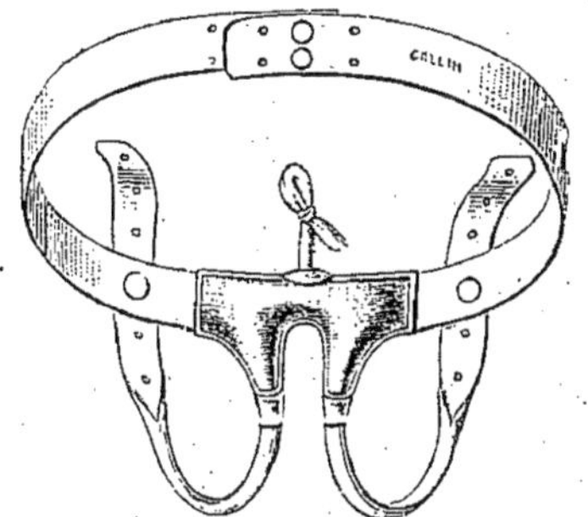

Fig. 84. — Bandage en caoutchouc insufflé.

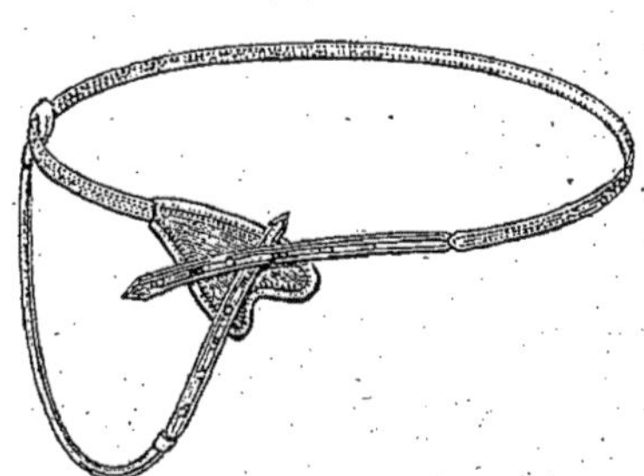

Fig. 85. — Pelote échancrée.

Après on emploiera le bandage ordinaire et l'on veillera beaucoup aux soins de propreté (bain journalier).

S'il existe une *ectopie testiculaire*, la pelote sera échancrée (fig. 85).

Si le testicule n'est pas descendu, ou s'il n'est pas isolable de la hernie : pas de bandage, massage léger de la région, opérer le plus tôt possible (deux ans).

Hernie ombilicale. — Fréquente, guérit facilement.

Chez le nouveau-né, un tampon d'ouate et une bande de flanelle suffisent largement.

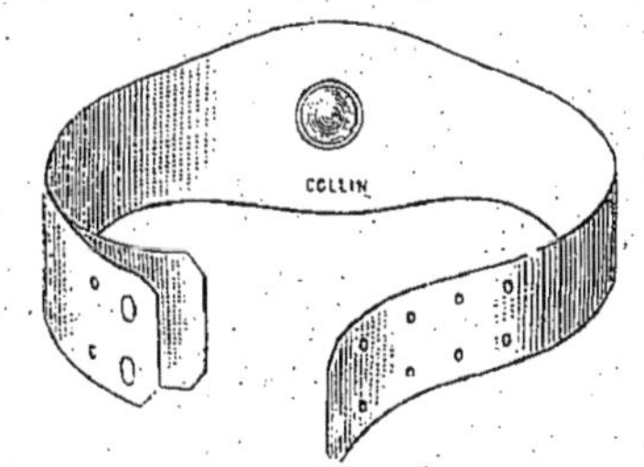

Fig. 86. — Bandage ombilical pour enfants.

On utilise encore une ceinture à pelote de caoutchouc (fig. 86), ou bien une pelote maintenue par des agglutinatifs.

CEINTURES

Les unes sont destinées à soutenir la paroi abdominale affaiblie, les autres soutiennent un organe abdominal. Elles s'adressent à l'entéroptose, à l'affaiblissement des parois abdominales, à la grossesse, aux tumeurs, au rein mobile.

Leur tissu est variable (coutil, toile, chamois) — et elles comprennent une partie principale bouclée en arrière et des sous-cuisses ; le renflement médian ne doit pas être exagéré, sinon la contention est mauvaise (fig. 87).

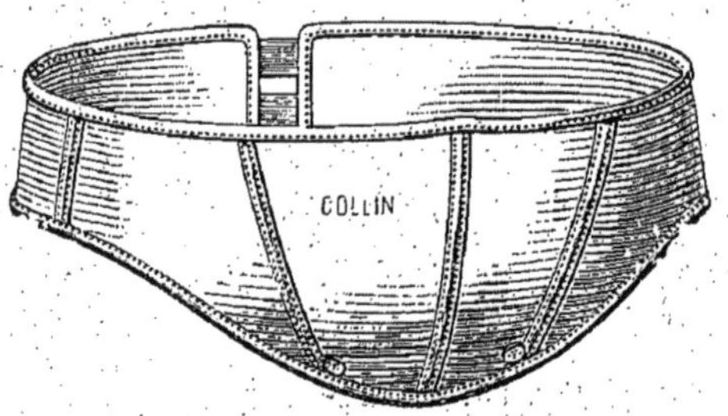

Fig. 87.— Ceinture abdominale.

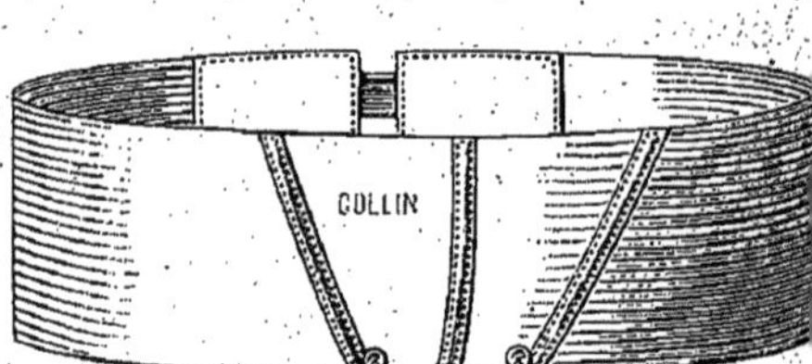

Fig. 88. – Ceinture de Glénard.

La sangle de Glénard, droite, sans renflement, est une excellente ceinture. Elle est renforcée par trois tiges antérieures (fig. 88).

Une bonne ceinture de gymnastique donne souvent des résultats suffisants.

Signalons la *ceinture antiptosique* de Jayle, qui est composée de ressorts flexibles, concaves en avant, ajustés à une ceinture.

Certaines ceintures s'appliquent aux déplacements des organes, telles les ceintures de Guyon et de Tuffier, pour le rein mobile.

PESSAIRES

Les pessaires sont des appareils destinés à maintenir l'utérus en position normale ; ils s'adressent donc aux *déviations* et au *prolapsus de l'utérus*.

Pessaires communs aux diverses déviations. — *Anneau de Dumontpallier.* — C'est un ressort recouvert de caoutchouc, qu'on introduit dans les culs-de-sac du vagin, autour du col (fig 89).

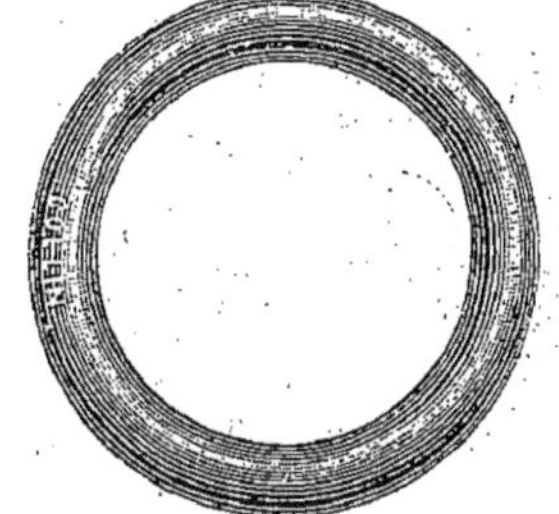

Fig. 89. — Pessaire en anneau.

Pour le mettre en place, la femme étant allongée, l'anneau, enduit de vaseline, est plié entre deux doigts et enfoncé d'abord dans le cul-de-sac postérieur ; l'autre extrémité est refoulée dans le cul-de-sac antérieur.

Il agit en distendant les culs-de-sac, fixant ainsi l'utérus.

Pessaire de Gariel. — Il est constitué par une pelote en caoutchouc, munie d'un tube à robinet; une poire à air sert à la gonfler (fig. 90).

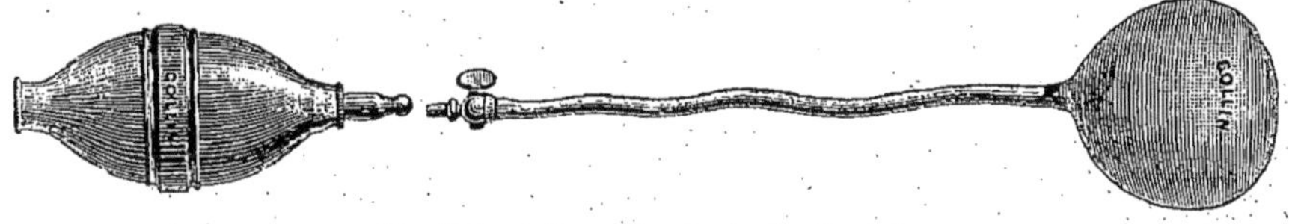

Fig. 90. — Pessaire à air de Gariel.

Il est introduit, vide et replié, dans le fond du vagin, puis on le distend.

Pessaires pour les déviations en avant. — Signalons les pessaires peu employés de Gaillard Thomas, de Faucon Barnes, etc.

Pessaires pour les déviations en arrière. — *Boucle*

de Hodge. — Pessaire en caoutchouc durci, en forme de boucle relevée à sa partie postérieure ; en avant est une encoche pour l'urètre (fig. 91).

Il est introduit de champ et la partie relevée vient appuyer dans le cul-de-sac postérieur sur la face postérieure du col (fig. 92) ; ce dernier est compris entre les branches de la boucle.

Précautions à prendre. — Ces pessaires ne gênent ni le coït ni la fécondation.

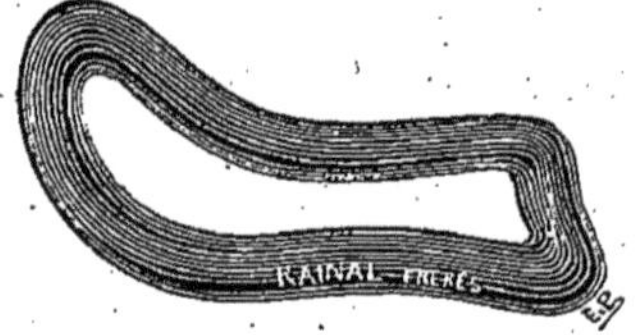

Fig. 91. — Pessaire de Hodge.

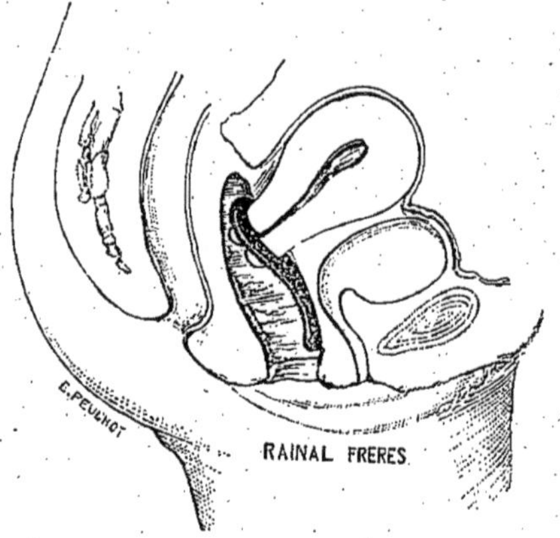

Fig. 92. — Pessaire de Hodge en place.

Pour les enlever, il suffit de les accrocher avec le doigt.

La malade devra prendre des soins de propreté tous les jours (injections vaginales) et nettoyer le pessaire une ou deux fois par mois.

Les accidents sont rares (douleurs, constipation, dysurie, inflammation du col, du vagin, abcès, fistule du côté du rectum, de la vessie).

Prolapsus utérin. — Signalons un simple bandage en T du périnée, avec du coton, et le *pessaire hystérophore* de Dumontpallier, qui est une ceinture abdominale portant une tige qui passe devant le pubis, se recourbe dans le vagin et soutient l'utérus à l'aide d'un anneau terminal.

BAS ÉLASTIQUES

Ce sont des bas faits avec un mélange de soie ou de coton avec du caoutchouc ; ils sont employés pour les varices. Leur hauteur dépendra de l'étendue des varices.

Le malade les retirera la nuit et prendra des soins de propreté.

AGGLUTINATIFS

Ce sont des substances servant de pansement sur les petites plaies pour en rapprocher les lèvres ou servant à maintenir un léger pansement.

Un des plus usités est le collodion.

Collodion. — Liquide sirupeux ainsi composé :

Fulmicoton	5 gr.
Ether	75 —
Alcool	20 —

Comme il est trop cassant, on y ajoute 1 partie d'huile de ricin pour 10 (collodion élastique).

Il est rendu antiseptique par l'adjonction de 10 parties d'iodoforme ou de salol pour 100 de collodion.

On l'applique à l'aide d'un pinceau ou d'un morceau de coton monté sur une pince.

Pour le rendre plus solide, on le passe, en couches minces, sur de petits flocons d'ouate; ou bien il sert à faire tenir un petit pansement (ouate, gaze) par sa périphérie sur des plaies peu étendues de la face des mains.

On l'utilise aussi pour fermer une petite plaie, une piqûre de trocart.

Traumaticine.

Gutta-percha	10
Chloroforme	100

Cette substance peut suppléer le collodion.

Stérésol.

Alcool	270 gr.
Benjoin	10 —
Baume de Tolu	10 —
Ac. phénique crist. . .	100 —
Essence de cannelle. .	6 —
Saccharine.	6 —
Alcool	Q. s. pour 1 litre

Vernis antiseptique servant aux pansements des muqueuses et de la peau.

Sparadraps. — *Taffetas d'Angleterre.* — Sparadrap préparé à la colle de poisson, usité pour les petites plaies.

Diachylon. — Emplâtre à la litharge étalé sur une toile, qu'on roule ensuite. Il suffit d'en couper les bandes nécessaires, qu'on applique après un chauffage léger.

Utilisé pour consolider un pansement, comme bandage de corps dans les fractures de côte, pour des appareils tels que celui de TILLAUX pour l'extension du membre inférieur.

CHAPITRE V

APPAREILS

APPAREILS PLATRÉS

Les appareils plâtrés sont destinés à immobiliser une partie du squelette (fractures, tuberculoses ostéo-articulaires, mal de Pott, coxalgie, etc.) ; ils utilisent la propriété de durcir que présente le plâtre hydraté.

Matériaux nécessaires.— *Plâtre.*— On se sert du plâtre blanc de Paris, fin et tenu au sec dans une boîte métallique; s'il est éventé il faut le chauffer à 120°.

Tarlatane. — La tarlatane existe en *bandes* et en *pièces.* Les bandes, larges de 8 à 10 centimètres et longues de 2 à 3 mètres, peuvent être chargées de plâtre sec, il suffira de les tremper dans l'eau pour les appliquer; ou bien, ce qui est mieux, des bandes ordinaires seront trempées dans la bouillie plâtrée.

Pour qu'un appareil soit solide, il faut qu'à chaque niveau il y ait huit à dix épaisseurs de bande.

Les pièces de tarlatane auront douze à seize épaisseurs; on y découpera l'appareil largement, à cause du retrait du plâtre; les diverses feuilles seront unies par un surjet fait à points espacés.

Des *bandes de toile* sèche appliquées sur l'appareil accéléreront sa dessiccation; des *attelles* (bois, carton, zinc) serviront à le renforcer; le plâtre sera gâché dans une *cuvette.*

Enfin de la *ouate*, de la *vaseline* seront nécessaires, ainsi qu'une *cisaille* (fig. 93) pour enlever l'appareil ; on emploie encore à cet effet un couteau fort ou une scie rotative de COLLIN.

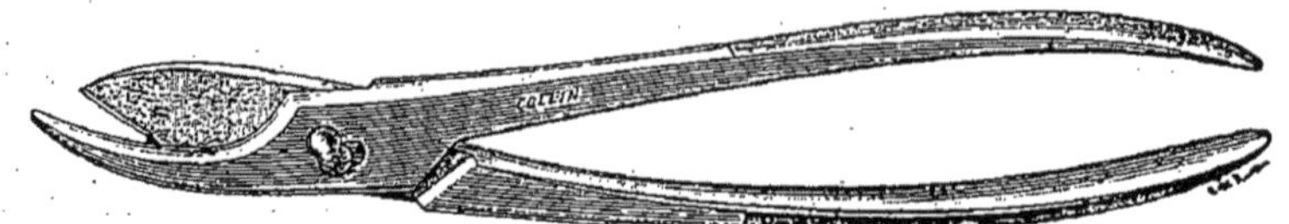

Fig. 93.— Cisaille pour couper les plâtres.

Technique. — Appareil de Maisonneuve. — Nous prendrons comme exemple l'appareil de MAISONNEUVE pour les fractures de jambes, les immobilisations du genou.

Préparation du membre. — Le membre sera lavé, rasé et enduit de vaseline pour empêcher les adhérences des poils au plâtre ; le malade est tiré sur le bord de la table ; une alèze protège le sol ; un aide maintient la jambe en bonne position, une main embrassant le talon, l'autre le dos du pied, et il tire de telle façon que le pied soit à angle droit sur la jambe et que la crête du tibia prolongée passe par le premier espace inter-métatarsien.

Préparation des attelles.— Tailler deux bandes de tarlatane de douze épaisseurs : l'une doit aller de l'extrémité du pied au pli crural (attelle postérieure), elle aura 10 à 15 centimètres de largeur ; l'autre (attelle en étrier) sera moins large, mais deux fois plus longue. Ces attelles sont destinées à immobiliser le genou. S'il s'agit d'une fracture de jambe, elles seront moins longues.

Bouillie plâtrée. — Mettre dans une cuvette du plâtre et de l'eau tiède en égale quantité (un verre de chaque) ; gâcher et broyer les grumeaux avec la main. La bouillie doit avoir la consistance d'une crème douce ; si elle durcit, il faut la refaire ; la bouillie faite, on peut ajouter du plâtre pour l'épaissir, mais jamais d'eau, sinon elle est peu solide.

Les bandes y seront trempées, on les y déroulera et on les exprimera pour enlever l'excès de plâtre.

Application des bandes. — L'attelle postérieure sera appliquée la première (fig. 94), l'étrier ensuite; un aide en maintient

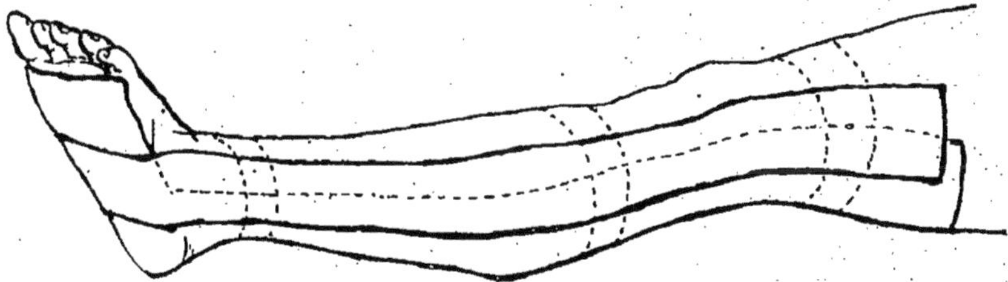

Fig. 94. — Attelles plâtrées de Maisonneuve.

les extrémités pendant qu'une bande de gaze est enroulée; puis on enduit de bouillie les parties faibles, les plis de flexion, que l'on peut encore renforcer d'une attelle en bois.

Dessiccation. — La solidification de l'appareil dure 10 à 15 minutes, et dégage de la chaleur (elle est hâtée par l'enroulement d'une bande de toile) ; pendant sa durée, l'aide tient le pied et la jambe dans leur position invariable ; le plâtre étant sec on arrondit les angles, on laisse libre le cinquième orteil dont la compression est douloureuse ; on enlève la bande de toile et des tours de gaze ou de diachylon maintiennent la gouttière.

Surveillance de l'appareil. — Le pied sera élevé à l'aide d'un coussin ; un cerceau soutiendra les couvertures ; il faudra surveiller la douleur, les œdèmes, la coloration des orteils, de crainte d'une compression pouvant amener la gangrène.

AUTRES APPAREILS

Appareils fenêtrés. — S'il existe une plaie, à son niveau on creuse une fenêtre assez large pour permettre le pansement ; s'il s'agit d'une gouttière, mieux vaut la desserrer et la remettre.

Gouttière pour la fracture de l'extrémité inférieure du radius. — Tailler un trapèze de tarlatane (douze épaisseurs) comme il est indiqué sur la figure 95.

Un trou médian est fait à 5 centimètres du bord inférieur pour laisser passer le pouce.

La fracture étant réduite (pressions avec les pouces sur la face dorsale du fragment inférieur),

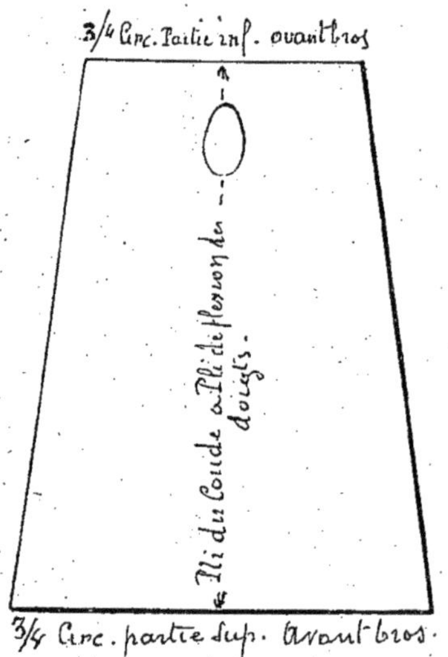

Fig. 95.

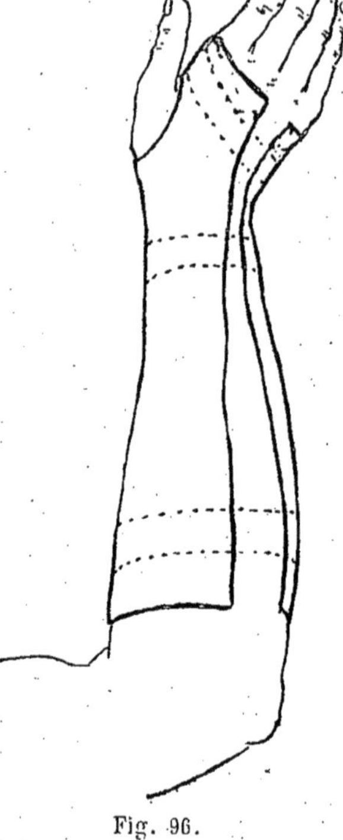

Fig. 96.

Appareil plâtré pour la fracture de l'extrémité inférieure du radius.

passer le pouce dans le trou et appliquer la gouttière enduite de bouillie plâtrée avec une bande de toile qu'on enlèvera. La main sera maintenue en flexion et adduction ; le coude et les doigts doivent jouer aisément.

On massera dès le quinzième jour ; au vingt-cinquième la gouttière sera enlevée complètement.

Gouttière interne du coude et de l'avant-bras (immobilisation du coude et fractures des os de l'avant-bras à la partie moyenne et supérieure). — Tailler un trapèze de seize épaiscomme il est indiqué sur la figure 97, avec une entaille ne pour le coude ; l'appliquer sur le côté interne, le étant fléchi à angle droit, l'avant-bras en demi-supin. Quelques tours de bande en gaze fixent la gouttière.

Longueur du bras + avant-bras jusqu'au pli palmaire.

3/4 circonférence Bras.

Fig. 97.

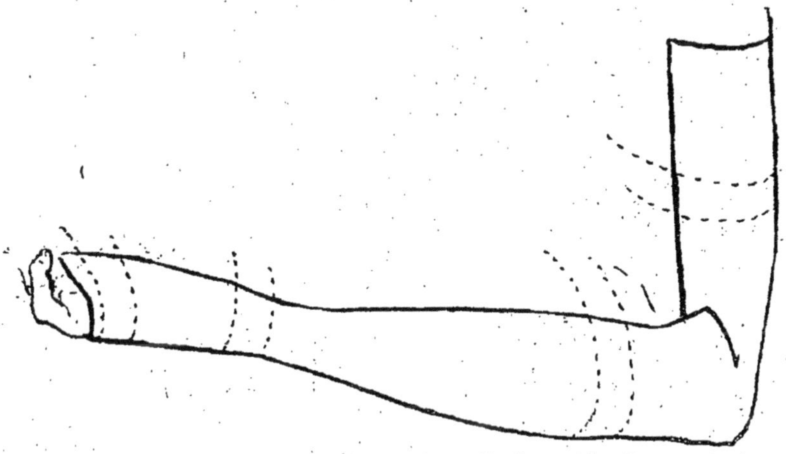

Fig. 98. — Gouttière plâtrée du coude et de l'avant-bras.

ppareil de Hennequin (fractures de l'humérus; corps et

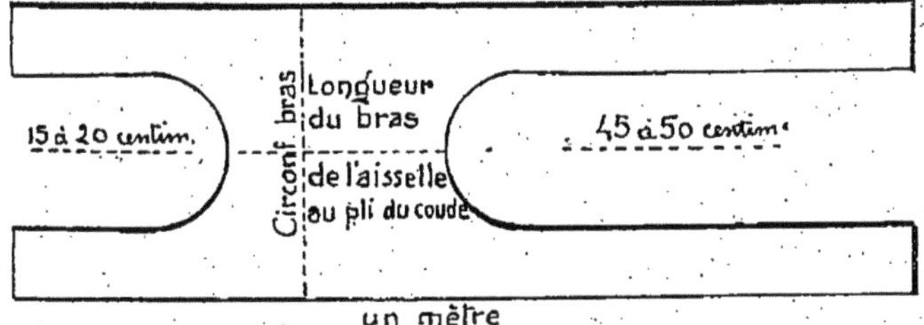

Fig. 99.— Pièce plâtrée de l'appareil de Hennequin.

col chirurgical). — 1° Tailler une bande de tarlatane de 1 mètre de long et de seize épaisseurs et dont la largeur est égale à la circonférence du bras. A sa partie supérieure faire une échancrure en fer à cheval profonde de 20 centim. ; à la partie inférieure autre échancrure de 50 centim. : l'appareil a la forme d'un H ; un surjet de fil fixe les bandes (fig. 99).

2° *Réduire la fracture.* — Le malade étant assis, recouvrir la main, l'avant-bras, l'extrémité inférieure du bras d'ouate avec une bande ; l'aisselle et l'épaule sont garnies d'ouate. Une bande verticale passant dans l'aisselle et fixée à un piton fait la contre-extension, une autre bande passant derrière le cou tient l'avant-bras fléchi à angle droit, une bande en toile de 1 mètre est appliquée par son milieu sur la partie inférieure du

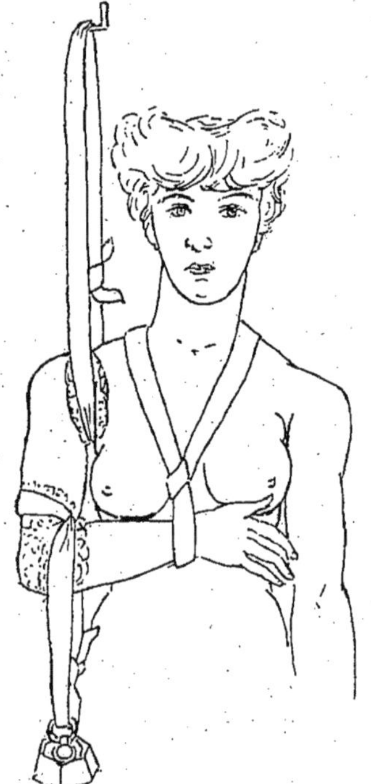

Fig. 100. — Appareil de Hennequin, 1er temps.

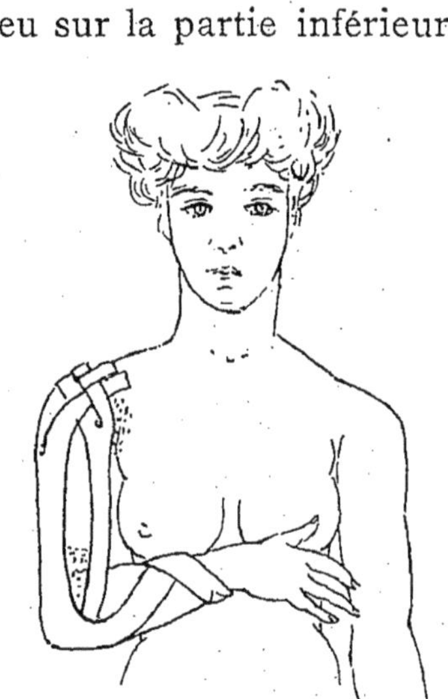

Fig. 101. — Appareil de Hennequin appliqué.

bras, les deux chefs se croisent en avant et supportent un poids de 4 kilogr. ; cette extension fatigue les muscles et dure de quinze à vingt minutes (fig. 100).

3° *Appliquer l'appareil.* — L'appareil imbibé de plâtre est glissé entre le thorax et le bras, l'échancrure supérieure (la plus petite) embrassant l'aisselle, les deux chefs se croisent sur le deltoïde ; les deux chefs inférieurs sont croisés deux fois sur l'avant-bras «comme les cordons d'un cothurne» (fig. 101) ;

4° Quelques tours de bande maintiennent le tout ; l'extension et la contre-extension sont enlevées quand le plâtre est sec.

Cet appareil sera enlevé au vingtième jour pour commencer le massage.

Corset plâtré de Sayre (mal de Pott). — Le malade, qui porte un *tricot* fin sur le corps, est suspendu par un collier passant sous le menton et l'occiput et par deux anses axillaires; une mouffle appendue à un trépied sert à lui faire perdre le contact avec le sol (fig. 102).

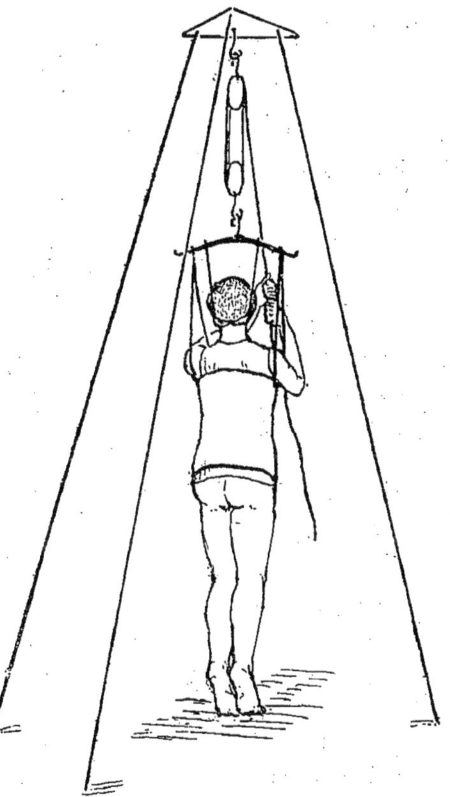

Fig. 102. — Appareil de Sayre.

Un coussin de coton entouré d'une forte ficelle, ou une serviette tassée, seront mis sur le creux épigastrique afin d'éviter sa compression après les repas ; ce coussin sera enlevé une fois le plâtre sec. Le malade étant soulevé, on applique des bandes plâtrées larges (soit garnies de plâtre sec puis mouillées, soit trempées dans la bouillie) sur le tronc en décrivant des circulaires depuis les aisselles jusqu'au-dessous des crêtes iliaques ; on peut renforcer avec des lamelles de bois sur le côté du rachis. Le plâtre étant sec, le malade est détaché. S'il existe un *abcès*, une fenêtre sera creusée ; s'il existe une gibbosité, on la protègera avec de la ouate.

Ce corset doit rester deux ou trois mois.

Mal de Pott cervical et cervico-dorsal. — On doit ici immobiliser tête et rachis ; on utilise encore le trépied de SAYRE; seulement pour la suspension cervicale on remplace le collier de cuir par des bandes de toile dont la partie inférieure restera incorporée au plâtre (fig. 103).

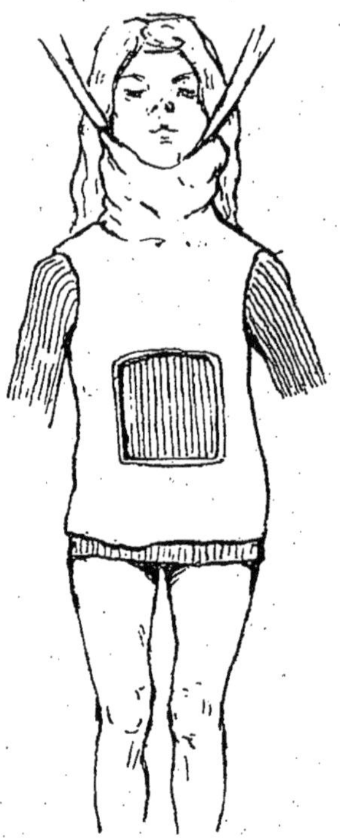

Fig. 103. — Corset plâtré pour mal de Pott cervico-dorsal.

On applique un corset thoracique, puis une attelle plâtrée cervicale antérieure et postérieure et l'on décrit des circulaires du cou ; on passe ensuite dans l'aisselle, sur la nuque et sur le front (croisés).

Quand le plâtre est sec, on dégrossit en enlevant ce qui est au-dessus du menton et de l'inion ; on peut aussi enlever un carré épigastrique (1).

Appareil pour coxalgie. — Le malade au bord de la table a le siège sur un pelvi-support, les épaules sur un coussin et l'on a procédé au redressement préalable s'il existe une attitude vicieuse.

Il est revêtu d'un maillot de coton, ou bien le membre entier et le tronc sont enveloppés d'ouate, fixée par une bande de gaze.

---

(1) Cet appareil est décrit dans la thèse de M. DUCROQUET : *Le traitement du mal de Pott*. Paris, 1897-98 ; et in *Presse médicale*, 1903.

On applique de larges bandes de tarlatane plâtrée (huit à dix épaisseurs), en intercalant, surtout au pli de l'aine, des lanières de bois de placage, des lames de zinc de 30 centim.

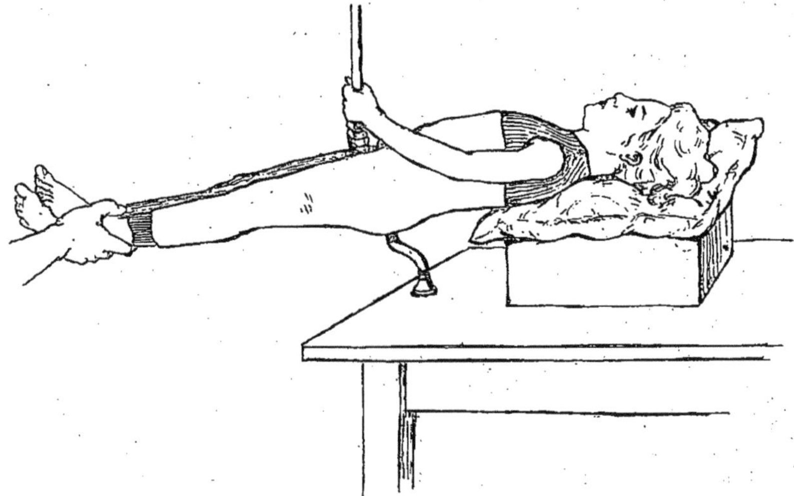

Fig. 104. – Appareil plâtré pour coxalgie.

de long sur 5 de large — L'appareil doit aller de la cheville jusqu'au-dessous des seins — On fera sécher en maintenant une bonne position (abduction légère et rotation externe) ; une fenêtre sera ouverte devant l'épigastre et on échancrera au niveau de l'anus et des organes génitaux ; s'il s'agit d'un petit enfant, un vernis rendra le plâtre imperméable à ce niveau.

Une semelle épaisse, du côté sain, permettra la marche avec des béquilles.

Cet appareil est indiqué quand la douleur à la pression a disparu et permet de cesser l'extension ; il sera enlevé au bout de 3 mois.

Gouttière de jambe (fractures de jambe, fractures malléolaires, arthrite du cou-de-pied). — Cette gouttière (douze à quatorze épaisseurs) doit envelopper les trois quarts de la circonférence du membre et doit (principe général) dépasser en longueur l'articulation qui est au-dessus et celle qui est au-dessous de l'os fracturé.

Elle ira donc depuis les orteils jusqu'à mi-cuisse et elle aura la forme d'un trapèze avec deux incisions malléolaires (fig. 105).

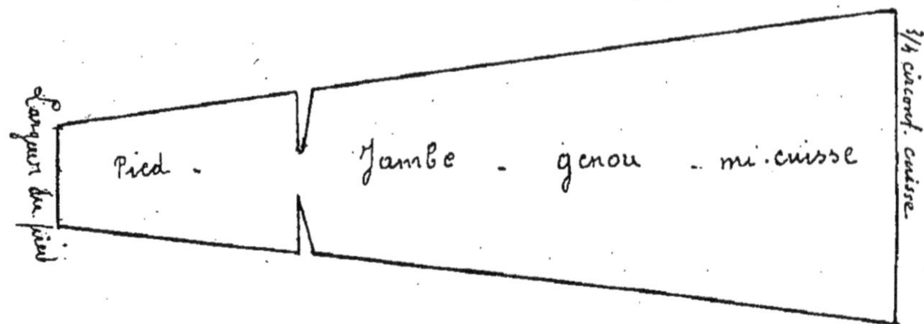

Fig. 105. — Gouttière plâtrée de jambe.

Appareils silicatés. — Ils sont peu employés, car ils sont lents à sécher et moins solides que les plâtrés. On utilise le silicate de potasse où l'on trempe des bandes; l'appareil pour la coxalgie est renforcé par une attelle externe métallique en forme de T, dont *la branche horizontale entoure le bassin.*

EXTENSION CONTINUE

L'extension continue est une méthode qui a pour but d'empêcher le chevauchement des fragments dans les fractures, et d'écarter (LANNELONGUE), de mettre au repos, les surfaces articulaires d'une articulation malade (coxalgie). Elle doit donc vaincre la résistance musculaire.

Indications. — L'extension continue est indiquée dans un certain nombre d'affections du *membre inférieur* :

dans la *coxalgie*, tant qu'il existe des douleurs à l'exploration du membre;

dans les *fractures doubles verticales du bassin*, quand un fragment tend à s'élever;

dans les *fractures du fémur* (fractures du col, sauf chez les vieillards ; fractures de la diaphyse, de l'extrémité inférieure);

dans les *luxations de la hanche* après la réduction.

Principes. — L'extension continue doit s'exercer *suivant l'axe* du membre.

Elle doit être *tolérable*, mais assez forte pour *vaincre* la résistance musculaire.

Elle doit prendre son *point d'appui* sur le squelette en un point aussi rapproché que possible du siège de la fracture.

Appareil de diachylon (fractures du fémur, coxalgie...). — *Objets nécessaires.* — Des bandes de diachylon au nombre de trois, larges de trois travers de doigt et ayant le double de la longueur du membre inférieur ; trois autres bandelettes plus étroites et plus courtes (pour les circulaires). Un poids de 2 à 5 kilos ; un lit en fer et une poulie fixée aux barreaux du lit (à défaut fixer un morceau de bois rond et lisse : manche à balai). Une planche rectangulaire large de quatre travers de doigt et plus longue que la largeur du pied, percée en son centre ; un petit coussin.

Technique. — Appliquer transversalement sur la planchette le milieu des trois bandes superposées et la placer à 5 centimètres de la plante du pied.

Ecarter les bandes et les rabattre de chaque côté de la jambe et de la cuisse, de façon à ce qu'elles recouvrent par leur côté adhésif les trois quarts de la circonférence du membre (fig. 106).

Des circulaires faits au niveau de la cuisse, de la jambe et de la cheville avec les trois bandelettes fixent les bandes longitudinales ; leurs extrémités supérieures seront rabattues et interposées aux tours circulaires.

Percer les bandes de diachylon au niveau de l'orifice de

la planchette, y passer une corde fixée par un nœud qui se réfléchit sur la poulie et supporte le poids.

Une planche est mise sous le matelas et pour faciliter la contre-extension on soulèvera le bas du lit (de 10 centim.) à

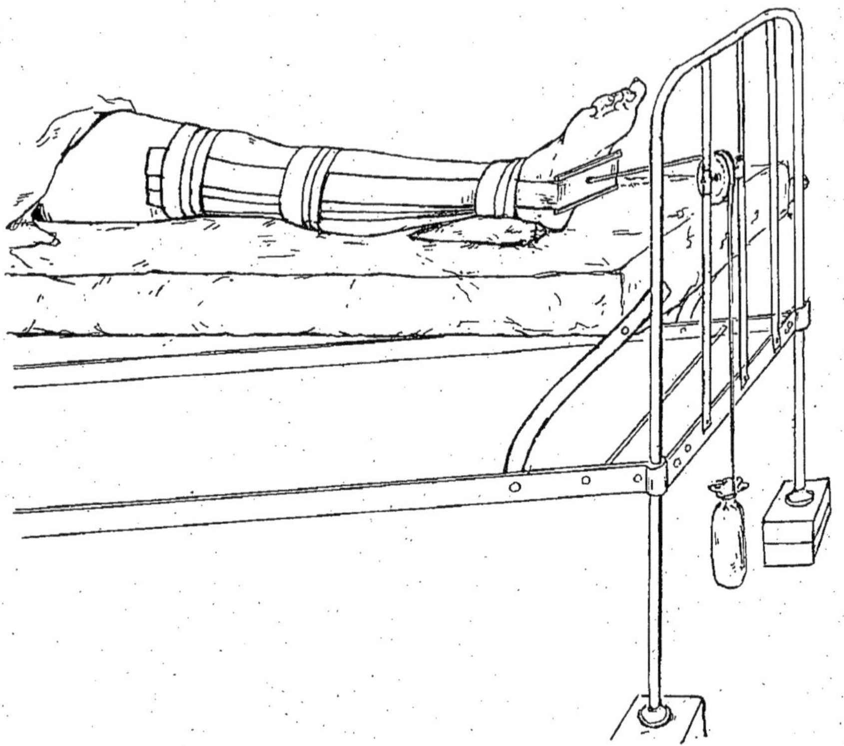

Fig. 106. — Appareil à extension continue de Tillaux.

l'aide de briques ou de morceaux de bois. Un petit coussin d'ouate sous le tendon d'Achille empêchera la douleur par frottement du talon.

Surveillance de l'appareil. — L'appareil ne doit pas glisser ; on surveillera la rotation externe du pied, qui devra être maintenu droit, on devra soulever les couvertures à l'aide d'un cerceau et veiller au libre jeu de la corde.

Dans la coxalgie, pour éviter les mouvements, on passera une sangle sur le tronc.

Modifications chez l'enfant. — Chez l'enfant, on doit

craindre que le diachylon, appliqué sur la peau, n'amène des irritations cutanées et des ulcérations. Aussi emploie-t-on la BOTTE OUATÉE.

Pour la réaliser: 1° On commencera par *enrouler une couche d'ouate* depuis les orteils jusqu'à la racine de la cuisse; une bande de toile sera appliquée par dessus (avec des renversés).

2° Sur cette botte on fixera les anses de diachylon comme précédemment, sans oublier le coussin sous le tendon d'Achille.

On peut encore appliquer les bandes de diachylon directement sur la peau, mais le côté enduit tourné en dehors; une bande de toile les fixera. Au-dessous de dix ans, les poids seront de 1 à 2 kilos.

Un corset à boucles, ou une sangle, immobiliseront le malade et serviront à la contre-extension; un tissu imperméable recouvert d'une alèze sera indispensable sous le siège de l'enfant ; de même un tissu imperméable devra recouvrir la cuisse pour protéger l'appareil.

On doit vérifier l'appareil à la moindre douleur (escarres) ; pour prendre les repas, on permettra au malade de se soulever un peu.

Appareil de Hennequin (fractures de cuisse). — *Objets nécessaires.* — Un lit de fer, une poulie, une corde, une serviette pliée en cravate, une gouttière métallique courte.

Application. — 1° Envelopper le membre des orteils à mi-cuisse avec de la ouate et une bande de flanelle.

2° La serviette, pliée en cravate, est appliquée par son milieu sur la face antérieure de la rotule, ses deux chefs se croisent dans le creux poplité, ils sont ramenés au-devant de la jambe et noués à distance (fig. 107).

3° Le matelas a été décousu du côté malade jusqu'au niveau du creux poplité et la laine en est enlevée sur une largeur de

30 centimètres ; réunir les deux toiles à la limite de la laine avec des épingles anglaises.

La jambe sera fléchie dans cet espace à 40°.

4° La gouttière de HENNEQUIN, garnie de ouate, sera glissée sous la cuisse et fixée par deux courroies.

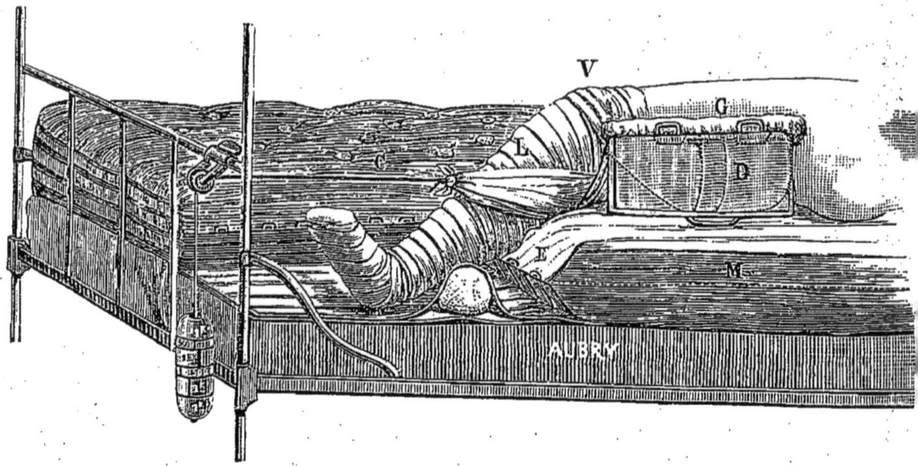

Fig. 107. — Appareil de Hennequin.

5° Attacher une corde au nœud de la serviette et réaliser la traction avec la poulie et un poids de 2 à 6 kilos.

On peut encore mettre sur la face antérieure de la cuisse une attelle de bois ouatée de 35 centimètres de long pour empêcher la saillie des fragments et boucler par dessus.

Le malade peut s'asseoir ; vérifier souvent l'appareil ; si le membre se porte en rotation externe, on fixera la corde en dehors du nœud de la serviette et inversement. Durée : 50 jours.

DEUXIÈME PARTIE

PETITE CHIRURGIE JOURNALIÈRE

I. PETITE CHIRURGIE GÉNÉRALE

ANESTHÉSIE GÉNÉRALE

L'anesthésie générale a pour but de supprimer la sensibilité et d'amener la résolution musculaire.

Agents. — Nous n'examinerons que les principaux agents.

Le *protoxyde d'azote* est actuellement délaissé.

Le *chloroforme*, découvert en 1831 par SOUBEYRAN, doit être pur, neutre et conservé dans des flacons de verre coloré, dont le bouchon de liège doit être en bon état ; l'évaporation sur papier blanc laissera une tache incolore.

L'*éther* doit également être pur.

Des mélanges de ces deux agents sont encore employés :

Mélange d'éther et de chloroforme (1/3 d'éther).

Mélange d'alcool et chloroforme (1 pour 4).

Mélange d'alcool, éther et chloroforme, dans la proportion : alcool 100, éther 200, chloroforme, 600 (mélange de BILLROTH).

D'autres agents sont souvent utilisés pour les opérations courtes : le *bromure d'éthyle*, le *chlorure d'éthyle* ; le *chloral et la morphine* (potion de TRÉLAT : 4 à 10 grammes de chloral pour 30 à 40 de sirop de morphine dans 120 gr. d'eau); cette potion, qui amène une sorte de torpeur, est prise en deux fois à un quart d'heure d'intervalle, trois quarts d'heure avant l'opération.

Nous aurons surtout en vue l'anesthésie par le chloroforme et l'éther.

Précautions préliminaires. — a) *Précautions concernant le malade* ; le malade sera examiné quant à ses *principaux appareils* : appareil respiratoire, pouls, cœur ; il faudra surtout se méfier des affections aortiques et des myocardites, qui, si elles ne sont pas des contre-indications absolues, doivent engager à une plus étroite surveillance ; on devra également s'enquérir des habitudes alcooliques et tabagiques du malade et savoir que la période d'excitation est longue chez les éthyliques.

Tout *appareil dentaire* sera enlevé ; le malade doit être à *jeun* et il est bon de pratiquer une *injection de morphine et atropine*, 25 minutes avant, avec 1 centim. cube de la solution:

Chlorhydrate de morphine . . .	0 gr. 10
Sulfate neutre d'atropine . . .	0 gr. 01
Eau distillée	10 cent. cubes

Cette injection rend l'anesthésie plus facile et plus durable.

Le malade sera *couché* horizontalement, sans oreiller, les *mains* fixées à la table par des bandelettes de gaze ou nouées derrière le cou ; tout *lien constricteur* autour du cou, du thorax, de l'abdomen devra être enlevé ; pour ne pas l'effrayer, on peut l'endormir dans une pièce à côté de la salle d'opération.

b) *Précautions concernant l'anesthésieur* ; l'aide chargé de l'anesthésie se tient derrière la tête du malade, une chaise sera à sa disposition si l'on emploie la position inclinée de TRENDELENBOURG ; à sa portée seront les objets nécessaires. Il devra avertir le malade, le rassurer, lui dire de respirer franchement et naturellement ; deux autres aides devront se tenir prêts à maintenir le malade s'il s'agite ; enfin un *silence absolu* est de rigueur.

Instruments. — L'éther est contenu dans *des flacons* de 250 grammes environ ; le chloroforme est renfermé dans des flacons de 30 à 40 grammes, on ne doit jamais se servir d'un flacon déjà débouché ; pour verser le chloroforme goutte à goutte, on peut faire une encoche verticale au bouchon que l'on remet en place, ou bien se servir d'un *bouchon stillatoire* spécial (fig. 108).

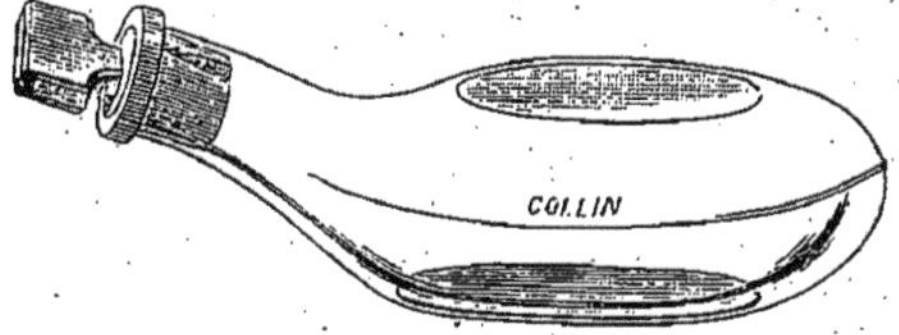

Fig. 108. — Flacon d'Adrian.

Si le chloroforme est renfermé dans des tubes scellés à la lampe, il suffit d'ouvrir leur extrémité effilée au moment de s'en servir.

Pour administrer le chloroforme, on se sert d'un petit masque ou d'une compresse ; le *masque* (fig. 109) est garni d'un linge renouvelé pour chaque malade ; la *compresse* doit être en toile, elle est pliée en deux ou en quatre de façon à former un carré de 12 centimètres de côté, un pli longitudinal répondra au dos du nez.

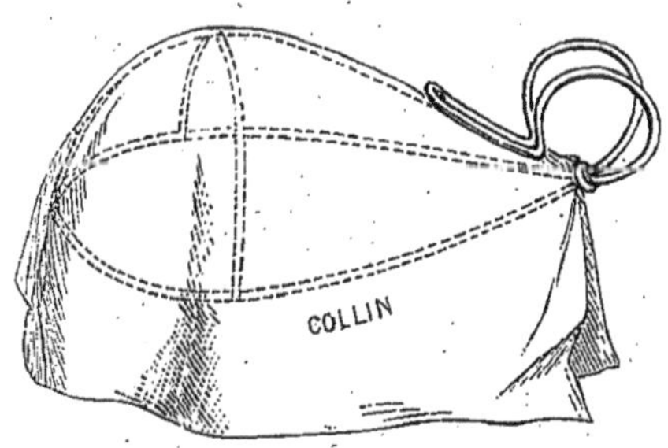

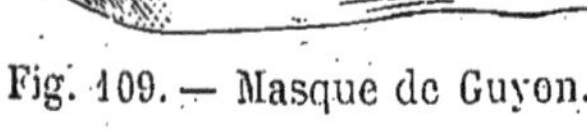

Fig. 109. — Masque de Guyon.

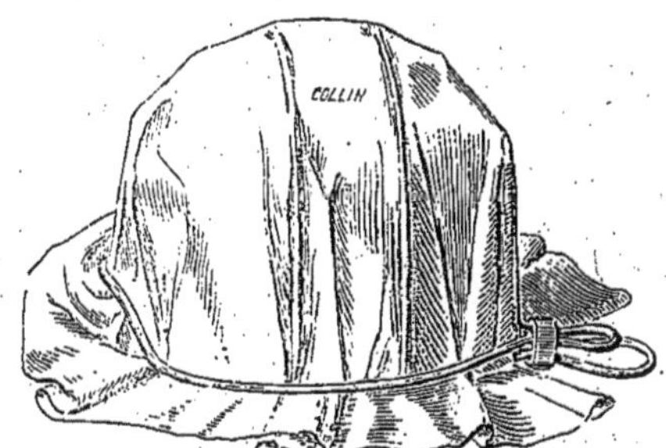

Fig. 110. — Masque de Julliard, à éther.

Pour l'éther, on utilise un masque en fil de fer garni d'une flanelle recouverte en dehors d'un imperméable pour empêcher l'évaporation et possédant en dedans des rondelles de flanelle où l'on verse l'éther (fig 110). La flanelle sera renouvelée ou désinfectée pour chaque malade.

Une *pince à langue* stérilisée est indispensable, mais on ne l'utilisera que si le malade respire mal ; il en existe plusieurs modèles (fig. 111).

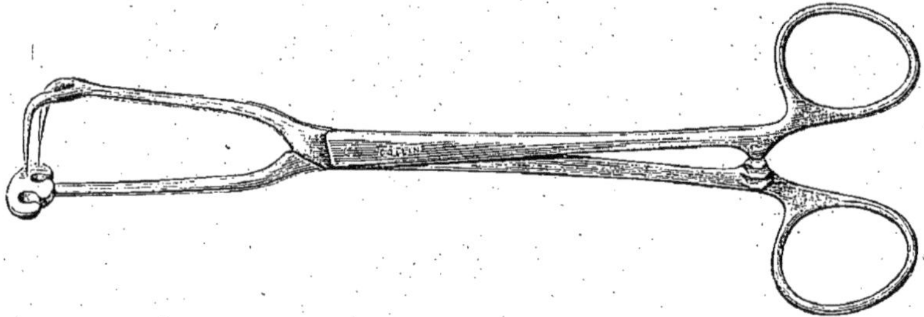

Fig. 111. — Pince à langue de L. Championnière.

On disposera en outre d'un *ouvre-bouche*, car la contracture du masséter est parfois très forte, d'une compresse pour couvrir les yeux, de plusieurs *serviettes* pour recueillir les vomissements, de *vaseline* pour enduire le visage et empêcher qu'il soit irrité par l'anesthésique, et de *tampons montés* sur une pince pour déterger la bouche des mucosités sécrétées.

Technique. — *Chloroforme.* — Le masque ou la compresse plissée en tuile sont appliqués sur le nez et la bouche ; le chloroforme est versé au niveau de la bouche suivant la méthode des *petites doses espacées*.

On verse d'abord 3 à 4 gouttes de chloroforme et la main droite qui tient le flacon applique la compresse sur le nez ; la main gauche soulève le bord inférieur de la compresse pour laisser passer un peu d'air (fig. 112). Une demi-minute après les premières gouttes, on verse une deuxième dose et l'on applique hermétiquement l'appareil. Toutes les demi-minutes, nouvelle dose. En 8 à 10 minutes, l'anesthésie est complète ; au moment où elle le devient, le malade a fréquemment des régurgitations : il faut donner une dose nouvelle pour l'empêcher de vomir.

Dès que le malade dort, on espace les doses et on diminue la quantité de chloroforme (2 gouttes).

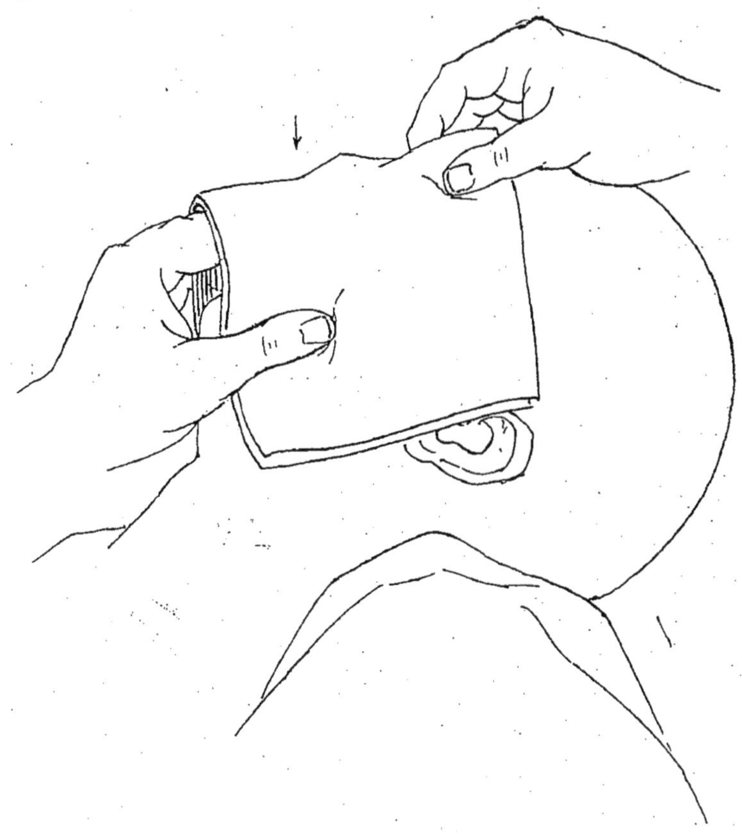

Fig. 112. — Anesthésie à la compresse (début).

En général, 30 grammes suffisent pour une heure. Il faut obtenir l'anesthésie avec un *minimum* de chloroforme.

Ether. — On verse dans le masque sur la rondelle 15 à 20 grammes d'éther (une cuillerée à soupe) et on approche doucement pour habituer le malade à l'odeur ; puis on applique exactement sur la face ; au bout de deux minutes, nouvelle dose jusqu'à ce que le malade dorme ; les doses sont ensuite diminuées et de temps en temps le masque est enlevé pour laisser arriver un peu d'air, surtout si le facies se congestionne; le ronchus est habituel ainsi qu'un abondant mucus qu'on devra éponger.

Nouveaux appareils à chloroforme. — Pour éviter les accidents dus au chloroforme et surtout la syncope du début, on a proposé de mélanger, à l'aide de nouveaux appareils, le chloroforme à l'air ou à l'oxygène: il en existe plusieurs types (1).

1° *Appareil de Roth-Drœger*, à chloroforme, oxygène et air. — Le malade respire un mélange de ces gaz qui sont amenés dans le masque par un tube de caoutchouc.

2° *Appareil de Ricard* (chloroforme et air). — Un flacon

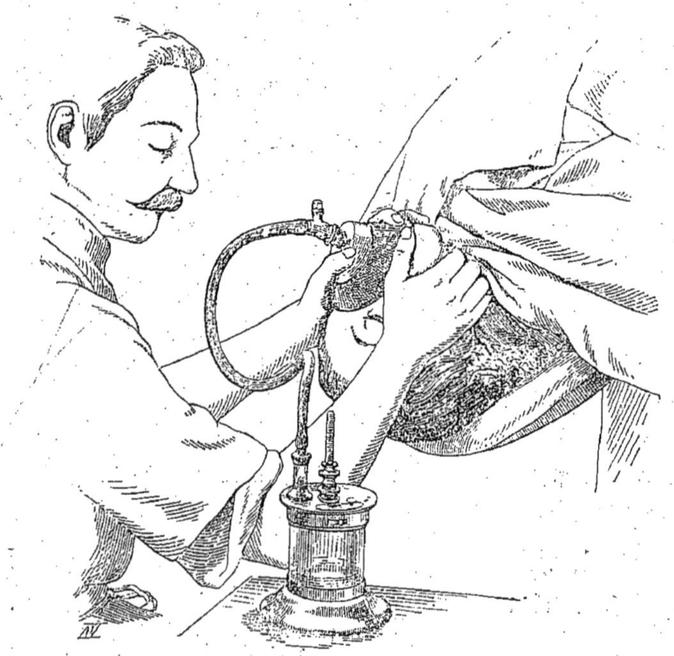

Fig. 113. — Appareil de Ricard

en verre contient le chloroforme, quatre orifices de son couvercle y font arriver l'air et un tube en part qui aboutit au

(1) Voir : *Presse médicale*, 1905, N° 11.

masque. Au centre du couvercle est une tige creuse (seconde arrivée d'air) qui porte un disque mobile, lequel peut, lorsqu'il est au sommet de sa course, empêcher les vapeurs de chloroforme de sortir du flacon (fig. 113).

Au début, on laisse le disque au sommet de sa course et le malade ne respire que de l'air pur pendant quelques secondes, puis on l'abaisse pour faire arriver le chloroforme, enfin on obture un trou du couvercle à l'aide d'un petit obturateur, puis deux, trois et quatre si c'est nécessaire ; quand le malade dort, on en ferme un ou deux seulement.

3° *Appareil Soubeyran-Demelle* (1) (fig. 114). — Cet appareil, très facile à manier, comprend un *masque* en cuivre nickelé, se moulant autant que possible sur la face et muni d'un pneumatique bourré d'une matière élastique pour y assurer son adhérence. Il porte un orifice au sommet et une soupape d'expiration. L'*appareil* proprement dit comprend : 1° le *récipient* ; 2° le *couvercle*, percé de six trous, prolongés par de petits tubes ; 3° un *tube* soudé au couvercle et percé de deux orifices : l'un, supérieur en rapport avec l'extérieur ; l'autre, inférieur en rapport avec le récipient. Dans ce tube tourne, grâce à un bouton molleté, un autre tube (en noir fig. 115) portant deux ouvertures ménagées de façon à masquer ou à démasquer celles du tube extérieur en sens inverse (fig. 116). Ce tube aboutit au masque.

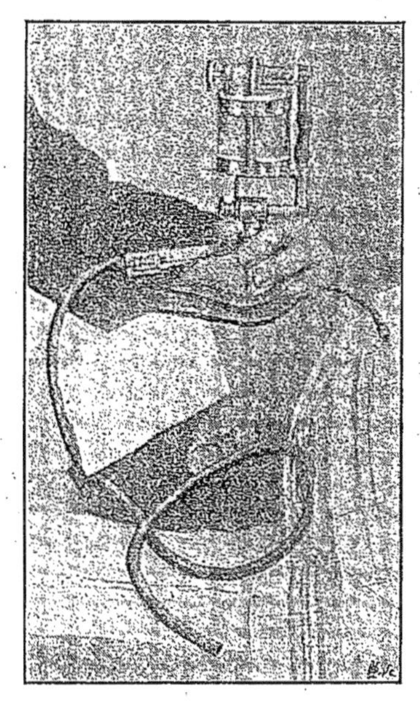

Fig. 114. — Appareil Soubeyran-Demelle.

(1) *Bulletin et Mémoires de la Société de Chirurgie*, 1906.

L'ensemble du récipient et du tube est mobile en tous sens

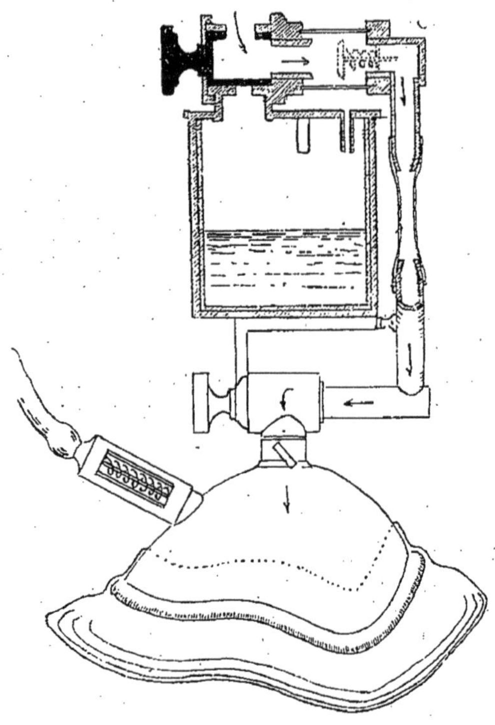

Fig. 115. — Position verticale du masque. L'air pur arrive seul.

sur le masque. Un tube de caoutchouc facultatif amène les vapeurs expirées loin de l'anesthésiste.

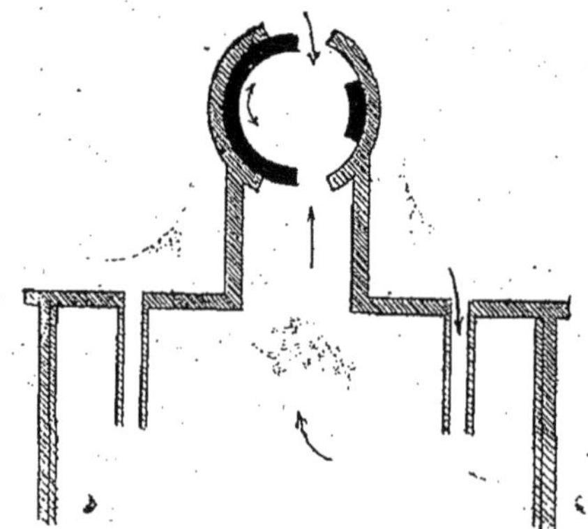

Fig. 116. — Coupe perpendiculaire à la précédente. Arrivée simultanée d'air pur et d'air chargé de chloroforme dans le tube.

Mode d'emploi. — Verser 30 gr. de chloroforme dans le récipient; faire respirer l'air pur pendant quelques secondes (l'orifice profond du tube étant fermé) (fig. 115); puis, tourner le bouton lentement et ouvrir peu à peu l'orifice d'accès de l'air chloroformé (fig. 116), jusqu'à obturer complètement l'arrivée d'air pur (dose maxima). Le sommeil arrive en six minutes, ouvrir alors plus ou moins l'orifice d'accès de l'air pur ; 20 à 21 centimètres cubes de chloroforme suffisent par heure.

Signes de l'anesthésie complète.— Absence du *réflexe palpébral* : le doigt, passé légèrement sur la cornée, n'amène pas l'occlusion des paupières.

Les *membres* soulevés retombent inertes (résolution musculaire).

Le pincement des *adducteurs* ne provoque aucun mouvement.

La *pupille* se contracte et doit rester contractée.

Conduite à tenir pendant l'anesthésie. — *Précepte.* — L'aide chargé de l'anesthésie ne doit s'occuper que de sa mission et se désintéresser de l'opération.

Il doit surveiller la *respiration* et ne pas perdre de vue le soulèvement régulier du thorax, de l'abdomen ; il doit écouter la respiration en approchant l'oreille de la bouche du malade, veiller aux accidents et surtout à l'arrêt respiratoire. La *coloration de la face* doit aussi le préoccuper ; la pâleur subite indique un accident grave (syncope) ; la coloration violacée indique l'asphyxie : il faut donner de l'air ou faire des tractions linguales.

La *pupille* doit être contractée ; si elle se dilate, on doit craindre : le réveil, les vomissements ou un accident.

Le *pouls* sera également surveillé (temporale, faciale, radiale).

On ne doit pas laisser le malade se réveiller pendant l'opération, surtout s'il s'agit d'une laparotomie (issue des anses intestinales dans les efforts) ; enfin, si l'on emploie l'éther, on devra se garder, en raison de l'inflammabilité de ses vapeurs, d'approcher la moindre flamme et surtout le thermocautère, à moins de tendre entre ce dernier et la face du malade un grand linge mouillé.

Marche de l'anesthésie.— Le malade éprouve d'abord de la surprise, il s'agite, on doit l'engager à respirer tranquillement et le maintenir *sans brusquerie*.

Puis vient la période d'*obnubilation* (sifflements, bruits de cloches...) ; la période d'*excitation* est très marquée chez les alcooliques, le malade parle fort et se débat ; enfin le *sommeil* est annoncé par la résolution musculaire.

Soins à donner après l'anesthésie.— L'aide cesse de donner l'anesthésique quand l'opération est finie, mais il ne doit pas, pour cela, cesser sa surveillance ; le *réveil* se fait en 10 ou 20 minutes, quelquefois plus ; s'il tarde, on peut flageller doucement la face avec des compresses d'eau fraîche.

On ne doit jamais faire asseoir le malade pour le pansement, *la tête restera basse* pendant plusieurs heures. Pour éviter les *vomissements*, on peut faire respirer du vinaigre sur une compresse ou donner de l'oxygène.

Le malade doit rester à *jeun* jusqu'au lendemain, même pour les liquides ; le plus grand calme est de rigueur.

Indications.— *Contre-indications de l'anesthésie* : Vieillesse avancée, faiblesse extrême, hémorragie, choc considérable.

L'*éther est contre-indiqué* s'il existe le moindre accident pulmonaire car il irrite les bronches ; si l'on opère sur la face, en raison du volume du masque.

Mais il a des avantages : Il déprime moins le cœur que le chloroforme ; il expose moins au shock post-opératoire, à la syncope du début, aux vomissements, il est plus facile à administrer.

Il est donc *indiqué* chez les malades affaiblis et chez ceux qui ont des lésions cardiaques.

Le *chloroforme* est indiqué lorsqu'il existe des accidents pulmonaires (bronchite, tuberculose, etc.) ; beaucoup d'opérateurs le préfèrent chez les enfants.

Le mélange de ces deux agents, employé dans le service de M. le professeur Tédenat, permet d'en utiliser les avantages respectifs.

Les accidents graves qui leur sont imputés sont rares, mais un peu plus fréquents pour le chloroforme, puisque d'après l'importante statistique de Gluck il y aurait :

1 mort sur 2.907 chloroformisations.
1 — 14.646 éthérisations.

Anesthésie par le chlorure d'éthyle (*Kélène*). — *Indications.* — Cet agent, comme le bromure d'éthyle, est l'anesthésique de choix pour les petites opérations durant 4 à 5 minutes : ouverture des phlegmons, ablation d'une petite tumeur, fistule à l'anus, panaris, bubons, etc.

Sa *supériorité* réside :

dans la rapidité de son action : la narcose est obtenue en une demi-minute ;

dans l'absence presque complète d'excitation, de contractures, de vomissements ;

dans la petite quantité de la dose nécessaire (2 à 5 gr.) ;

dans la rapidité du réveil et la possibilité de marcher après sans craindre la syncope.

Technique. — Un tube de chlorure et une compresse sont les seuls objets nécessaires. La compresse, pliée en quatre et recouverte d'un imperméable, est tenue dans le creux de la main gauche et l'on dirige sur elle le jet du tube (2 grammes environ). Le malade étant couché, la compresse est appliquée sur son nez et sa bouche *sans laisser passer d'air.*

En une demi-minute la résolution musculaire est obtenue : le chirurgien peut commencer ; si l'opération dure plus de cinq minutes, on peut renouveler la dose à une ou deux reprises.

Dans certains cas, on peut continuer l'anesthésie par le chloroforme.

ACCIDENTS DE L'ANESTHÉSIE GÉNÉRALE

A) Chloroformisation. — **1° Troubles respiratoires.** — *Toux*, fréquente au début.

Arrêt respiratoire du début, en quelque sorte par oubli : il suffit de frictionner les espaces intercostaux.

Gêne par des mucosités dues à l'irritation bronchique : des tampons montés sur une pince, plongés dans l'arrière-gorge, suffiront à les enlever.

Chute de la langue en arrière, d'où obstruction du larynx (tirage, respiration précipitée, cyanose) ; on peut se contenter de soulever et de propulser les angles des maxillaires : si ce moyen ne suffit pas, on saisit la langue avec une pince et on l'attire au dehors.

Asphyxie (par chute de la langue, ou par arrêt respiratoire d'origine nerveuse ou toxique) ; elle se traduit par la cyanose de la face, la couleur noire du sang dans la plaie, l'arrêt de la respiration.

2° Troubles circulatoires. — Ces troubles se traduisent par la *pâleur de la face* et la *petitesse du pouls* qui indiquent la *syncope* prochaine. On en distingue deux variétés : la *syncope du début*, brusque, due à un arrêt du cœur par réflexe pharyngo-nasal ; la *syncope tardive*, due à une intoxication des centres nerveux ou du cœur.

3° Troubles gastriques. — *Nausées* du début ; elles disparaissent en continuant à donner du chloroforme.

Vomissements (pendant l'anesthésie) ; pour empêcher la chute des matières dans le larynx, on doit pencher la tête sur le côté et faire vomir dans une serviette ; la continuation de l'anesthésie est le meilleur moyen de les calmer.

4° **Accidents tardifs.** — *Vomissements post-anesthésiques*; un moyen excellent pour les prévenir consiste à faire respirer du vinaigre sur une compresse ; on peut aussi mettre des compresses froides sur le cou ; la diète de boissons sera absolue.

Refroidissements, syncopes, congestions pulmonaires, paralysies, crises d'hystérie, etc...

B) Ethérisation. — La cyanose est habituelle, les accès de toux sont fréquents et le mucus bronchique est abondant. Les complications pulmonaires sont plus fréquentes que pour le chloroforme ; les autres accidents sont les mêmes ; les complications cardiaques sont rares.

Traitement des accidents graves (syncope, asphyxie). — **Traitement préventif.** — L'anesthésique doit être pur, il ne doit jamais être versé par doses massives ; on surveillera attentivement la respiration, le pouls, la face, la pupille, et l'on n'oubliera pas de donner de l'air dès la moindre menace

Les procédés mixtes (éther et chloroforme) sont destinés à prévenir les accidents graves, ainsi que l'emploi des appareils.

Traitement curatif. — Si un accident se produit, le chirurgien devra tout d'abord garder son sang-froid ; il dispose des moyens suivants :

1° *Tractions rythmées de la langue* (Laborde). — La langue

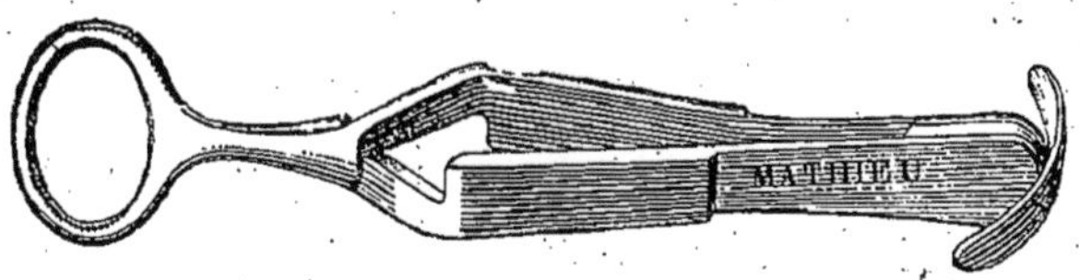

Fig. 116. — Pince à langue de Laborde.

est saisie avec la pince à langue ordinaire, soit avec celle de Laborde (fig. 116), soit avec un linge.

Quinze à vingt fortes tractions sont exercées par minute pendant demi-heure à une heure ; elles doivent être combinées à la manœuvre suivante.

2° *Respiration artificielle.* — Cet excellent moyen se pratique à l'aide du procédé de SYLVESTER ; rapidement le malade est tiré au bout de la table, la tête pendante ; un aide, placé derrière la tête, prend les poignets du malade et pratique l'élévation puis l'adduction des bras en pressant sur le thorax (voir : *Respiration artificielle*, p. 188). Ces mouvements seront de 10 à 12 par minute.

3° *Electrisation du phrénique.* — Les courants intermittents seront interrompus toutes les 5 secondes. Un pôle (+) est mis sur le bord externe du sterno-cléido-mastoïdien, l'autre pôle (—) à la base du thorax.

4° *Compressions précordiales accélérées* (MAASS). — La main droite est appliquée sur la région précordiale et la déprime rapidement (120 par minute).

Autres moyens. — Flagellation de la face avec un linge mouillé, injections sous-cutanées d'éther, de caféine, inhalations d'oxygène, révulsion précordiale par un linge trempé dans l'eau très chaude.....

Trachéotomie. — Au bout de vingt minutes d'efforts, la trachéotomie est indiquée, et l'on continue la respiration artificielle. Elle peut agir en désobstruant la trachée et par voie réflexe.

Indications. — Respiration arrêtée, cyanose, pouls bon : donner de l'air et soulever la mâchoire.

Respiration arrêtée, cyanose, pouls petit : ajouter les tractions linguales.

Respiration arrêtée, face livide, pouls nul : respiration artificielle, tractions linguales, etc.

Ces manœuvres doivent se prolonger pendant plus d'une heure.

ANESTHÉSIE LOCALE

L'anesthésie locale a pour but de rendre insensible une région limitée du corps; elle est indiquée pour les petites interventions; la cocaïne et le chlorure d'éthyle sont les agents les plus employés.

1° Réfrigération (opérations sur les doigts, ongle incarné). — Il suffit de mêler intimement deux parties de *glace pilée* et une de *sel marin* ; on les met dans un sac de gaze que l'on applique sur la région jusqu'à ce que la peau blanchisse.

Inconvénients : douleur au dégel, gangrènes des doigts si la réfrigération est trop longue.

2° Vaporisation. — **Ether.** — Un vaporisateur de toilette à soufflerie, rempli aux trois quarts d'éther, projette le jet à une distance de 30 centimètres jusqu'à ce que la peau devienne blanche.

Chlorure d'éthyle. — *Technique* : l'extrémité effilée du tube qui le contient étant cassée avec une pince, on dirige le jet sur la région à anesthésier : en quelques secondes, les tissus ont un aspect blanc neigeux, ils sont insensibles.

Indications : panaris, abcès, kystes sébacés, ponction d'hydrocèle, petites tumeurs.....

Autres agents : chlorure de méthyle, coryl, anesthile.

3° Injections interstitielles et instillations. — **Cocaïne.** — Le chlorhydrate de cocaïne agit sur les terminaisons nerveuses qu'il rend insensibles ; de plus, il a une action de vaso-constriction. On l'utilise suivant trois procédés :

1° *Instillations* ; dans la chirurgie oculaire, quelques gouttes (5 à 6) d'une solution de 1 à 3 p. 100, mises à l'aide d'un flacon compte-gouttes sur la conjonctive, insensibilisent cette dernière ; de plus, elle dilate la pupille ; l'anesthésie dure 10 minutes environ.

2° *Badigeonnages* (muqueuses nasale, buccale, pharyngée, laryngée). Un tampon imbibé (solution à 1 p. 50), monté sur une pince, est promené sur la surface de la muqueuse.

3° *Injections* ; on prescrira des solutions à 1 p. 100 fraîchement préparées (4 à 5 jours au plus, sauf si elles sont conservées en tubes clos) ; on ne devra pas dépasser *15 centigrammes* ; de plus, la solution sera stérilisée à l'autoclave.

Indications. — Toutes les opérations précédentes, de plus certaines opérations plus importantes : hernies, cure radicale d'hydrocèle, varicocèle.....

Contre-indications. — On ne devra pas l'employer chez les cardiaques, ainsi que chez les enfants et les sujets pusillanimes qui peuvent remuer ; le champ opératoire vaste, les tissus enflammés sont des contre-indications ; à la face elle est plus dangereuse.

Technique. — Une seringue de Pravaz suffit : chaque seringue (1 c. cube) contient 1 centigramme de cocaïne ; l'aiguille sera assez longue ; le tout étant stérilisé par l'ébullition.

Le malade ne sera pas à jeun, de plus il sera étendu *horizontalement* et restera ainsi pendant une heure après l'opération. La peau sera nettoyée.

Injections intra-dermiques. — *a)* **Procédé ordinaire** (Reclus). — A l'extrémité de la future ligne d'incision, enfoncer l'aiguille adaptée à la seringue chargée, rester *dans le derme* et pousser le piston : une tache blanche apparaît ; enfoncer ainsi l'aiguille dans la peau en suivant le trajet de l'incision et en poussant le piston : le bourrelet blanc et la résistance du derme indiquent qu'on est dans la bonne voie (injection traçante) ; si l'aiguille est trop courte, la retirer et repiquer dans le derme en un endroit déjà anesthésié (fig. 117).

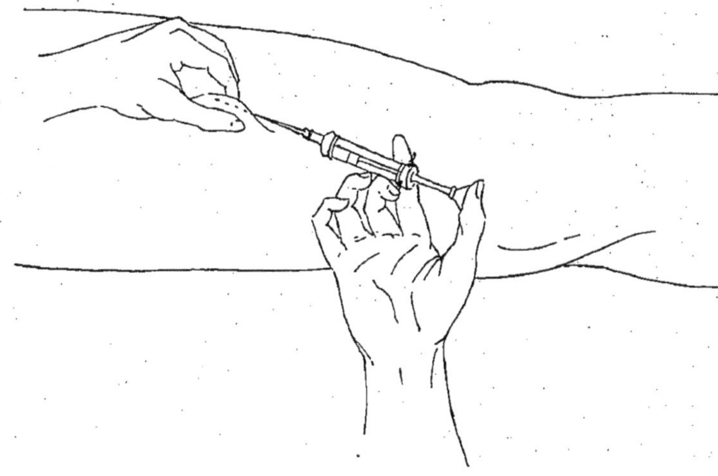

Fig. 117. — Injection intra-dermique

Les plans profonds peuvent être insensibilisés de la même manière. L'incision, faite cinq minutes après, suivra le trajet de l'aiguille.

Pour les opérations *sur les doigts*, un lien circulaire (tube de caoutchouc) serré à la racine facilitera l'anesthésie.

b) **Procédé de Schleich** *(anesthésie par infiltration)*. — L'injection est faite *sous la peau*, avec des solutions faibles (2 p. 1000) ; 25 centimètres cubes contiennent 5 centigrammes de cocaïne. L'aiguille étant enfoncée sous le derme, on pousse le piston, et une papule apparaît ; à sa périphérie, nouvelle injection, et ainsi de suite sur toute la région ; procéder de même dans les tissus profonds ; l'anesthésie dure de quinze à vingt minutes.

Signalons encore l'*anesthésie régionale* (injection faite au niveau d'un nerf, collatéraux à la base des doigts par exemple, unie à la constriction circulaire à l'aide d'un tube) (voir : *Ongle incarné*) et l'*injection sous-arachnoïdienne*.

Accidents. — On note parfois un peu d'agitation, du vertige, des crises nerveuses, de la pâleur et de la sécheresse des muqueuses, des nausées, du refroidissement des extrémités, de la dilatation pupillaire, de la fréquence du pouls (130); le collapsus et la mort ont été observés.

Traitement.— On mettra aussitôt la tête basse; on fera des aspersions d'eau froide; on donnera de l'air et l'on fera boire du café, du rhum. Si les accidents sont graves : inhalations d'ammoniaque, injections de caféine, d'éther, de trinitrine (III gouttes de la solution à 1 p. 100) ; dans le cas de syncope, on pratiquera la respiration artificielle et des tractions de la langue.

Autres agents.— La nirvanine, l'orthoforme, l'eucaïne ont été employés ; récemment la *stovaïne*, dont les résultats sont excellents ; M. RECLUS injecte de 20 à 40 centimètres cubes d'une solution à 1 p. 200.

HÉMOSTASE

L'hémostase est l'arrêt de l'hémorragie, qu'elle soit artérielle, veineuse ou capillaire. Nous étudierons l'hémostase *provisoire* et l'hémostase *définitive*, puis nous examinerons la conduite à tenir dans la pratique chirurgicale.

I. — Hémostase provisoire

Elle s'exécute grâce à une *compression* exercée sur le vaisseau qui saigne ; tantôt sur son *trajet* : compression digitale, compression circulaire (tube élastique, garrot), pincement en masse ; tantôt sur le point où il a été ouvert : compression directe, forcipressure.

Compression digitale. — La compression digitale se fait sur l'artère principale du membre *au-dessus de la plaie* ; les points d'élection sont : artère fémorale, sur l'éminence iliopectinée, à la partie moyenne de l'arcade crurale ; on cherche les battements artériels et on place la pulpe des quatre derniers doigts réunis sur le vaisseau en appuyant fortement (fig. 118) ;

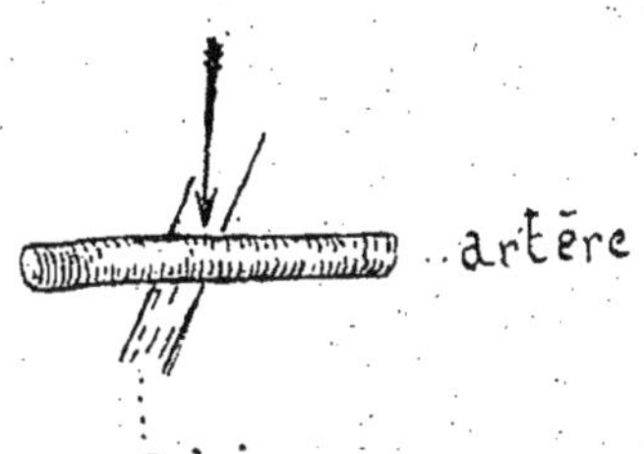

Fig. 118. — Compression de l'artère fémorale sur le pubis.

artère humérale, sur la face interne de l'humérus ;

artère sous-clavière, sur la première côte, au-dessus de la partie moyenne de la clavicule.

Compression par le tube élastique. — On se sert d'un tube long et solide en caoutchouc, qu'on enroule, en le tendant, autour du membre, au-dessus de la plaie ou du champ opératoire, de façon à comprimer l'artère sur un plan osseux (partie moyenne du bras, canal de Hunter pour le membre inférieur) ; on arrête le tube avec une pince, un fil, un nœud.

S'il s'agit d'une hémostase *préventive* (précédant une

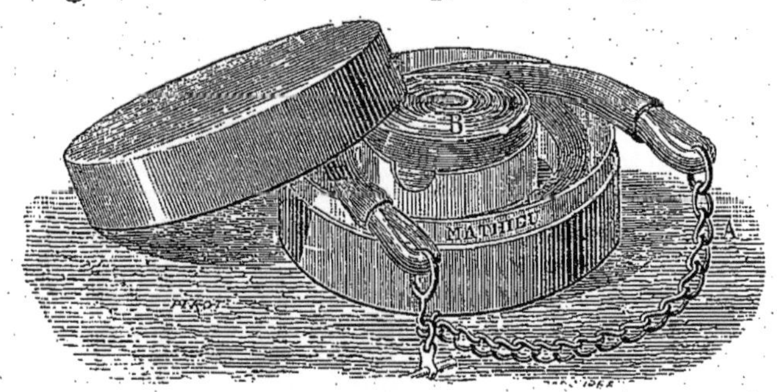

Fig. 119. — Appareil d'Esmarch.

amputation, par exemple), afin de conserver au malade la plus grande partie du sang du membre, avant de serrer le tube on fait l'élévation du membre pendant quelques minutes pour en chasser le sang et on applique le tube dans cette position; ou bien on utilise l'*appareil d'Esmarch* qui comprend: 1° une bande élastique de 8 mètres de long qu'on enroule de l'extrémité vers la racine du membre; 2° un tube élastique qui se fixe avec un crochet et des anneaux; après l'avoir serré, on déroule la bande (fig. 119).

A la racine du membre, pour les amputations hautes et

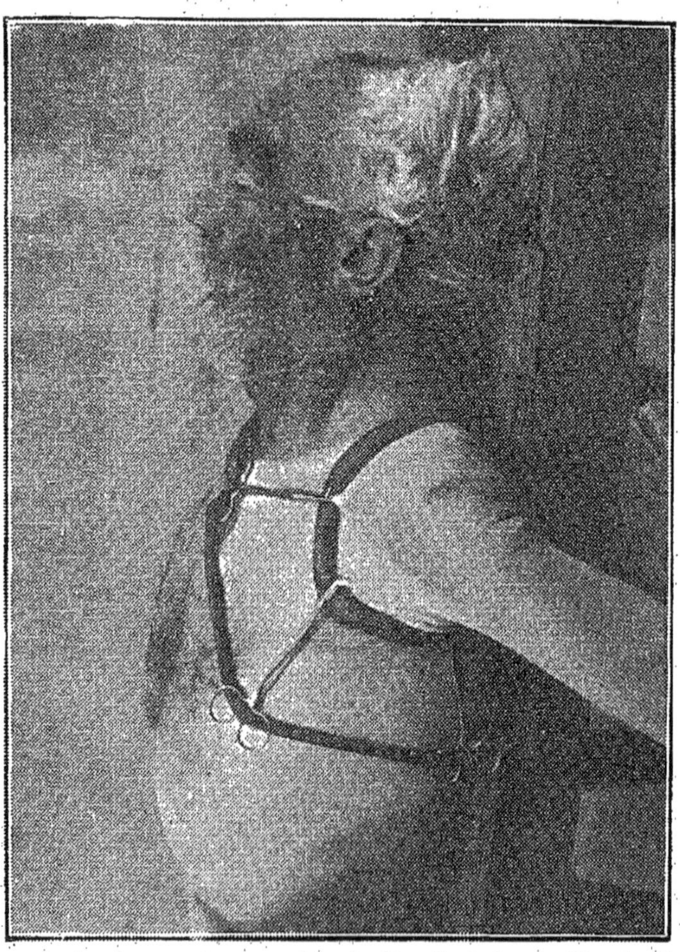

Fig. 120. — Hémostase préventive dans la désarticulation de l'épaule (Estor).

les désarticulations, le tube tend à déraper; divers procédés ont été utilisés pour le maintenir :

1° la main d'un aide;

2° des broches métalliques longues qui transpercent la racine du membre, au-dessus on serre le tube (méthode de WYETH) ;

3° des pinces de KOCHER, suivant le procédé utilisé par M. ESTOR (1) (fig. 120). Ces pinces sont fixées à la peau en des points bien déterminés à la racine du membre ; au-dessus d'elles on serre un tube élastique, par dessus lequel elles sont rabattues, grâce à un deuxième tube peu tendu qui passe dans leurs anneaux.

Compression par le garrot. — Très pratique, le garrot peut rendre de grands services en temps de guerre et au cours des accidents. Il se compose d'un *lien* (cravate, corde ..) qui fait le tour du membre et se noue au-dessus de la plaie, et d'un *bâtonnet* (fourreau de sabre...) avec lequel on tord et on serre le lien constricteur (fig. 121).

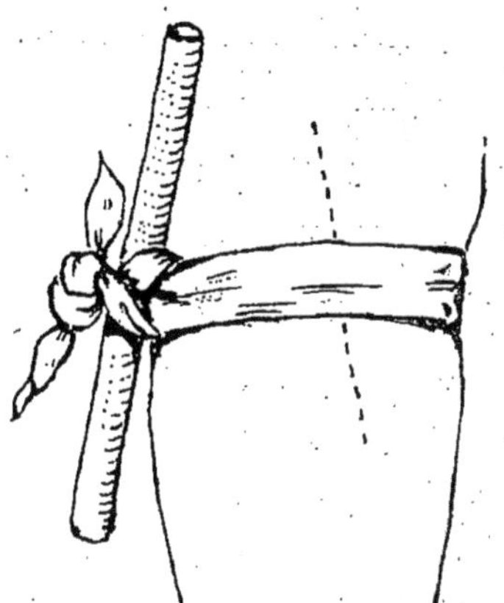

Fig. 121.— Garrot improvisé (d'après TOUBERT).

Remarque — Ces divers modes de compression suspendent totalement la circulation dans le membre, ils doivent rester *appliqués le moins longtemps possible* par crainte de la gangrène qui pourrait survenir : il faudra donc se hâter de lier le vaisseau.

Pincement en masse. — Dans ce mode d'hémostase provisoire, on comprime les tissus en masse pour les empêcher de saigner au cours d'une intervention ; on utilise des pinces à mors longs (fig. 122) (clamps) qu'on peut garnir de caout-

(1) *Semaine médicale*, 1905, N° 10.

chouc pour ne pas trop comprimer les tissus. (Pincement des lèvres près des commissures dans l'opération du bec-de-lièvre,

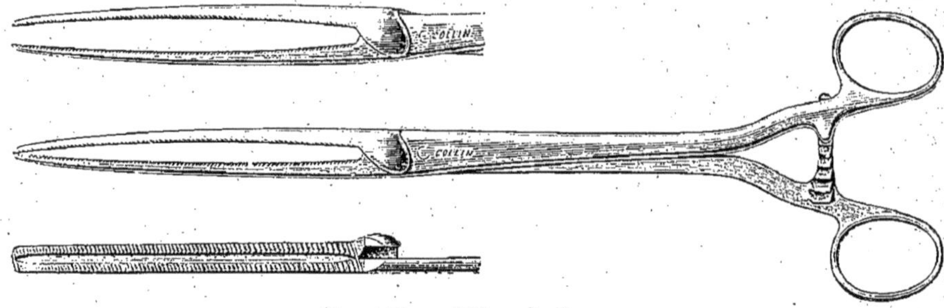

Fig. 122. — Pince de Doyen.

du cancer labial, pincement des ligaments larges dans l'hystérectomie abdominale...).

Compression directe. — Elle doit être faite dans la plaie, à l'aide d'objets stérilisés (compresses, gaze, main...); si l'hémorragie est abondante, il est nécessaire de recourir rapidement à une autre méthode.

Forcipressure. — C'est le moyen de choix pour arrêter

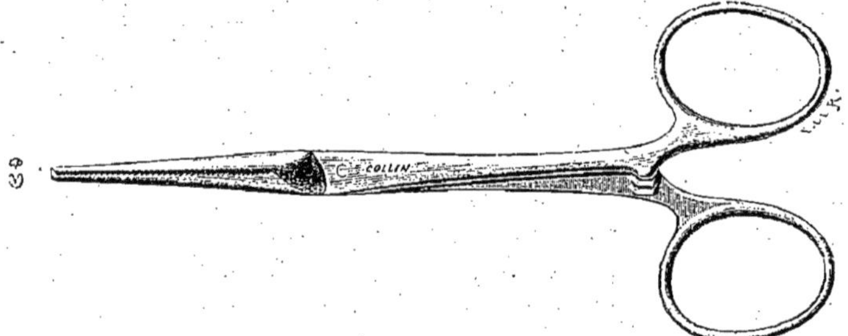

Fig. 123. — Pince de Kocher.

l'hémorragie au cours de l'opération et dans le cas de plaie

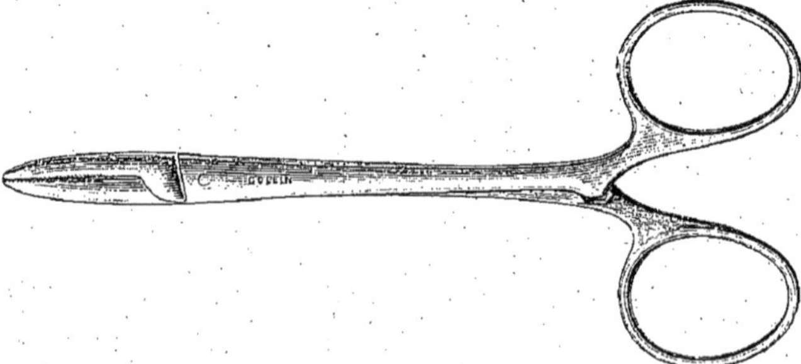

Fig. 124. — Pince de Terrier.

accidentelle. Tout vaisseau qui donne est saisi dans le mors d'une pince à arrêt : pinces de KOCHER, de TERRIER, etc (fig. 123 et 124).

Après l'opération, le vaisseau est lié ou bien, s'il est petit, les pinces sont enlevées, et souvent l'écoulement est arrêté : l'hémostase provisoire est devenue définitive par l'écrasement des tuniques.

II. — Hémostase définitive

Compression directe *(tamponnement)*. — Quand le sang coule en nappe, il suffit de comprimer la plaie avec de la gaze sèche, des compresses ou de la ouate stérilisées. Cette compression de quelques minutes suffit souvent, au cours des opérations, à arrêter l'hémorragie.

Un pansement compressif joint à l'*élévation* du membre pour les plaies des extrémités suffira pour les plaies accidentelles ; c'est en somme un *tamponnement à demeure*, excellent pour les plaies cavitaires qui saignent ; pour les sinus craniens ouverts, on emploie le catgut qui se gonfle. La suture des parties agit également par compression.

Agents médicaux. — Dans les hémorragies des petits vaisseaux on cherche la coagulation du sang en lavant la plaie avec certains agents ou en imbibant des tampons qu'on laisse dans la plaie. Nous signalerons : l'eau chaude, les solutions d'antipyrine au 1/4, la gélatine à 5/00 (1), etc.

Cautérisation. — On peut aussi toucher la surface saignante au thermocautère porté au rouge ; l'escarre amène

(1) CARNOT recommande la formule suivante : gélatine 50, chlorure de calcium 10, eau 1000 ; on stérilise en passant deux fois à l'étuve à 100° ; pour s'en servir il suffit de liquéfier au bain-marie.

l'hémostase. Nous rapprochons de ce procédé l'*électro-hémostase*, par laquelle on dessèche le vaisseau en faisant passer un courant électrique entre le mors d'une pince qui l'écrase.

Torsion. — L'extrémité de l'artère est saisie avec une pince à forcipressure et tordue jusqu'à ce que le bout artériel soit arraché. Les tuniques internes sont refoulées et recroquevillées, la tunique externe est accolée parfaitement.

Ecrasement. — L'écrasement est réalisé avec une *pince ordinaire* à forcipressure laissée pendant l'opération ; elle écrase l'artère et détermine l'hémostase définitive : les tuniques internes se déchirent et s'accolent.

Si l'artère est importante et profonde et si l'on ne peut placer un fil, la pince est *laissée à demeure* pendant 24 à 48 heures, puis retirée.

Doyen a fait construire une *pince à artère* dont le mors est court (fig. 125) ; elle écrase, rompt les tuniques internes

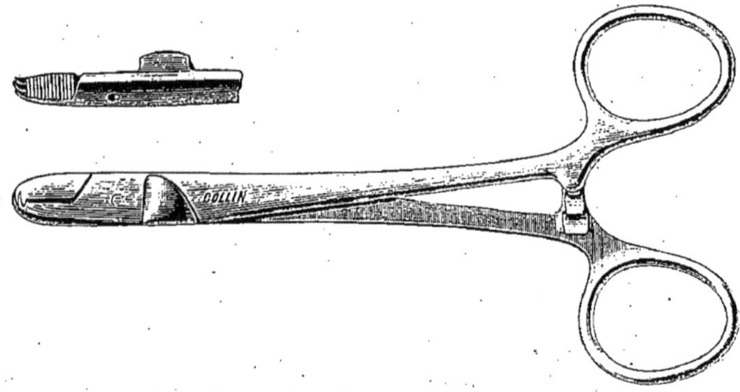

Fig. 125. — Pince hémostatique de Doyen.

et détermine le rebroussement de la tunique moyenne comme dans la torsion ; la pression des anneaux à pleine main réalise une force de 400 kilogr. ; on la laisse quelques minutes sur le vaisseau.

Avec l'*angiotribe* de Doyen, l'effort peut atteindre jusqu'à 1000 kilogr. ; les gros pédicules sont facilement écrasés.

Ligature. — Des pinces à forcipressure, des fils stérilisés (catgut en général ou fil de soie, de lin), une aiguille courbe, sont nécessaires. La ligature se fait soit sur un *vaisseau isolé*, soit sur un *pédicule* qui contient des vaisseaux.

a) *Ligature d'un vaisseau isolé* ; le vaisseau est saisi dans la plaie à l'aide d'une pince à forcipressure et l'on place un fil sur lui, au-dessous des mors de la pince tenue inclinée ;

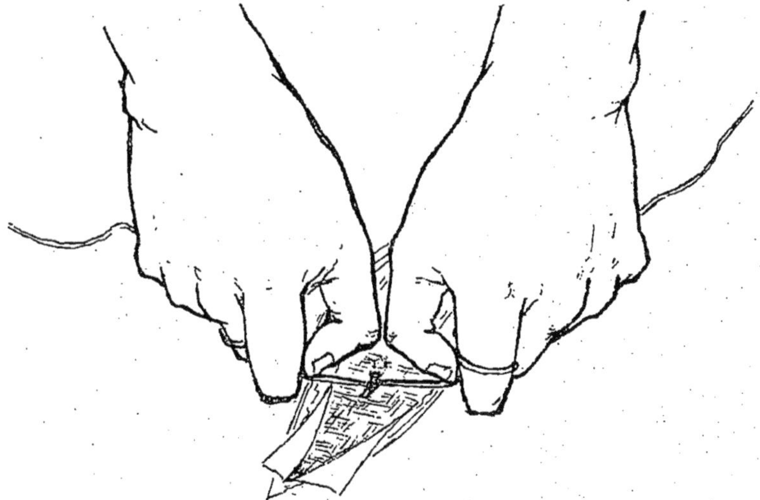

Fig. 126. — Serrement du fil avec les pouces.

il ne reste plus qu'à serrer avec un double nœud (trois nœuds pour le catgut) (fig. 126). S'il est nécessaire, pour bien voir, on devra *débrider* largement, ou même *découvrir* plus haut le tronc artériel.

Si la plaie est profonde, les deux index y plongent (fig. 127) en suivant le fil et assurent le serrement du nœud ; on peut encore passer le fil dans les tissus, sous le vaisseau, avec une aiguille, si l'on craint qu'il glisse.

C'est la ligature *totale* ; la ligature *latérale* employée pour les grosses veines (jugulaire...) sectionnées très incomplètement consiste à conserver la perméabilité du vaisseau en serrant un fil sur les deux lèvres de la plaie saisies avec une pince.

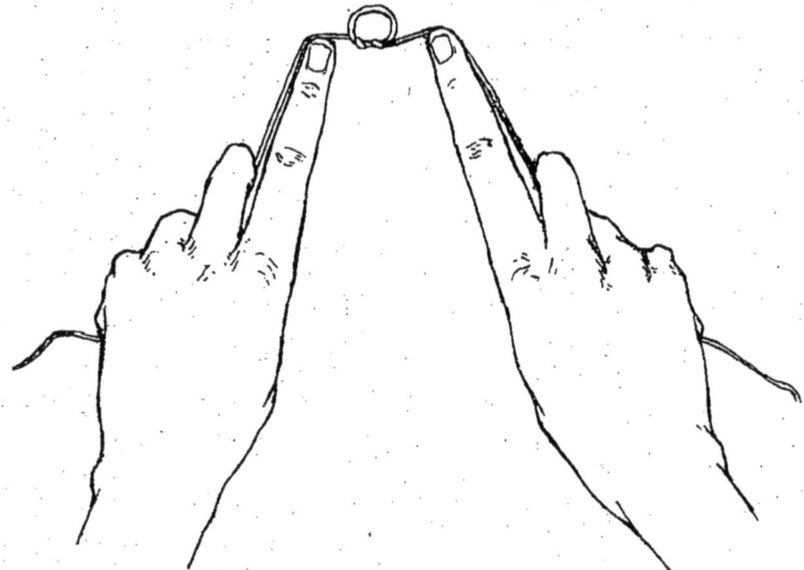

Fig. 127. — Serrement du fil avec les index.

b) *Ligature d'un pédicule.* — Si le pédicule est *mince*, on peut se contenter du nœud du chirurgien bien serré ; s'il est épais on fait la *ligature double* : une aiguille mousse ou une pince perfore le pédicule et passe un fil par le milieu (fig. 128), on peut alors couper l'anse, croiser les deux fils et

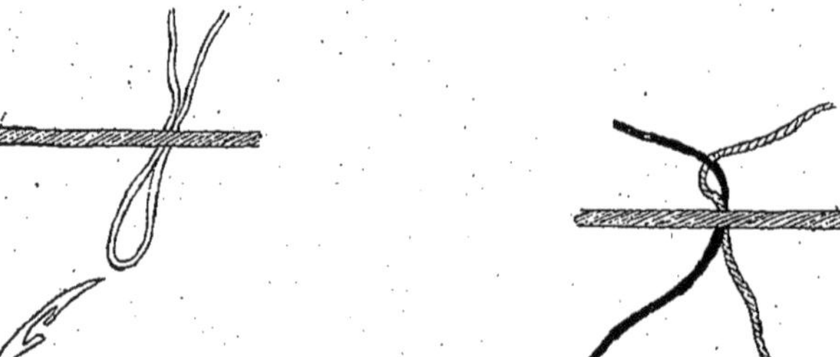

Fig. 128. — Transfixion d'un pédicule avec un fil en anse.

Fig. 129. — Les deux chefs sectionnés sont croisés.

les serrer de chaque côté (fig. 129). Si plusieurs fils sont ainsi accolés, c'est la *ligature en chaîne* (fig. 130); on peut encore passer un chef dans l'anse, serrer et nouer sur le côté opposé (nœud de BANTOCK) (fig. 131).

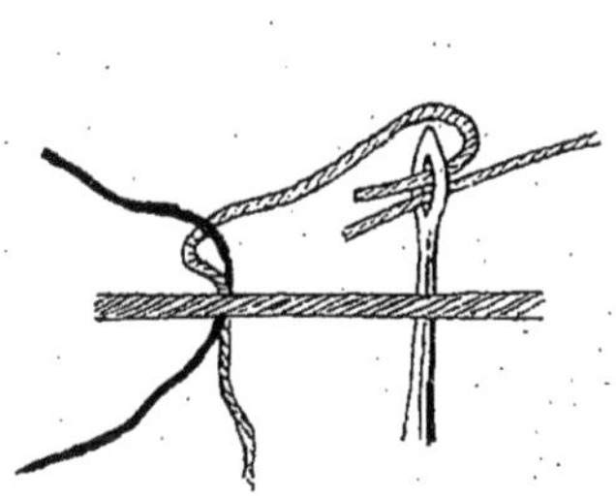
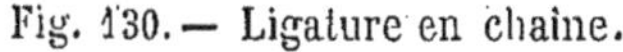

Fig. 130. — Ligature en chaîne.

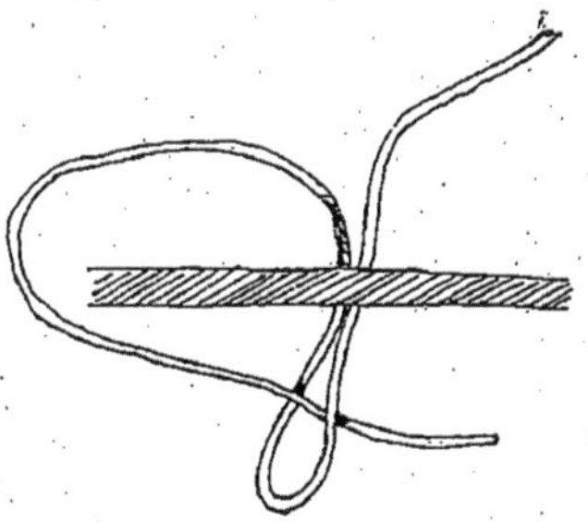

Fig. 131. — Nœud de Bantock.

Suture des vaisseaux. — Destinée à maintenir le calibre des gros vaisseaux tout en assurant l'hémostase, elle est rarement indiquée. Un aide comprime le vaisseau pour arrêter l'hémorragie, et la suture est faite avec du catgut ou de la soie et une fine aiguille ronde.

Latérale, elle ferme une plaie limitée à une partie de la circonférence du vaisseau.

Circonférentielle, elle unit les deux bouts séparés complètement et que l'on met au contact ou que l'on invagine. Il est difficile d'éviter que les points ne soient perforants; par dessus, il est bon de suturer la gaine des vaisseaux.

Conduite à tenir dans les hémorragies

Hémorragie des petits vaisseaux (veines, capillaires, petites artères). — *Hémorragie accidentelle* : compression dans la plaie par de la gaze, de la ouate, aseptiques ; eau chaude, gélatine, etc...

Hémorragie opératoire : compression aseptique, forcipressure si c'est nécessaire.

Hémorragie d'un gros vaisseau. — *Hémorragie accidentelle*: compression de la racine du membre à pleine main, puis à l'aide d'un garrot provisoire, unie à la compression rapide, manuelle, dans la plaie. Puis dès qu'on le peut, agrandir la plaie, pincer et lier les deux bouts du vaisseau.

Hémorragie opératoire : comprimer le vaisseau avec une compresse, avec les doigts ; puis le pincer et le lier. Dans le cas de perte de sang abondante, on injectera du sérum à dose élevée.

TAMPONNEMENT DES FOSSES NASALES

Définition. — Intervention consistant à placer en avant et en arrière, dans les fosses nasales, des tampons d'ouate stérile destinés à arrêter une épistaxis abondante.

Indications. — Epistaxis abondante, menaçant la vie du sujet (hémophilie, scorbut, anémie, etc.).

Epistaxis à répétition.

Certaines épistaxis doivent être respectées (épistaxis supplémentaires, épistaxis des brightiques, des cardiaques en asystolie).

Région. — Les rhinologistes attribuent un siège constant à la lésion hémorragipare, quelle que soit la cause de l'épistaxis (tumeurs, néoplasies, ulcérations et hémorragies profuses mises à part).

Ce point, où siège une érosion minuscule souvent entourée de petites varicosités, est situé un peu au-dessus et en arrière de l'épine nasale antérieure, à la partie antéro-inférieure de la muqueuse qui revêt la cloison. Il est très visible et très accessible par la rhinoscopie antérieure.

Instruments. — Ils diffèrent suivant le procédé employé.

Sonde de Belloc. — Longtemps classique, mais démodée aujourd'hui. Une sonde légèrement recourbée contient un ressort à demi-enroulé, aplati, en acier ou en argent, terminé en avant par un bouton olivaire mousse percé d'un trou transversal (fig. 132). Un stylet se visse sur la partie postérieure du ressort et sert à le faire rentrer dans la sonde ou à le chasser hors de celle-ci.

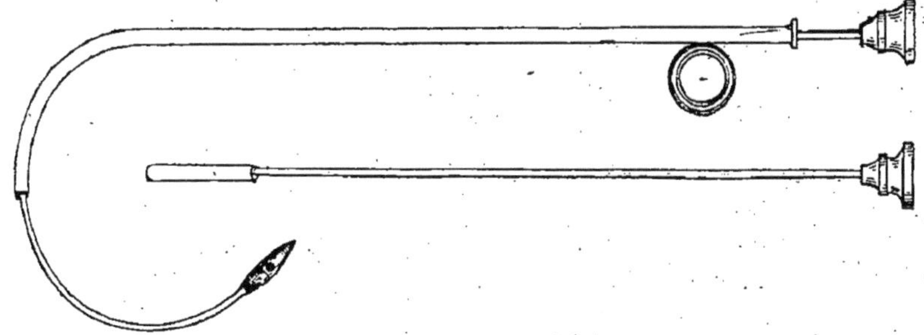

Fig. 132. — Sonde de Belloc.

Sonde molle en gomme ou en caoutchouc rouge. — On peut, à défaut de sonde de Belloc, se servir avec avantage d'une sonde du n° 18 à 20.

Se munir de bourdonnets d'ouate stérile et de fil un peu fort, ou de soie tressée.

Technique. — 1° *Procédé de la sonde de Belloc.* — Après s'être assuré de la narine qui saigne, le ressort étant rentré et l'embout olivaire appliqué sur l'orifice antérieur de la sonde, introduire doucement celle-ci le long du plancher des fosses nasales, dans le méat inférieur, la concavité de la sonde regardant en bas.

Lorsque l'extrémité a atteint le pharynx, pousser le stylet qui fait jaillir le ressort ; celui-ci contourne le voile du palais au niveau de son bord postérieur, poussant l'olive terminale dans la bouche.

Un aide maintient la sonde.

On a préparé un bourdonnet d'ouate gros comme un œuf de pigeon (3 cent. sur 1 c. 1/2) sur lequel sont noués deux fils, dépassant de part et d'autre.

L'un des fils est passé alors par le médecin à travers le trou transversal dont est munie l'olive surmontant le ressort; puis ce fil est noué à l'autre fil du bourdonnet.

On retire alors la sonde, qui attire dans les fosses nasales le fil double que l'on vient d'y fixer. Le bourdonnet d'ouate suit le même mouvement, traverse l'isthme du gosier ; à ce moment il est bon de l'aider avec l'index de la main droite, et même de le soulever pour éviter que, dans un mouvement réflexe de déglutition, il ne descende vers l'œsophage. La tension du fil applique le bourdonnet sur l'orifice postérieur des fosses nasales. Entre les deux chefs du fil dépassant par les narines, on noue un second bourdonnet plus petit que le précédent. Le tamponnement est achevé.

2° *Procédé de la sonde en gomme* (ou de BERTHERAND). — C'est un procédé de fortune.

Une sonde urétrale en gomme ou en caoutchouc rouge suffit ;

Un fil de un mètre sera plié en deux et fixé à la sonde.

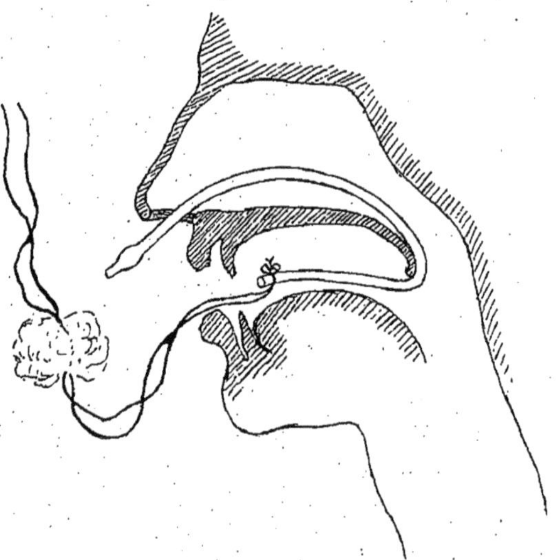

Fig. 133.— Tamponnement des fosses nasales.

La sonde est glissée, ainsi que le fil, par le méat inférieur, dans la narine qui saigne, jusqu'à ce qu'elle bute contre la paroi postérieure du pharynx. On pousse alors légèrement pour la faire glisser en avant de celle-ci.

Le malade ouvre la bouche, et alors, soit avec une pince, soit, ce qui est mieux, avec l'index, le médecin va chercher le bec de la sonde, qu'il ramène en avant juste

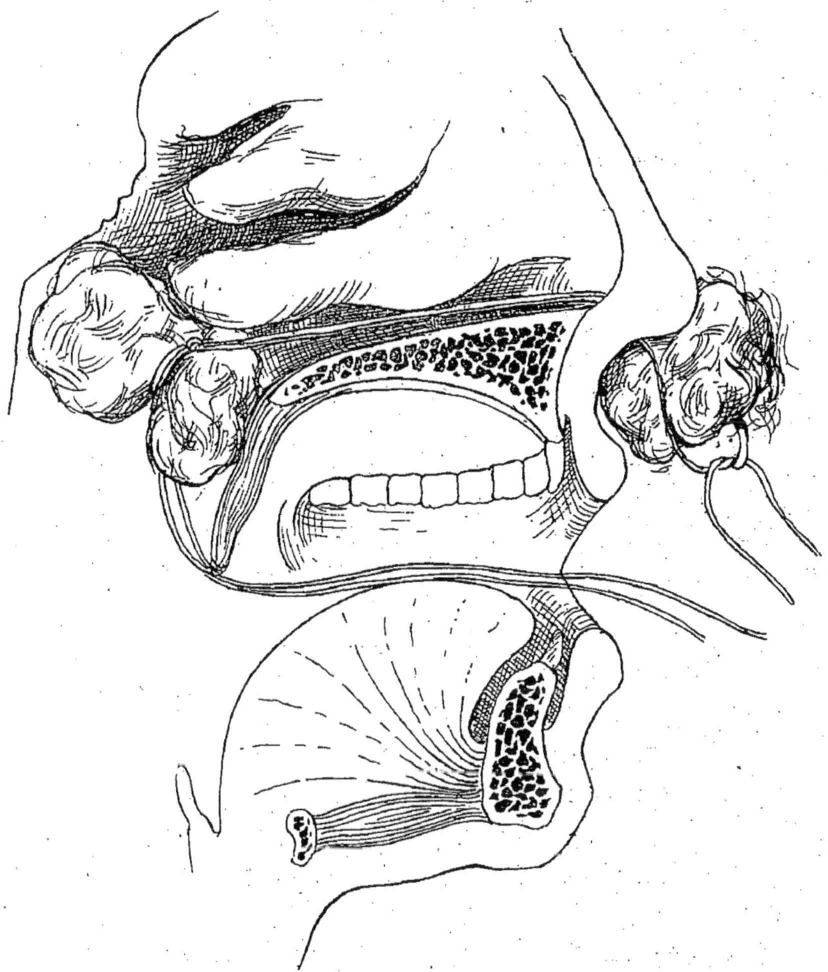

Fig. 134. — Tamponnement des fosses nasales (les deux tampons sont en place).

assez pour dégager le fil double dont il ramène les deux chefs hors de la bouche.

Un bourdonnet d'ouate est fixé au milieu de ceux-ci ; puis la sonde est retirée par les fosses nasales, entraînant fil et bourdonnet ; ce dernier est accompagné avec l'index qui lui fait prendre le chemin des fosses nasales (fig. 133).

La sonde une fois retirée, on noue entre les deux chefs antérieurs du fil un second tampon, antérieur.

Le bourdonnet postérieur est toujours muni d'un fil qui passe dans la bouche du malade, entre deux dents, pour n'être pas sectionné pendant la mastication, et que l'on va fixer sur la peau de la joue avec un peu de collodion ou nouer sur un tampon antérieur. Ce fil servira, dans trente-six ou quarante-huit heures, à retirer le tampon postérieur sans incident.

On a préconisé une foule d'autres procédés, par exemple le *Procédé du condom* (dérivé du rhinobion de MARTIN SAINT-ANGE). — Un sac de caoutchouc mince ou de baudruche, chargé sur une sonde, est introduit dans le méat inférieur, puis insufflé. Il se moule sur les fosses nasales et fait une compression parfaite.

Les rhinologistes rejettent tous ces procédés comme aveugles et brutaux.

Ils leur préfèrent la cautérisation avec une perle de nitrate d'argent fondu portée sur un stylet, au contact de l'érosion hémorragipare signalée plus haut. Il faut s'aider pour cela d'un spéculum et d'un éclairage spécial.

Lorsque l'hémorragie n'est pas abondante, le simple tamponnement antérieur avec un peu de gaze simple ou imbibée d'une solution d'antipyrine (10/100) ou de quelques gouttes de la solution d'adrénaline au 1/1000e peut suffire à l'arrêter.

Incidents. — Accidents. — Se bornent à des nausées, des efforts de vomissement par suite des manœuvres et des attouchements sur la luette et l'isthme du gosier.

Le tampon postérieur, mal maintenu, pourrait, chez les enfants, devenir un danger sérieux et provoquer l'asphyxie en allant s'appliquer sur l'orifice supérieur du larynx.

Enfin, possibilité d'infection, le sang épanché et les tampons restant quarante-huit heures en place.

DES SUTURES (1)

But. — Les sutures sont destinées à réunir les tissus incisés dans un but chirurgical, ou accidentellement. Lorsqu'il s'agira de ce dernier cas, on ne réunira pas (ou bien très incomplètement) les plaies contuses, anfractueuses, dont les bords ne sont pas nets : ce serait s'exposer aux accidents de l'infection.

Instruments. — Les *fils* les plus usités sont les crins de Florence et les fils métalliques pour les sutures cutanées ; le catgut, la soie, le fil de lin, seront utilisés pour les sutures profondes, perdues.

Les *aiguilles* qui servent à passer les fils sont extrêmement nombreuses ; parmi les plus usitées nous citerons :

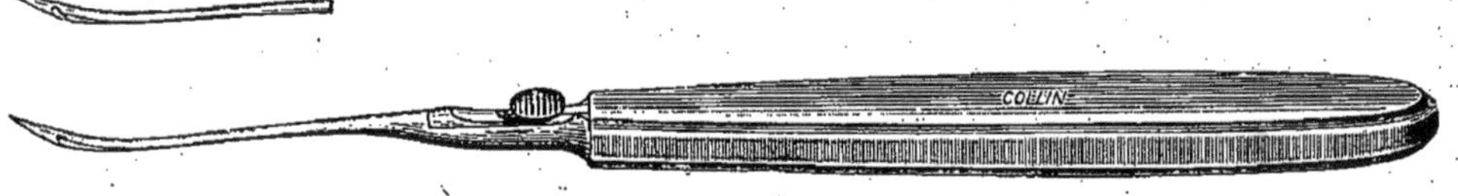

Fig. 135. — Aiguille de Reverdin.

L'aiguille de Reverdin (fig. 135), à chas mobile ; une simple traction exercée sur un bouton ouvre le chas.

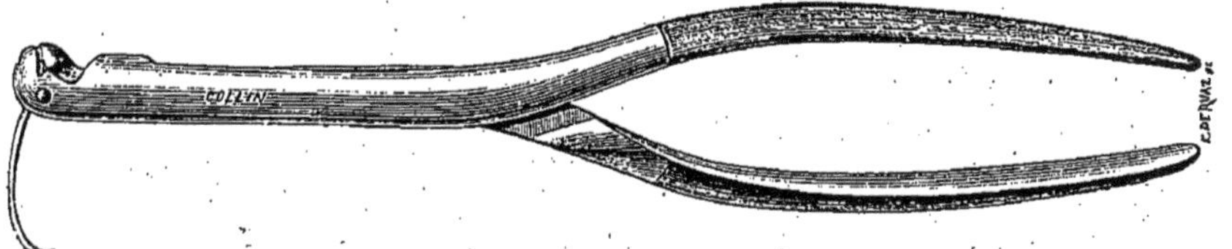

Fig. 136. — Porte-aiguille pour aiguilles d'Hagedorn.

(1) Nous avons surtout en vue les sutures des téguments.

Les aiguilles plates d'HAGEDORN, courbées sur le bord, qui peuvent être montées sur un porte-aiguille (fig. 136).

Les aiguilles de DOYEN à chas conique, qu'on peut monter sur une pince à forcipressure ordinaire (fig. 137).

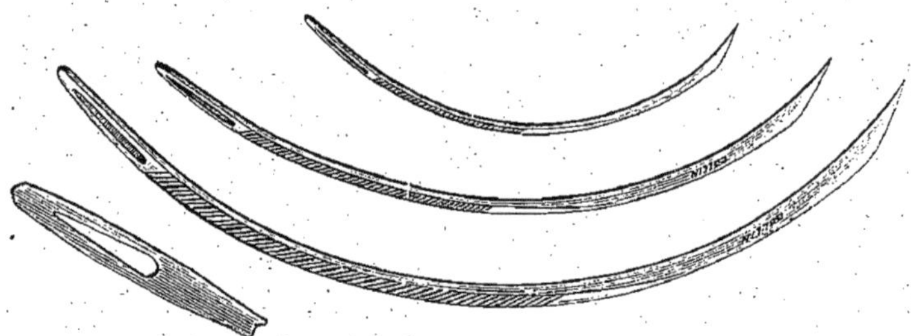

Fig. 137. — Aiguilles de Doyen.

Une *pince à griffes* (fig. 147) (ou *à dissection*) est indispensable (fig. 138).

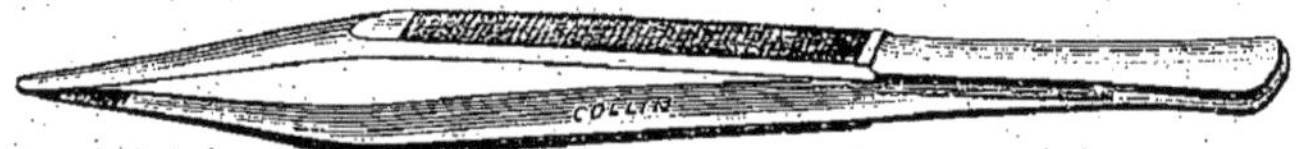

Fig. 138. — Pince à dissection.

Règles générales. — Les précautions aseptiques habituelles étant prises (mains, plaie, instruments), il faut, pour réaliser une bonne suture :

1° débarrasser la plaie des caillots, corps étrangers, etc.;

2° affronter exactement les deux lèvres de la plaie, éviter les éversions et les inversions;

3° éviter une tension exagérée des bords;

4° supprimer les espaces morts (ne pas laisser d'espaces où s'accumulent le sang et la sérosité);

5° passer les fils perpendiculairement à la ligne de suture;

6° drainer, si l'asepsie est incertaine.

Technique. — Il existe deux groupes de sutures : A. *Suture à points séparés*; — B. *Suture continue.*

A) 1° SUTURE A POINTS SÉPARÉS SIMPLE. — L'aiguille traverse successivement les deux lèvres de la plaie, maintenues par une pince à dissection; elle pénètre à 1 centimètre environ du bord et traverse la première lèvre de dehors en dedans, l'autre de dedans en dehors en un point bien symétrique ; le chas de l'aiguille de REVERDIN est ensuite ouvert, le fil est passé et l'aiguille est retirée le chas étant fermé (fig. 139) (1).

Les fils suivants seront distants de 1 à 2 centimètres. Pour nouer les fils, on peut soit les nouer dès qu'ils sont

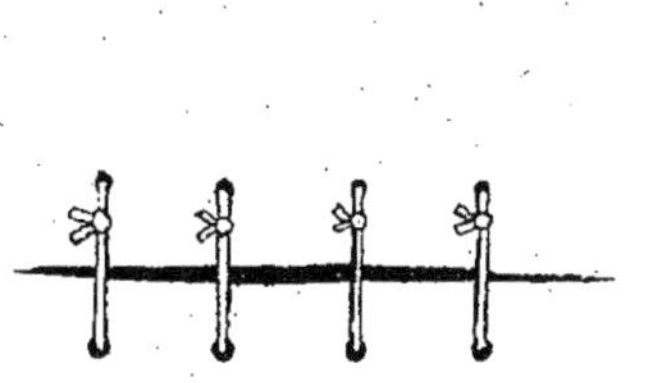

Fig. 139. — Suture à points séparés.

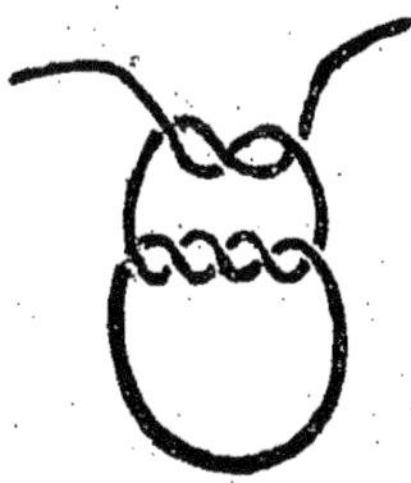

Fig. 140. — Nœud du chirurgien.

passés, soit fixer leurs extrémités avec une pince et les nouer successivement à la fin.

Pour réaliser un bon affrontement, l'aide ou le chirurgien applique avec deux pinces à griffes les deux lèvres étroitement et correctement l'une contre l'autre et le fil est noué sans violence sur le côté ; le nœud le plus usité est le *nœud*

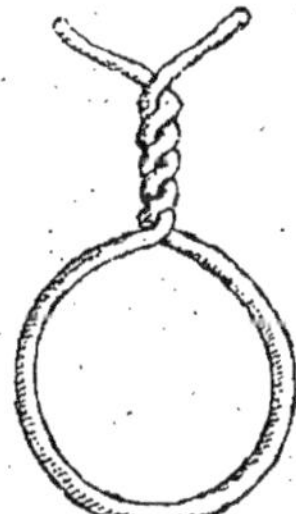

Fig. 141. — Tortillon métallique.

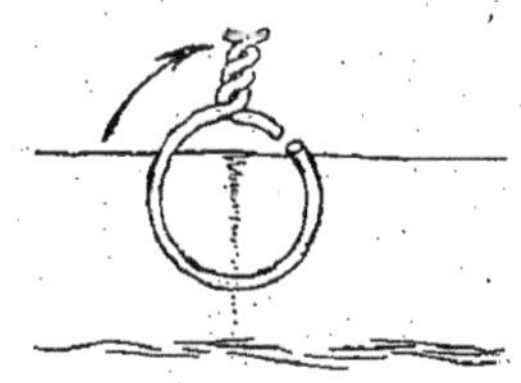

Fig. 142. — Ablation d'un fil.

du chirurgien (fig. 140): on fait d'abord un nœud double, consolidé ensuite par un nœud simple; ce premier nœud

(1) Quand l'épaisseur des tissus est considérable, on peut passer le fil en deux temps.

empêche le crin de Florence de glisser : Les bouts sont coupés à 1 centimètre environ.

S'il s'agit de *fils métalliques*, le point est arrêté en tordant sur elles-mêmes les deux extrémités du fil (fig. 141).

L'*ablation des fils* (vers le 8e jour) se fait en saisissant le tortillon pour les fils métalliques, ou un des chefs pour les crins, avec une pince à griffes ; on tire légèrement et on glisse entre l'anse et la peau la branche d'un ciseau, il ne reste plus qu'à couper l'anse et à retirer le fil, en l'incurvant si c'est un fil métallique pour ne pas déchirer les tissus (fig. 142).

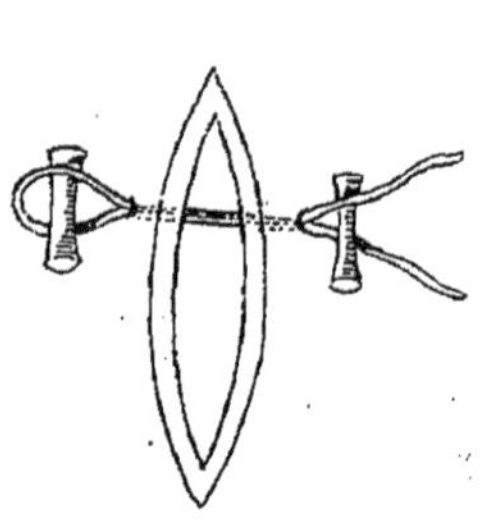

Fig. 143. — Suture en capiton.

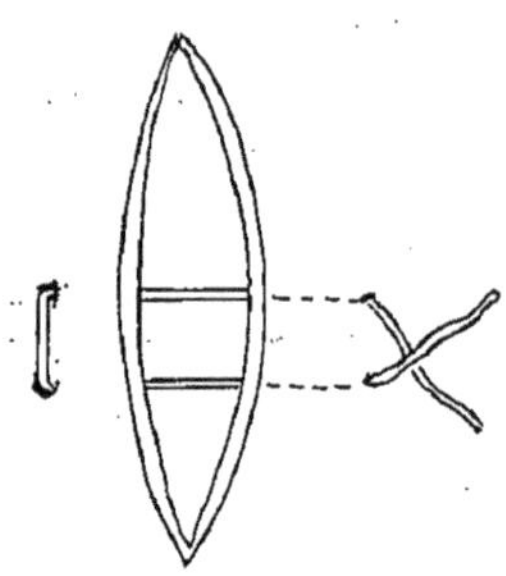

Fig. 144. — Suture en U.

2° Suture en capiton. — L'aiguille traverse les deux lèvres et passe par le milieu un fil double ; un petit rouleau de gaze est mis dans l'anse, les deux chefs sont noués sur un rouleau identique (fig. 143).

3° Suture en U — Ces deux variétés de suture (2° et 3°) ont pour objet de rapprocher les tissus profondément ; des points superficiels les compléteront (fig. 144).

B) Sutures continues.— *Suture en surjet.* — Cette suture

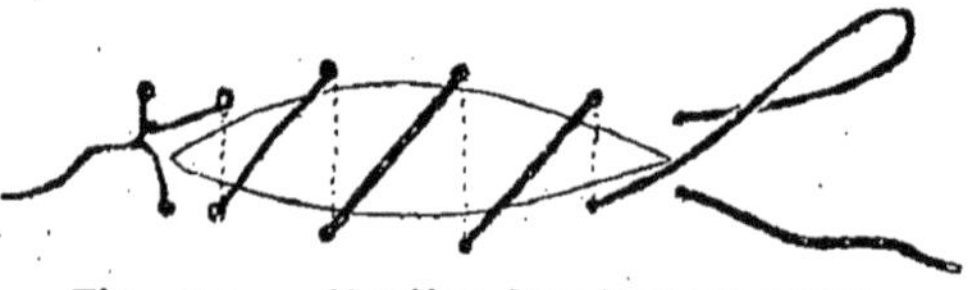

Fig. 145. — Manière d'arrêter un surjet.

se fait avec un seul fil assez long ; un nœud initial fixe le surjet, un des chefs restant très long, et l'on coud sans interruption, le fil étant tendu par l'aide pour ne pas relâcher la suture.

Pour arrêter le surjet, il suffit de nouer l'extrémité du fil

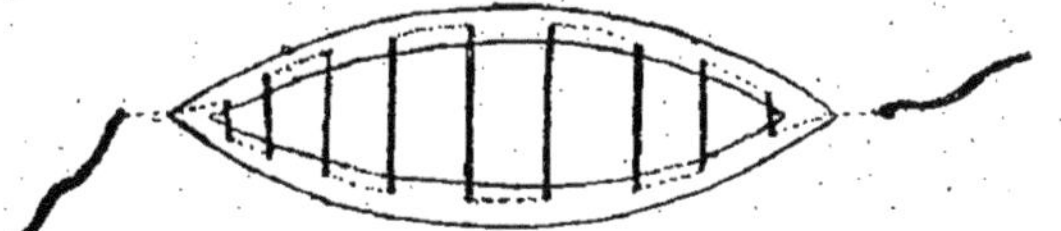

Fig. 146. — Suture intra-dermique.

avec une anse (fig. 145). Ces sutures, en général à fils perdus (plans profonds de la paroi abdominale, par exemple), se font au catgut qui est résorbable (8 ou 15 jours).

Suture intra-dermique. — Cette suture est réalisée par un

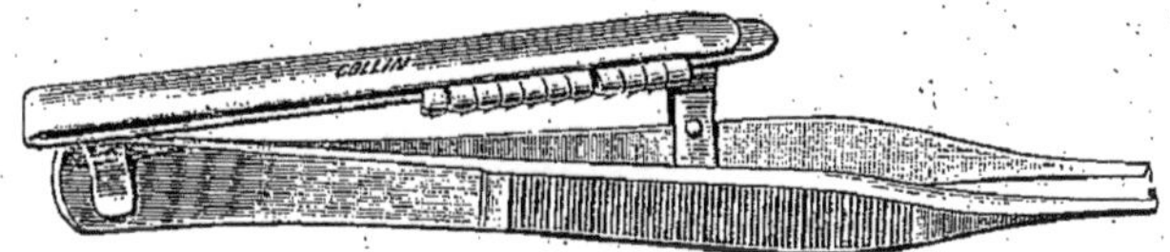

Fig. 147. — Pince avec magasin à agrafes.

surjet de soie ou de catgut fait avec une aiguille fine qui prend le derme éversé sur une épaisseur de 2 à 3 millimètres, elle a pour but de rendre les cicatrices peu visibles (fig. 146) (Pozzi). Pour arrêter, on fait un nœud avec un fil indépendant à la fin du surjet.

Réunion par pincement. — *Agrafes de Michel.* — Ces

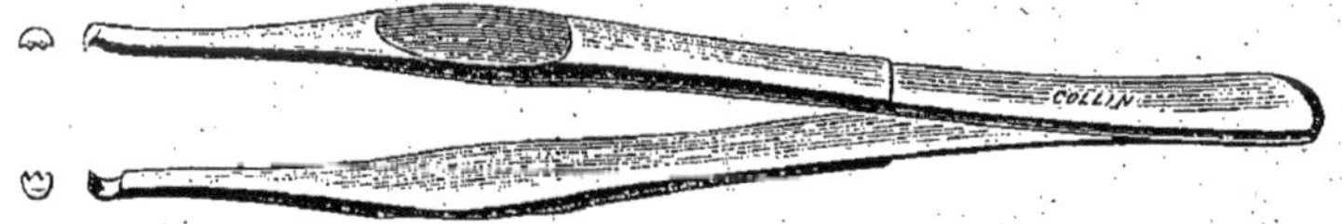

Fig. 148. — Pince porte-agrafes.

agrafes, rapidement posées, réunissent la peau par pression ; elles sont enfilées sur une lame portée par une pince tenue de la main gauche et qui sert à affronter (fig. 147) ; une pince à mors creux (fig. 148) les y saisit et les serre : l'agrafe se plie et les pointes pénètrent dans la peau (fig. 149).

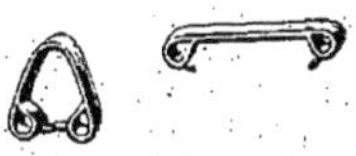

Fig. 149. — Agrafes de Michel.

On les enlève le 5e ou le 6e jour en les coupant ou en les tirant avec deux pinces.

MASSAGE

Le massage est un ensemble de manipulations destinées à faire résorber les exsudats et à rendre aux tissus leur souplesse.

Il est indiqué dans l'entorse, dans certaines fractures et dans certaines affections articulaires et musculaires (atrophies, lumbago...).

Précautions à prendre. — Pour faciliter le glissement, on enduit le membre de vaseline, d'huile, de savon, etc.; s'il existe des lésions cutanées, des ulcérations, il faut d'abord les traiter

Position. — Le membre doit être *immobile* et dans le *relâchement musculaire.* Pour l'avant-bras, le malade est assis et il repose le membre sur une table; pour le coude et l'épaule il est assis le bras pendant ou soutenu s'il y a de la douleur. S'il s'agit du membre inférieur, le malade est étendu sur un lit ou sur une chaise longue ; pour l'entorse (cas le plus fréquent et qui nous servira de type), le pied repose sur le genou du chirurgien assis en face du malade.

Technique. — Les manœuvres à réaliser peuvent être décomposées en quatre temps :

1° Effleurement. — Destiné à favoriser l'*absorption interstitielle* des produits épanchés, il consiste à passer légèrement sur le membre la pulpe des doigts, ou la main qui l'entoure en bracelet (fig. 150), en commençant à l'extrémité et en remontant vers la racine, dans le sens du courant veineux (massage centripète); on doit *dépasser largement* la région malade ; d'abord très légère, la pression augmente de plus en plus de façon à comprimer les muscles; fait avec soin, l'effleurement est très bien supporté dans les affections dou-

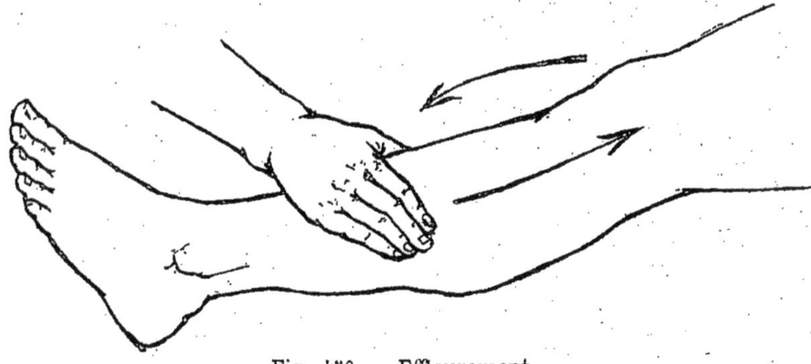

Fig. 150. — Effleurement.

loureuses et il doit constituer dans ce cas le temps principal; on commence à distance du point douloureux dont on se rapproche de plus en plus : la sensibilité s'émoussera.

II° Pressions. — Les pressions sont exercées avec la pulpe du pouce ou le talon de la main le long des muscles, des tendons, des synoviales pour les assouplir, en remontant toujours vers la racine du membre (fig. 151).

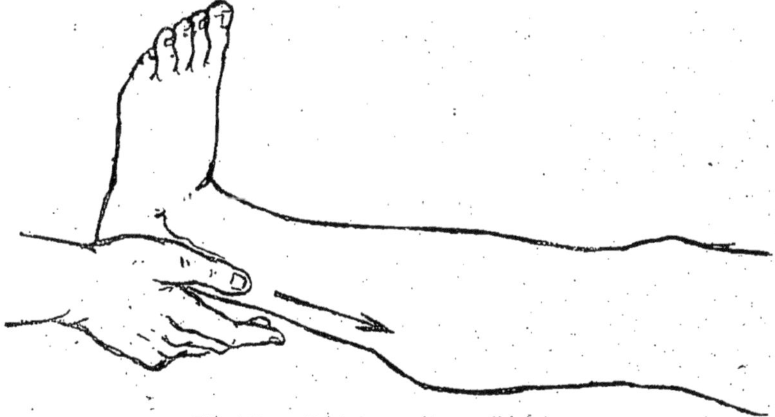

Fig. 151. — Pressions rétro-malléolaires.

Les ligaments articulaires seront l'objet de soins spéciaux (dans l'entorse surtout les ligaments péronéo-astragaliens).

III° Pétrissage. — On saisit à pleines mains le corps d'un muscle en y enfonçant les doigts (fig. 152), on le comprime et on le malaxe en commençant du côté de l'extrémité distale.

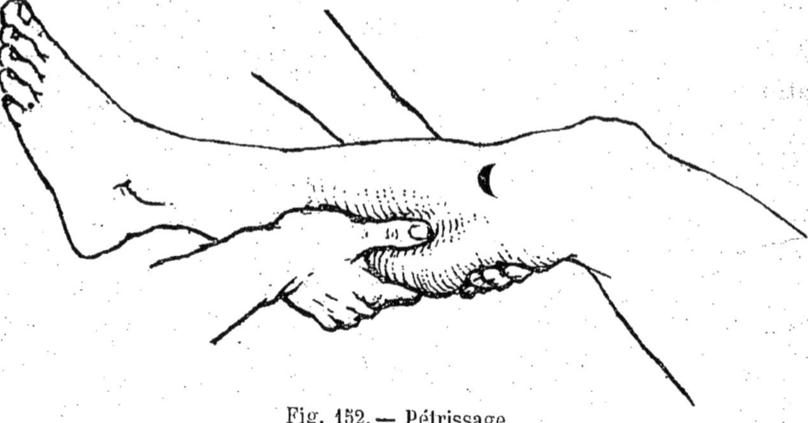

Fig. 152. — Pétrissage.

S'il s'agit d'un muscle long et grêle, d'un tendon, on le saisit entre les doigts et on le soulève : c'est le *pincement* (fig. 153).

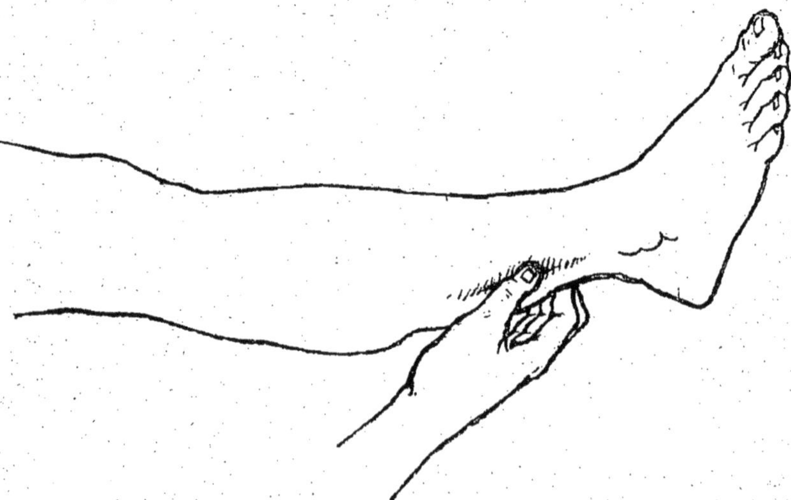

Fig. 153. — Pincement.

IV° Tapotement. — Des percussions répétées sont exécutées sur les muscles soit avec les doigts, soit avec le bord cubital de la main (fig. 154) (hachures), soit avec le poing.

Deux autres manœuvres complètent le massage :

a) *La mobilisation.* — Le membre toujours inerte est saisi par le chirurgien et, sans brusquerie, on mobilise l'articulation en s'arrêtant dès que les douleurs sont vives ; les articulations voisines ne seront pas oubliées.

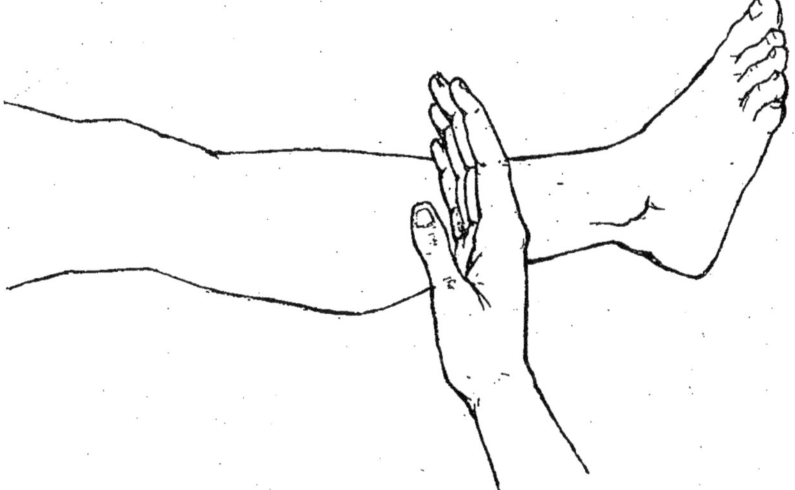

Fig. 154. — Tapotement.

b) *Les contractions volontaires.* — Le groupe des muscles atteints doit travailler seul et les mouvements doivent être très lents pour avoir leur maximum d'effet utile ; les fléchisseurs et les extenseurs seront particulièrement surveillés ; à l'épaule ce sera le deltoïde; les diverses manœuvres consistent à s'opposer à l'action du muscle; ainsi pour le triceps sural, on appuie avec la main sur la face plantaire et on ordonne au malade de faire l'extension du pied.

Ces manœuvres dureront de quinze à vingt minutes, elles seront *graduées suivant la douleur*, et l'on fera une ou deux séances par jour. Dans l'intervalle des séances, s'il s'agit d'une entorse, on fera de la compression avec un bandage ouaté, et le malade marchera dès que la douleur le permettra.

PREMIERS SOINS A DONNER A UNE FRACTURE

Tout membre atteint de fracture doit être traité avec le plus grand soin : éviter toute secousse, examiner avec douceur, transporter après avoir immobilisé d'une façon provisoire le membre pour éviter les accidents, telles sont les règles élémentaires.

Au membre supérieur, une simple écharpe de MAYOR (voir page 67), une gouttière en fil de fer coudée, suffisent.

Au membre inférieur, le malade ne peut marcher, il faut : 1° le relever, 2° le transporter à l'aide d'un appareil improvisé, 3° le coucher.

1° Pour *relever* le blessé, un aide vigoureux soulève le malade, tandis qu'un autre (le plus expérimenté) s'occupe du membre ; il le saisit à pleines mains, une main au-dessus, l'autre au-dessous du foyer de la fracture de façon à porter le membre en évitant tout mouvement ; à un signal donné, ces divers aides manœuvrent parallèlement.

Le malade ainsi relevé est mis sur un appareil qui permet de le transporter ; bien souvent même, avant de relever le blessé, on appliquera un appareil d'immobilisation provisoire du membre.

2° Le *transport* du malade se fait à l'aide d'un brancard,

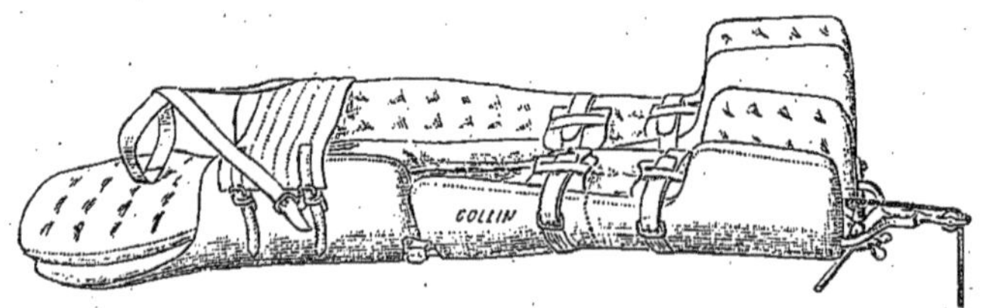

Fig. 155. — Gouttière de Bonnet.

d'une gouttière de BONNET (fig. 155), d'une porte, comme le fit POTT pour lui-même ; mais pour éviter les douleurs et les accidents, il est nécessaire d'appliquer un appareil qui sera improvisé si l'on se trouve loin de tout secours.

Une gouttière en fil de fer (fig 156) rectiligne, garnie d'ouate surtout sous le tendon d'Achille pour soulager le talon, est excellente pour les fractures du membre inférieur; l'appareil de SCULTET n'est plus guère employé ; les appareils de fortune sont nombreux : des liens (mouchoirs, bandes...)

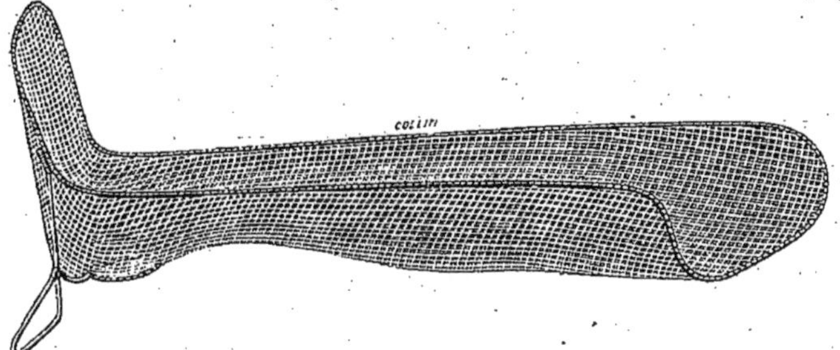

Fig. 156. — Gouttière en fil de fer pour jambe et cuisse.

peuvent unir le membre malade au membre sain qui forme attelles, des planches suffisamment longues et matelassées, un store replié des deux côtés en gouttière, un fourreau de baïonnette, un fusil peuvent former un soutien provisoire, ainsi qu'une gouttière de carton mouillé, un long oreiller creusé en gouttière.

Les porteurs devront ne pas aller au pas; s'il s'agit de monter ou de descendre un escalier, les jambes seront situées toujours plus haut que la tête.

3° Pour *coucher* le blessé, mêmes précautions que pour le relever; le malade sera déshabillé avec douceur, le pantalon, les bottes seront coupés ; le lit sera bien horizontal, assez dur, un cerceau empêchera les couvertures de fatiguer le membre.

La fracture sera ensuite RÉDUITE, c'est-à dire que l'on rendra à l'os cassé sa forme et sa longueur, par l'*extension* sur le fragment inférieur, la *contre-extension* à la racine du membre et la *coaptation* faite au niveau du foyer de la fracture.

La CONTENTION des fragments sera assurée par l'immobilisation du membre (appareil plâtré, extension continue) ;

ou bien encore certaines fractures relèveront du massage et de la suture.

Dans le cas de fracture *ouverte*, la désinfection du foyer sera de toute nécessité.

Tableau succinct du traitement des principales fractures

Fractures du crâne. — Repos absolu, désinfection des orifices de la face (désinfecter la plaie de la voûte ; trépanation si enfoncement, si hémorragie et hématome intra-cranien, si accidents cérébraux localisés, etc.).

Fractures de la face. — *Maxillaire supérieur :* immobilité des mâchoires, fronde; s'il y a déplacement, réduire et appareil approprié.

Maxillaire inférieur : réduire et contenir par fronde ou appareil de MARTIN, ligature osseuse ; antisepsie buccale.

Fractures du rachis. — Immobiliser dans une gouttière de BONNET. Combattre rétention d'urine, infection urinaire et constipation. S'il y a déplacement des fragments et troubles médullaires, extension continue, trépanation.

Fracture de côtes. — Immobiliser le thorax avec bandage de corps ou large bande de diachylon; immobiliser dans une écharpe le bras correspondant. Veiller aux complications pulmonaires.

Fractures du bassin. — Immobiliser au lit (planche sous matelas, gouttière de BONNET). Extension continue si ascension d'un côté. Veiller aux complications vésico-urétrales.

Fractures de la clavicule (partie moyenne). — Réduire en attirant les épaules en haut et en arrière ; puis écharpe de MAYOR ou bien bande plâtrée soutenant l'avant-bras fléchi et passant sur l'épaule. On peut encore tenir le malade au bord du lit, le bras pendant hors du lit. Immobiliser vingt à vingt-cinq jours.

Omoplate. — Immobiliser le membre supérieur par une écharpe de MAYOR, masser de bonne heure.

Humérus. — *Tête*: massage et écharpe en dehors des séances.

Col chirurgical et diaphyse: appareil de HENNEQUIN (30 jours) (fig. 100), puis écharpe et massage.

Fracture de l'extrémité inférieure (sus-condylienne): appareil de HENNEQUIN. Chez les *enfants* : réduire avec anesthésie, plâtré à angle droit pendant dix jours, puis écharpe et massage.

Autres fractures intra-articulaires : écharpe, coude à angle droit, massage.

Olécrane. — Tenir le malade au lit, bandage ouaté compressif, membre en extension.

Au 4me jour, massage et attelle (bois ou plâtre) antérieure (toujours en extension) avec une bande pressant obliquement sur le fragment supérieur.

Au 10me, commencer à mobiliser en soutenant le fragment supérieur ; au 20me, supprimer l'attelle ; suture si écartement de plus de 2 centimètres et si asepsie sûre.

Avant-bras (partie moyenne). — Réduire par l'extension et les pressions directes. Gouttière plâtrée en demi-pronation (fig. 98) laissée vingt jours ; massage consécutif.

Extrémité inférieure du radius. — Réduire en pressant avec les pouces sur le dos du fragment inférieur, ajouter la flexion du poignet et l'adduction de la main ; puis gouttière plâtrée (fig. 96) laissée quinze jours ; massage et bains locaux ;

la supprimer au 25me. Si pas de déplacement, écharpe et massage.

Fémur. — *Extrémité supérieure :* chez le *vieillard* : massage, garder le lit dix jours ; faire marcher ensuite avec des béquilles.

Chez l'*adulte* : extension continue pendant deux mois.

Diaphyse : extension continue (appareil de TILLAUX ou de HENNEQUIN, fig. 106-107) pendant cinquante jours ; mobiliser le genou et le cou-de-pied pendant ce temps. Ne pas se lever avant trois mois.

Extrémité inférieure : appareil de HENNEQUIN ; masser de bonne heure ; suture dans certains cas.

Rotule. — *Petit écartement :* Membre en extension dans une gouttière plâtrée (attelles de MAISONNEUVE) ou attelle en bois de BŒKEL ; compression ouato-caoutchoutée du genou (tours obliques pour rapprocher les fragments) ; puis massage de chaque côté de la rotule, sans enlever la gouttière et sans oublier le triceps ; au 20me jour on commencera à mobiliser le genou en enlevant la gouttière et en soutenant les fragments ; marche au 45me.

Ecartement de plus de 2 centimètres : adulte vigoureux : asepsie sûre, suture.

Fracture de jambe. — Réduire par extension : pied à angle droit sur la jambe, crête du tibia prolongeant le 1er espace intermétatarsien. Plâtré de MAISONNEUVE (fig. 94) ou gouttière de HERGOTT pendant quarante jours au moins. Marche au 60me. Si déformation angulaire rebelle : suture.

Fracture des malléoles. — *Fracture de Dupuytren* (bimalléolaire par abduction) : réduire très correctement (quelquefois, anesthésie, incision nécessaire), puis attelles plâtrées de

MAISONNEUVE (fig. 94) pendant quarante jours ; surveillance de tous les jours. Marche permise au 60me.

Autres fractures malléolaires : si pas de déplacement du pied : repos, massage, bains chauds, bande roulée.

Astragale. — Réduction possible : gouttière plâtrée pendant trente jours et puis massage.

Réduction impossible : extirpation.

Calcanéum. — Immobiliser dans une gouttière (1 à 2 mois), puis masser.

Métatarsiens et phalanges des orteils. — Pas de déplacement : repos et massage.

Déplacement : réduire et maintenir par de petites attelles dorsale et plantaire (20-25 jours).

Métacarpiens. — Pas de déplacement : bande et massage.

Déplacement : réduire, maintenir par deux attelles en bois matelassées ; vérifier tous les deux jours ; masser de bonne heure.

Phalanges. — Immobiliser pendant une quinzaine de jours avec une petite attelle en carton ; masser et mobiliser ensuite.

THERMOCAUTÉRISATION

Définition. — Procédé de révulsion, de diérèse, ou de destruction des tissus par application d'une lame métallique portée et maintenue en incandescence.

Indications. — La thermocautérisation est employée comme méthode de *dérivation* ou de *révulsion* : dans certains états inflammatoires (arthrites chroniques, tumeurs blanches, tuberculose pleuro-pulmonaire ; — dans les névralgies (sciatique, lumbago...).

Comme procédé de *diérèse* : dans la section de certains pédicules vasculaires, où l'on utilise les propriétés hémostatiques de ce mode de cautérisation (kystes de l'ovaire, tumeurs, etc.).

Comme procédé de *destruction des tissus* : dans le traitement des verrues, papillomes cutanés, du molluscum pendulum, des nodules du lupus ; dans l'*anthrax*, dans le traitement des foyers gangréneux du noma, même dans le traitement des ulcères atones de la cornée, la thermocautérisation joue un rôle de désinfection qui est le corollaire de la destruction des tissus.

Ces propriétés désinfectantes sont utilisées aussi avec plus ou moins de succès dans le traitement des morsures par animaux enragés ou venimeux, ou des plaies anfractueuses, suspectes.

Instruments. — Rappelons en passant les *cautères dits*

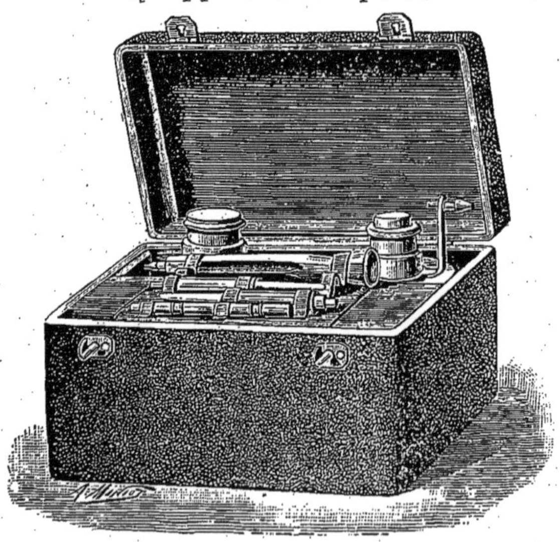

Fig. 157. — Boîte à thermocautère.

actuels, usités autrefois, instruments en fer de formes bizarres que l'on portait au rouge dans un réchaud de charbon. Le crochet à strabisme utilisé par les oculistes pour la minuscule cautérisation nécessitée par certains ulcères de la cornée en est le seul vestige.

L'unique instrument employé de nos jours est le *thermocautère de* PAQUELIN. Son principe consiste à maintenir à l'incandescence une chambre de platine par la combustion d'un mélage en proportions déterminées d'air et de vapeurs d'hydrocarbure.

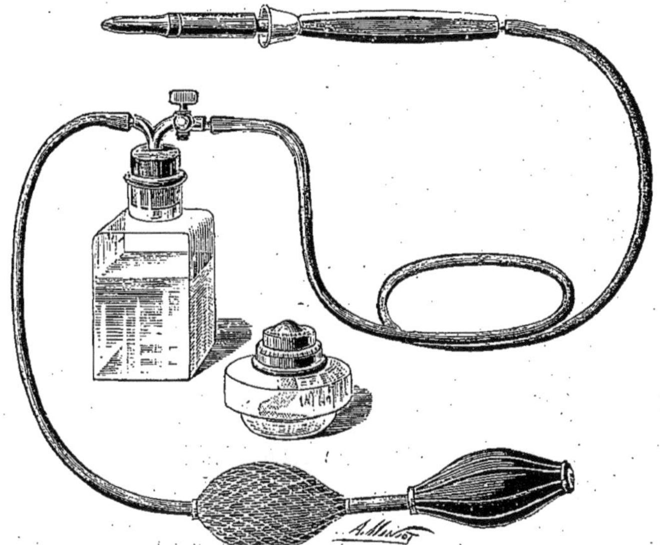

Fig. 158. — Cautère monté.

Il comprend donc trois parties essentielles (fig. 158) :

Un couteau de platine ;

Un réservoir d'essence ;

Une soufflerie.

Couteau de platine (1). — Chambre creuse en platine, de forme et de dimensions variables. Cette chambre est montée à l'extrémité d'un tube en cuivre nickelé qui augmente la

(1) Peut être construit en bronze d'aluminium.

capacité de la chambre de combustion, et présente, à son autre extrémité, deux fentes latérales pour l'issue des produits de combustion (fig. 159).

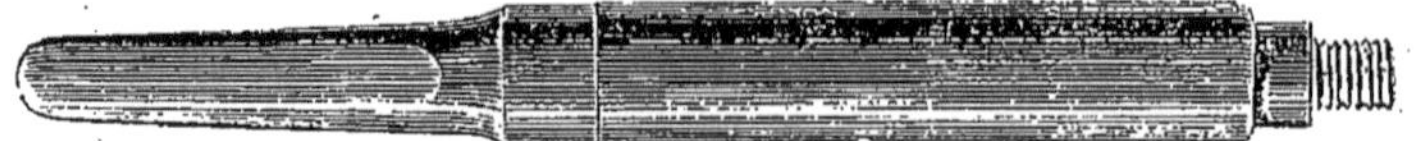

Fig. 159. — Couteau ordinaire.

L'ensemble se monte, par le moyen d'un pas de vis, sur un manche isolateur, qui permet de manier l'instrument porté au rouge. Ce manche est traversé longitudinalement, selon son axe, par un tube métallique sur lequel se visse le couteau de platine.

Réservoir à essence. — Flacon quadrangulaire, muni d'une armature métallique portant un crochet mousse qui permet d'accrocher le récipient à un bouton, à une boutonnière, à une poche.

Ce flacon est *rempli au tiers* d'essence minérale, à 700 ou 720 degrés (au densimètre à pétrole).

Il est muni d'un bouchon traversé par une double tubulure métallique servant à l'amenée de l'air et à la sortie du mélange d'air et de vapeurs carburées. La tubulure de sortie est munie, dans les modèles récents, d'un robinet dit *doseur-mélangeur*, dont la manœuvre est très précieuse et très importante pour assurer dans des conditions parfaites la combustion du mélange et l'incandescence du platine.

Soufflerie. — C'est une poire de RICHARDSON, comprenant une poire à compression, munie d'une soupape pour l'entrée de l'air et d'un ballon élastique, entouré d'un filet, destiné à régulariser et à rendre continu le débit de l'air envoyé par des pressions intermittentes de la poire à compression.

Mise en marche. — La soufflerie possède un tube en caoutchouc qui vient s'adapter au téton dont est munie la branche adductrice du réservoir à essence. Au téton de la tubulure de sortie s'adapte un tube de caoutchouc dont l'autre extrémité se fixe sur le tube du manche isolant.

Le récipient est accroché aux vêtements de l'opérateur. La main gauche de celui-ci saisit la poire de la soufflerie, sans la manœuvrer encore. La main droite saisit le couteau porté sur son manche, et en présente la pointe à la flamme d'une lampe à alcool ou d'un bec de gaz (bec Bunsen si possible).

Au bout de quelques instants, la lame de platine commence à rougir légèrement. Alors, et seulement alors, on donne un ou deux coups de poire qui envoient un commencement de mélange gazeux dans la chambre de combustion. La lame de platine rougit aussitôt dans toute sa longueur, en faisant entendre un bruissement spécial, qui indique que la combustion s'opère.

C'est le moment, pour avoir une *incandescence régulière et soutenue*, de manier le robinet doseur-mélangeur. Quelques tâtonnements indiquent rapidement l'ouverture du robinet qui assure le passage d'un mélange avec des proportions telles et à une pression telle que la combustion se fasse d'une manière parfaite. La position du robinet ainsi déterminée, il suffit de donner un seul coup de poire de temps à autre, à intervalles assez espacés, pour maintenir l'incandescence sans arrêt.

Cette manœuvre est un progrès considérable sur les anciens modèles où n'existait pas le robinet doseur, et où l'on maintenait seulement l'incandescence par une série de coups précipités de la soufflerie. Il arrivait alors ou que la pression était dépassée, le ballon élastique éclatait parfois, ou le bouchon du réservoir à essence sautait ; le moindre encrassement du couteau de platine, la moindre modification dans la quantité de l'essence, ou sa température, était une entrave absolue au fonctionnement de l'appareil dont on ne pouvait parvenir à déterminer et à maintenir l'incandescence.

L'incandescence obtenue, on peut la graduer de façon très précise, de manière à obtenir le *rouge sombre* (hémostatique) ou le *rouge blanc* (douleur moins vive) (1).

Opération. — L'appareil une fois en marche est utilisé différemment suivant le but que l'on poursuit.

Pointes de feu. — Généralement superficielles. Série d'attouchements rapides, disposés en rangées parallèles, sur les téguments de la région choisie (coude, genou, épaule, dos, régions sus ou sous-claviculaires, etc.).

Raies de feu. — Superficielles également ; tracées le long du membre inférieur parallèlement au trajet du sciatique.

Ces interventions sont suivies d'applications de vaseline stérilisée ou d'une lame de gaze stérilisée. Ce petit pansement sera renouvelé les jours suivants.

Cautérisation transcurrente. — Utilisée pour désinfecter un foyer septique (anthrax, noma, gangrène gazeuse). La pointe du thermocautère est plongée perpendiculairement et profondément, par transfixion, dans les tissus malades. On décrit ainsi autour de la base de l'anthrax ou du foyer septique une couronne de pointes de feu profondes.

Diérèse — Se fait par petits coups successifs de thermocautère, et non d'une seule venue, comme avec le bistouri.

Lorsqu'un chirurgien se sert du thermocautère au cours d'une opération, sur un malade endormi au chloroforme ou à l'éther, les aides chargés de préparer et de présenter le thermocautère mis en marche à l'opérateur ne doivent pas négliger de prendre certaines précautions.

Un linge humide d'assez grandes dimensions, une serviette

---

(1) Signalons les cautères à manche carburateur, dans lesquels le réservoir à essence est supprimé.

par exemple, sera tendue verticalement en avant du chloroformisateur et de la tête du malade, au niveau du cou ou de la poitrine de ce dernier. Cette serviette fait écran et empêche les vapeurs d'éther ou de chloroforme de diffuser et d'aller s'enflammer au contact de la lame rougie de l'instrument tenu par le chirurgien. On évitera ainsi de graves accidents.

Enfin, l'aide qui présente le thermocautère à l'opérateur ne négligera pas d'entourer le manche de l'instrument d'une compresse aseptique qui protégera les mains du chirurgien contre toute souillure.

Nettoyage de l'instrument. — Après chaque opération, le cautère sera nettoyé avec soin. Avant de le laisser éteindre, il sera porté au rouge vif par quelques insufflations rapides, et en disposant convenablement le robinet doseur, puis on enlèvera brusquement le tube en caoutchouc adducteur d'essence. Cette manœuvre a pour but de brûler complètement les particules de carbone qui ont pu se déposer à l'intérieur de la chambre de platine.

Extérieurement, la lame du couteau sera nettoyée, après refroidissement, avec un linge mouillé.

Si, malgré ces précautions, l'instrument venait à s'encrasser, on le chaufferait au rouge vif pendant deux ou trois minutes, dans la flamme d'un bec Bunsen, ou au moyen du chalumeau annexé à la lampe à alcool et actionné par la soufflerie du thermocautère.

Incidents et accidents. — En procédant méthodiquement comme nous l'avons indiqué, on n'éprouvera jamais de surprise dans le maniement du thermocautère Les seuls accidents qui puissent survenir sont des brûlures trop profondes ou trop étendues, ou encore la brûlure de tissus que l'on ne voulait pas soumettre à la cautérisation. Ceci ne survient que pour certaines régions; en s'entourant de certaines précautions, en se servant par exemple d'un spéculum de FERGUSSON lorsque l'on veut cautériser le col utérin, on évitera la brûlure des parois du vagin.

Autres applications. — ANTHRAX. — Le traitement de l'anthrax doit être hâtif et énergique surtout pour les anthrax de la face ; pour les autres, les douleurs, la tendance à la diffusion fixeront les indications.

Si l'anthrax est petit, une incision cruciale avec le couteau porté au rouge sera suffisante. S'il est volumineux, on devra endormir le malade : la tumeur sera fendue avec le thermocautère et l'on creusera dans la masse des rayons profonds distants de 2 centimètres qui divergent du centre ; la périphérie sera lardée de pointes de feu pénétrantes.

Pansement humide au sublimé à 1 p. 4000.

CHARBON. — La pustule sera extirpée avec le couteau porté au rouge sombre, puis on débridera tout autour les tissus œdématiés.

On peut y adjoindre la méthode VERNEUIL : injections iodées (solution à 2 p. 100) ; matin et soir, on fait dans la zone œdémateuse huit à dix injections hypodermiques de dix gouttes chacune.

GALVANOCAUTÉRISATION

Définition. — Procédé dans lequel la cautérisation se fait au moyen d'un fil ou anse métallique porté au rouge par le passage d'un courant électrique.

Indications. — Procédé de choix pour les cautérisations à faire dans les régions profondes : amygdales, pharynx, larynx, fosses nasales, oreille, vagin, utérus. Très employé par les dermatologistes (lupus).

Présente cet avantage sur le thermocautère que l'instrument est introduit à froid (ce qui évite le rayonnement, la brûlure des tissus voisins), et mis exactement au contact du point à cautériser, et n'est porté à l'incandescence qu'à ce moment précis. Il peut de même être éteint avant d'être retiré.

De plus, les anses du galvanocautère sont infiniment plus ténues et plus fines que les plus fines pointes du thermocautère.

Instruments. — Une anse de platine, de forme variable et interchangeable, s'adapte sur un manche isolant, traversé par deux conducteurs métalliques en relation, au moyen de fils, avec les pôles d'une pile, d'une batterie, ou mieux d'un accumulateur (fig. 160).

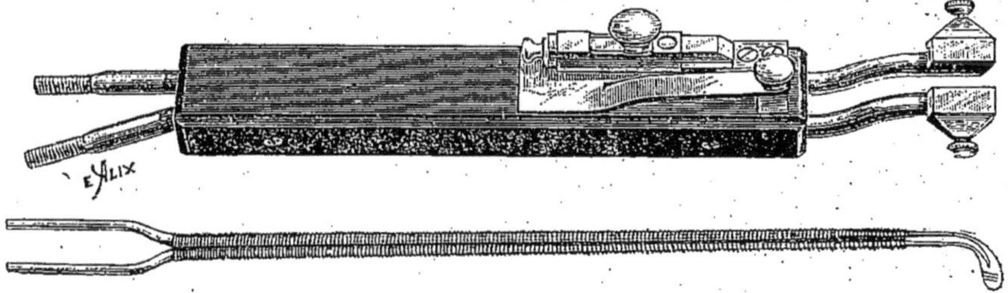

Fig. 160. — Galvanocautère.

Le manche est muni d'un *interrupteur de courant* qui permet de lancer celui-ci dans l'anse galvanique, ou de l'arrêter instantanément. L'incandescence est donc commandée à volonté et peut n'être produite qu'au moment voulu.

Nous jugeons inutile de décrire ici tout le matériel électrique, pile, batteries, accumulateurs, rhéostat, galvanomètre, indispensable au fonctionnement du galvanocautère.

Le rhéostat sert à graduer l'intensité du courant et en conséquence à obtenir le degré d'incandescence voulu.

Le maniement de l'instrument est des plus simples.

La pile est mise en fonctionnement. Les fils conducteurs sont fixés au manche isolateur que l'on munit de l'anse galvanique choisie. On s'assure que tous les contacts sont parfaits. Le pouce droit appuie sur la manette fixée au milieu du manche, qui commande l'interrupteur ; on s'assure ainsi que le courant passe, que son intensité est suffisante, et que l'anse est portée à l'incandescence au degré exigé. Une fois que l'on s'est assuré du bon fonctionnement de l'instrument, il ne reste plus qu'à l'introduire dans les cavités malades, à le porter au contact des régions à cautériser, et qu'à faire passer le courant pendant le temps nécessaire.

Un des inconvénients de cet instrument est le poids des appareils générateurs d'électricité, fort encombrants en général. Leur entretien est délicat et ménage bien des surprises quand l'appareil ne sert pas à un usage quotidien.

VENTOUSES

Définition. — Récipients hémisphériques en verre, que l'on applique sur certains points des téguments, après en avoir raréfié l'air, pour déterminer localement un afflux de sang.

Indications. — 1° Douleur : Point de côté dans la pneumonie, la pleurésie ; lumbago ou «tour de rein». Névralgies (intercostale, sciatique, etc.).

2° Etats congestifs ou inflammatoires de certains organes : Congestion pulmonaire, broncho-pneumonie, pneumonie ; néphrites aiguës.

3° Dyspnée : Dans les maladies des poumons, du cœur.

4° Soustraction ou récolte d'une certaine quantité de sang pour décongestionner plus vivement ou pour examen hématologique (ventouses scarifiées, cryoscopie du sérum).

5° Engorgement laiteux du sein (tire-lait).

Instruments. — *Principe.* — Le principe de la ventouse

est le suivant : faire affluer le sang dans les capillaires d'une région superficielle du corps, par diminution de la pression atmosphérique en ce point ; ce qui équivaut à une véritable succion ou aspiration locale.

La diminution de pression s'obtient en appliquant sur la peau des récipients dans lesquels on fait un vide relatif par divers procédés :

a) Par la chaleur (ventouses ordinaires) ;

b) Mécaniquement (ventouses Blatin, ventouse à pompe, ventouse Junod ; tire-lait).

Ventouses ordinaires. — Sorte d'ampoule ou de cloche en verre, présentant une ouverture circulaire assez étroite, à bords mousses et épais (fig. 161).

A défaut, on peut se servir de verres à boire à parois épaisses, ou de tasses.

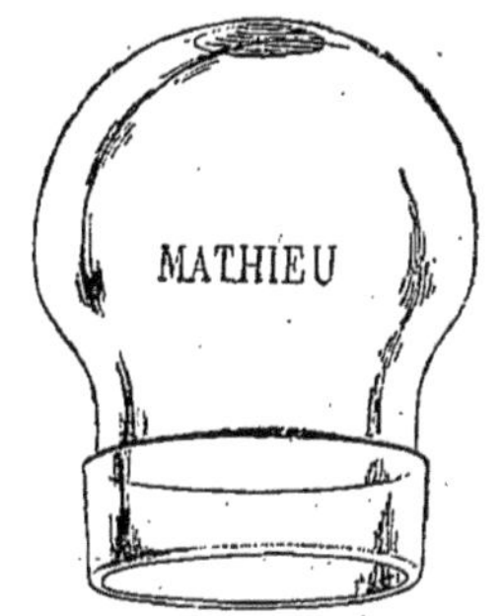

Fig. 161. — Ventouse en verre.

Ventouses mécaniques. *Ventouse Blatin.* — Demi-sphère simple, entièrement en caoutchouc ; ou ventouse en verre et caoutchouc, composée d'un cylindre en verre à bords mousses dont le fond est adapté à une large poire en caoutchouc. On fait le vide en comprimant la poire.

Peu puissante et dispendieuse, elle se détériore par manque d'usage.

Ventouse à pompe. — Peu répandue (fig. 162).

Ventouse Junod. — Produit un appel sanguin sur une surface tégumentaire très étendue : tout un membre, par exemple ; action très puissante, pouvant provoquer des syncopes, entre des mains inexpérimentées (fig. 163).

Cylindre métallique enveloppant tout un membre (botte

Junod), à la racine duquel s'applique un hermétique manchon élastique. On fait le vide au moyen d'une forte pompe aspirante, munie d'un manomètre qui permet de surveiller l'opération. Celle-ci doit être extrêmement lente dans tous ses temps (aspiration ou retour de l'air), pour éviter des syncopes.

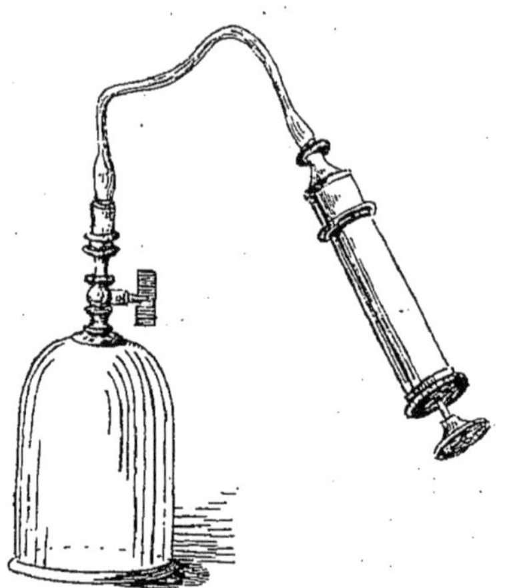

Fig. 162. — Ventouse à pompe.

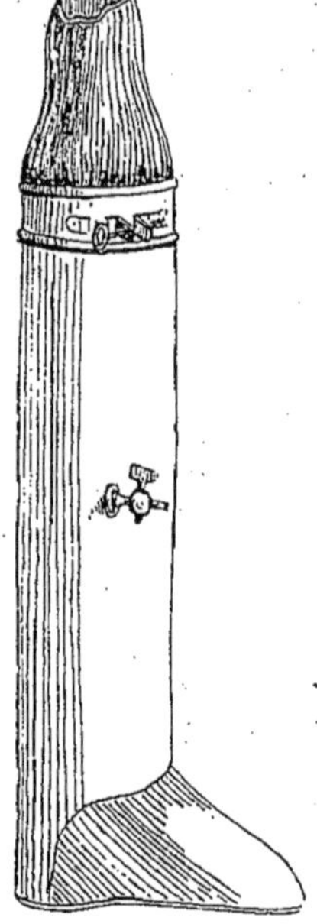

Fig. 163. — Ventouse de Junod.

Région. — Choisir des points offrant des méplats assez étendus : thorax, dos, lombes, fesses. Eviter les seins chez la femme. Chez les personnes trop maigres, les espaces intercostaux, creusés en gouttière, empêchent les ventouses de prendre. La région sera rasée au besoin.

Application. — Les ventouses sont *sèches* ou *scarifiées*.

Ventouses sèches. — Le malade est couché sur le dos ou sur l'un des côtés, suivant la région où doit se faire l'application. On raréfie l'air de la ventouse, soit en la chauffant un moment au-dessus d'une lampe à alcool, soit en introduisant dans la ventouse un tampon d'ouate imbibé d'alcool, enflammé, et porté sur une tige quelconque, soit en y introduisant un flocon d'ouate hydrophile finement dissocié à la main, que l'on enflamme et qui brûle rapidement sans laisser de résidu.

Le verre est ensuite rapidement appliqué sur les téguments de manière à ce que l'orifice porte sur tous ses points. La peau bombe à l'intérieur de la ventouse, où elle forme un dôme congestionné, rougeâtre, puis violacé.

Laisser en place quelques minutes (de une à cinq). Pour retirer la ventouse, la maintenir d'une main, en la faisant basculer légèrement. Le pouce de l'autre main déprime les téguments immédiatement au-dessous du rebord mousse de la ventouse qui se détache en produisant un bruit spécial dû à la pénétration de l'air.

Ventouses scarifiées. — Produisent une saignée locale dont l'importance est en rapport avec le nombre de ventouses appliquées.

Commencer par aseptiser la région. (Voir : *Champ opératoire*).

Appliquer, comme précédemment, en nombre voulu, des ventouses sèches que l'on retire après deux ou trois minutes.

Puis on scarifie, au niveau de chaque ventouse, la surface rougie. Pour cela, de la main gauche, on tend la peau entre le pouce et l'index, pendant que la main droite armée d'une lancette, ou mieux d'un rasoir ou d'un bistouri aseptiques, qu'elle manie en archet de violon, trace une série d'incisions parallèles, superficielles, ne dépassant par le réseau capillaire, espacées de quelques millimètres, et au nombre de 6 à 8 pour chaque ventouse.

Ceci fait, on replace successivement chaque ventouse, à l'intérieur de laquelle le sang s'écoule en bavant. La coagulation ne tarde pas à se produire.

On détache alors les ventouses, on lave et on panse aseptiquement les petites plaies linéaires produites.

Scarificateur à ressort. — Toutes les incisions, au niveau d'une même ventouse, peuvent, grâce à cet instrument muni de 16 à 24 lames, être pratiquées simultanément, réduisant d'autant la douleur de chaque incision successive (fig. 164).

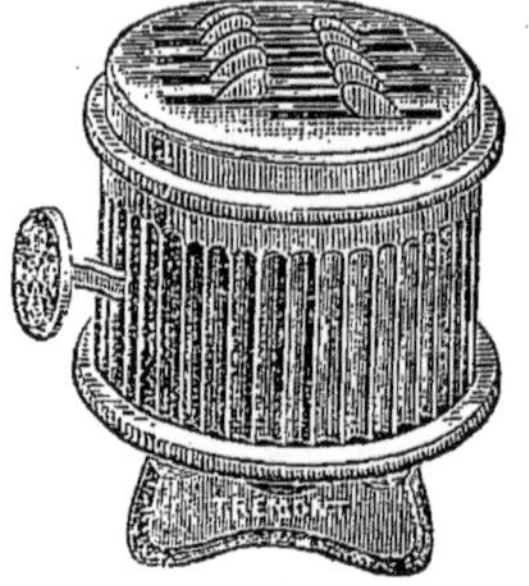
Fig. 164. — Scarificateur.

Les lames, circulaires, parallèles, sont montées sur un axe mis en rotation par un ressort. Le tout est enfermé dans un boîtier cylindrique dont le fond est muni d'une série de fentes linéaires où les lames s'engagent au moment du déclanchement.

Très pratique. La désinfection doit en être surveillée de très près et effectuée aussitôt après chaque opération.

Tire-lait. — Comme leur nom l'indique, ces instruments sont destinés à retirer le lait des seins mal conformés (mamelon ombiliqué), atteints de gerçures, ou menacés d'engorgement laiteux.

L'aspiration se fait tantôt par le moyen d'une poire en caoutchouc, dont on expulse l'air par compression, avant

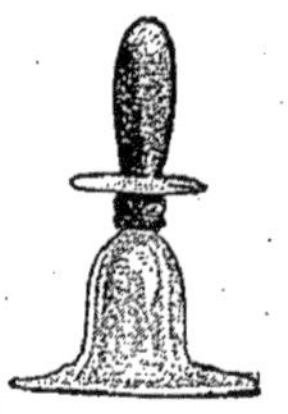
Fig. 165. — Bout de sein.

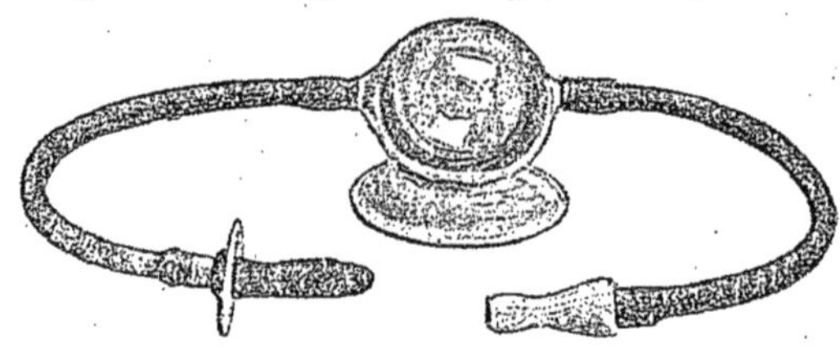
Fig. 166. — Téterelle biaspiratrice de Budin.

de l'appliquer, comme pour la ventouse Blatin, ou par aspiration directe : Bout de sein (fig. 165), téterelle de Bailly, téterelle biaspiratrice (fig. 166). Les figures ci-jointes nous dispenseront de plus longs développements.

Accidents des ventouses. — Brûlure de la peau. Mortification des téguments au cas de durée trop longue de l'application, ou de scarifications en quadrillage. Infection des téguments, lymphangite, etc., au cas de ventouses scarifiées.

SAIGNÉE

Définition. — Soustraction d'une certaine quantité de sang à l'économie dans un but thérapeutique.

Le plus souvent, la soustraction se fait par ponction d'une veine (phlébotomie) ; exceptionnellement par ponction d'une artère (artériotomie). La saignée ainsi pratiquée est dite *saignée générale* : la quantité de sang évacuée peut être considérable.

Dans d'autres cas, la soustraction sanguine se fait au niveau des réseaux capillaires superficiels que l'on ouvre par une série de petites incisions parallèles et peu profondes (scarifications, ventouses scarifiées), ou encore en appliquant des sangsues. La saignée ainsi pratiquée est dite *saignée locale* ; la quantité de sang ainsi extraite est habituellement peu abondante. Nous ne nous occuperons, dans ce chapitre, que de la saignée générale par phlébotomie.

Indications. — 1° Elle a pour but de *régulariser la tension sanguine : a)* hypertension artérielle : pléthore sanguine, congestifs ; *b)* hypertension veineuse : stase sanguine par asystolie.

2° Elle s'adresse aux *états congestifs de divers organes* (révulsion) :

a) Congestion cérébrale ; hémorragie cérébrale.

b) Néphrites aiguës congestives et hémorragiques.

c) Pneumonie œdémateuse ; pneumonie avec éréthisme circulatoire chez les pléthoriques.

d) Œdème aigu du poumon (brightisme, aortisme).

3° Elle permet la *soustraction de toxines ou de poisons :* Urémie, éclampsie, intoxication par l'oxyde de carbone.

Instruments. — Une lancette : courte lame à deux tranchants, terminée en pointe plus ou moins aiguë (grain d'avoine, grain d'orge), protégée par un manche à deux valves métalliques qui la recouvrent dans la position de repos (fig. 167).

Un bistouri, une sonde cannelée, une pince à dissection, au cas où il faudrait dénuder la veine.

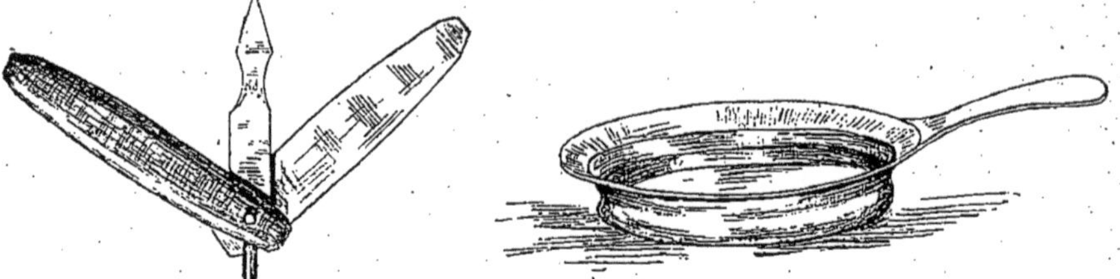

Fig. 167.— Lancette à saignée. Fig. 168.— Palette.

Une ou deux pinces à forcipressure, en cas d'hémorragie artérielle.

Un large récipient gradué pour recueillir le sang. On se servait autrefois de la *palette* (fig. 168), sorte de casserole plate, en étain, graduée en onces. Il en existe encore dans certains hôpitaux.

Une bande à ligature (bande de toile de $0^{m}04 \times 1^{m}50$ ou tube de caoutchouc de la même longueur) pour faire le bandage avant la saignée (bandage compressif destiné à faire saillir les veines).

Objets nécessaires au pansement fait après la saignée : compresses de gaze stérilisée, ouate hydrophile, bande de gaze ou de toile.

Région. — Partout où une veine assez volumineuse est accessible, c'est-à-dire superficielle.

La région d'élection est le pli du coude. Les veines y sont nombreuses, de calibre suffisant, à fleur de peau, et facilement dilatables.

On choisit de préférence la veine céphalique ou la médiane céphalique, dans le plan externe du bras, pour éviter la rencontre possible de l'artère humérale, située dans le plan interne. Mais on peut pratiquer la saignée sur toute autre veine de la région, suffisamment saillante, après avoir exploré attentivement ses rapports avec l'artère, afin d'éviter la blessure de celle-ci.

Opération. — Le malade peut être assis ou couché dans son lit, le tronc soulevé par des coussins. Des alèzes protègeront la literie ou les vêtements du malade contre les éclaboussures.

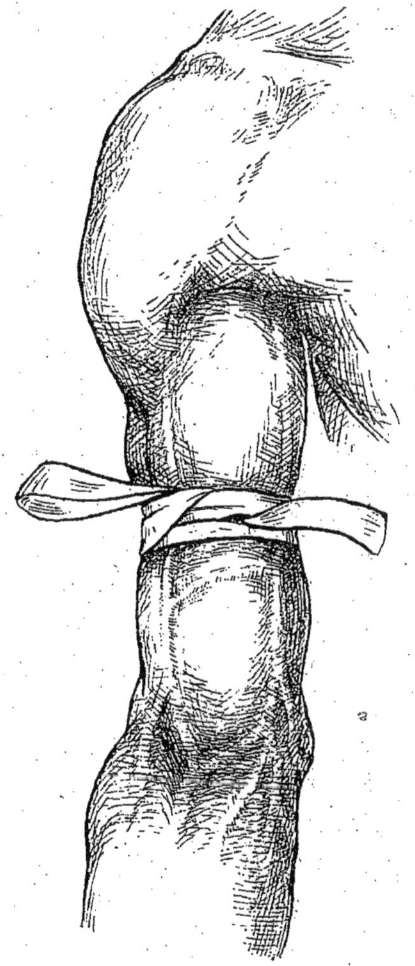
Fig. 169. — Bandage avant la saignée.

Asepsie de la région : savonnage, brossage, lavage à l'alcool, à l'eau bouillie ou à la solution de sublimé au 1/1000e.

Asepsie de l'opérateur.

Asepsie des instruments (ébullition).

Application de la bande constrictive du bras, à quelques centimètres au-dessus du pli du coude. Un seul tour de bande, et un nœud simple, dit en rosette, en laissant un chef très court, et un chef plus long sur lequel on tirera pour défaire rapidement le nœud et faire cesser la compression à la fin de la saignée (fig. 169).

La compression exercée par cette bande doit être savamment graduée : trop faible, elle ne fait pas saillir suffisamment les veines; trop forte, elle comprime l'artère, arrête la circulation au-dessous du point d'application, et aboutit au même résultat : défaut de gonflement des veines. La constriction doit être telle que le pouls radial du membre comprimé soit toujours nettement sensible.

Le degré voulu de compression et de gonflement des veines une fois obtenu, la veine choisie, le champ opératoire préparé, le chirurgien, placé à côté du malade, saisit de la main gauche l'avant-bras de celui-ci, qu'il met en extension sur le bras; le pouce est placé en avant, transversalement, dans le pli du coude, croisant la veine choisie dans laquelle il refoule le sang de bas en haut contre la bande constrictive, les parois de la veine ainsi comprimée sont très tendues et le vaisseau se dérobera moins sous la lancette. Les autres doigts, embrassant la face postérieure du membre, viennent tendre et immobiliser la peau du coude et l'empêcher de glisser sur les plans sous-jacents. Cette tension doit être calculée de façon à ne pas détruire les rapports de la peau avec les plans sous-jacents, sans quoi la ponction une fois faite, lorsque la peau sera abandonnée à elle-même, il n'y aura plus superposition de la plaie cutanée et de la plaie veineuse, cause d'échec.

La main droite saisit la lancette à demi-ouverte; la lame est maintenue, la pointe en avant, entre le pouce et l'index appliqués de part et d'autre du talon de l'instrument; les valves du manche viennent s'appliquer sur le bord radial de l'index. La main ainsi disposée vient prendre appui sur l'avant-bras du malade, à côté et un peu au-dessous du pouce gauche de l'opérateur, et la pointe de la lancette est abaissée vers la veine à ponctionner; la lame est disposée dans un *plan très légèrement oblique à l'axe de la veine.*

La veine est alors ponctionnée. La pointe de la lancette est poussée avec assez de force, mais d'un mouvement lent et progressif, à travers la peau qui résiste parfois et se laisse d'abord déprimer, puis à travers la paroi de la veine tendue dont on sent la légère résistance ; une sensation spéciale annonce ensuite que la lancette a crevé cette paroi ; à ce moment, ne pas retirer inmédiatement la lancette, sans quoi la plaie veineuse sera minuscule et donnera un filet de sang insuffisant. Il faut enfoncer encore un peu la lancette en continuant le mouvement de ponction, pour obtenir une incision plus large; ceci suffit avec la lancette à grain d'orge. Mais, le plus souvent, pour avoir une ouverture plus grande, on retire la lancette en faisant basculer son talon en arrière.

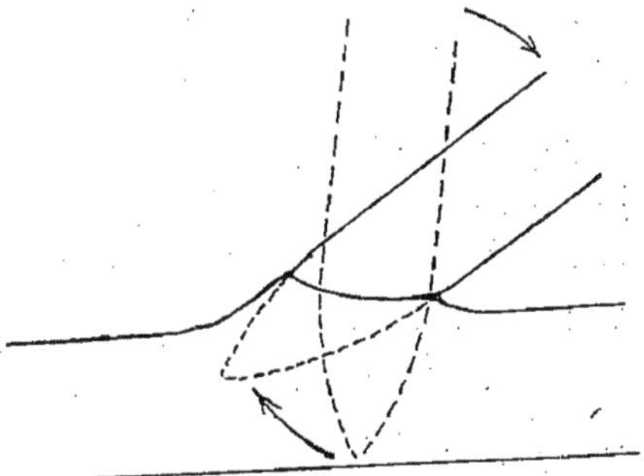

Fig. 170. — Schéma du mouvement de bascule de la lancette.

Dans ce mouvement la pointe s'élève, et le tranchant supérieur de la lancette va rencontrer la paroi supérieure de la veine, sur laquelle l'incision est ainsi prolongée et agrandie. C'est ce que l'on appelle l'*élévation* de la lancette (fig. 170).

L'incision qui résulte de cette série de mouvements doit être légèrement oblique à l'axe de la veine. Trop transversale, elle risquerait d'aboutir à une section incomplète du vaisseau avec rétraction des lèvres, d'où arrêt plus difficile de l'hémorragie et cicatrisation moins aisée. Trop parallèle, elle risque, au moindre déplacement de la peau, de n'être plus placée vis-à-vis de l'incision cutanée, d'où difficulté dans l'écoulement du sang.

Tout s'étant régulièrement passé, au moment où la lancette est retirée, le sang jaillit à une certaine hauteur; le jet, d'abord brusque et énergique, diminue ensuite, s'incurve et retombe dans le récipient gradué tenu par un aide. Le jet doit être continu, régulier, pas trop fort, de manière à ne pas soustraire trop rapidement le sang de la circulation du patient.

Le jet vient-il à faiblir, une bande roulée, ou un objet cylindrique quelconque, ou la main d'un aide sont placés dans la main du malade qui exécute une série de pressions rythmées, destinées à favoriser la circulation de retour et la sortie du sang.

On peut encore, dans le même cas, manœuvrer la bande constrictive, ou la faire manœuvrer par un aide qui arrive à régler sa pression dans les conditions optima pour obtenir un jet satisfaisant et régulier. Cette manœuvre sera grandement facilitée si l'on se sert comme lien constricteur d'un tube en caoutchouc, maintenu au degré de pression voulu soit par la main d'un aide qui en réunit les deux chefs, soit par une pince à forcipressure. Dès que la quantité de sang voulue (60 à 500 centimètres cubes) est extraite, on interrompt la saignée en enlevant rapidement la bande constrictive : si celle-ci est en toile, dénouer la rosette en tirant sur son chef postérieur (le chef le plus long) ; s'agit-il d'un tube en caoutchouc, il n'y a qu'à lever la pince à forcipressure qui le maintenait, ou à le faire lâcher par l'aide à qui il avait été confié.

La plaie est lavée au sublimé ; on applique une compresse stérilisée, un tampon compressif d'ouate, on fléchit à demi l'avant-bras sur le bras, et l'on applique le bandage après la saignée. (Bandage croisé antérieur du pli du coude, fig. 51).

Incidents et accidents.

I. Accidents mécaniques. — *Ponction ou saignée blanche.* — Lancette émoussée ; glissement de la peau sur les plans sous-jacents, permettant à la veine de fuir sous la lancette ; sujet trop gras. Pour y remédier, choisir une autre veine, ou dénuder la veine au bistouri. (Voir : *Injections intra-veineuses*).

Ecoulement insuffisant. — Compression incorrecte, à rectifier comme il a été dit plus haut, au moyen de la bande constrictive.

Défaut de parallélisme entre la plaie veineuse et la plaie cutanée. Rétablir par des mouvements de latéralité de la peau, ou dénuder la veine.

Lobules graisseux obturant l'incision cutanée; les enlever au moyen d'une pince à dissection.

Le *thrombus*, ou *infiltration sanguine* du tissu cellulaire sous-cutané, résulte souvent aussi de ce défaut de parallélisme.

Ouverture de l'artère humérale. — Annoncée par un jet énergique et saccadé de sang rutilant. Sera évitée par une exploration attentive de la région, avant d'opérer.

Si elle se produit, laisser couler avec sang-froid jusqu'à extraction de la quantité voulue de sang (sauf si le jet devient trop menaçant), puis serrer la bande constrictive pour arrêter l'hémorragie, agrandir l'incision au bistouri et placer sur le vaisseau lésé une pince à forcipressure en attendant de faire une ligature.

Piqûre d'un nerf. — Sans conséquence. Légère douleur momentanée, ne persistant généralement pas.

II. Accidents septiques. — Lymphangite ; phlébite ; laissent supposer une asepsie défectueuse. On ne doit plus avoir de pareils accidents de nos jours.

III. Accidents nerveux. — Syncope, soit par émotion, soit par écoulement trop rapide d'une quantité abondante de sang. Dans ce dernier cas seulement, interrompre la saignée, et au besoin faire une injection intra-veineuse de sérum artificiel ou, simplement, quelques injections de caféine ou d'éther.

SANGSUES

Définition. — Annélides buveurs de sang (ordre des Hirudinées) que l'on fait fixer sur les téguments ou les muqueuses de certaines régions, pour opérer une soustraction sanguine (saignée locale).

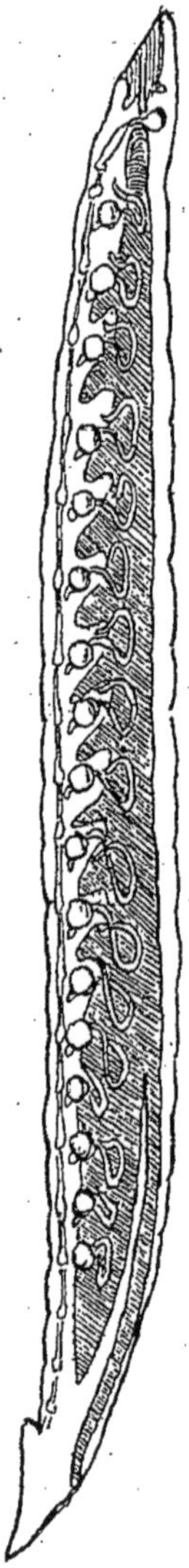

Indications. — Procédé plus désuet encore que la saignée générale. Utilisé pour amener (suivant le cas et suivant les rapports existant entre le point malade et le point d'application des sangsues) une action *dérivative* (application loin du point malade) ou une action *révulsive* (application près du point malade).

Mêmes indications générales que pour les ventouses sèches ou scarifiées.

Douleur ; congestion ou états inflammatoires de certains organes ; congestion ou hémorragie cérébrale au début (sangsues en grand nombre aux apophyses mastoïdes ou en petit nombre à l'anus) ; sangsues aux tempes dans l'iritis. Appel sanguin en certains points (anus, grandes lèvres) pour décongestionner le système hémorroïdaire.

Extraction de sang en vue d'examen bactériologique (procédé de la sangsue de LESIEUR).

Description.— A chacune des extrémités céphalique et caudale, la sangsue présente une ventouse qui lui permet d'adhérer aux objets sur lesquels elle s'applique et sert soit à sa locomotion, soit à sa nutrition (fig. 171).

Fig. 171. — Sangsue.

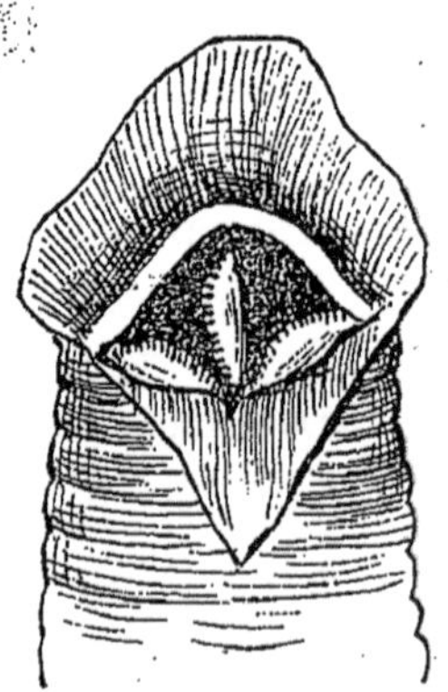

Fig. 172. — Bouche de la sangsue.

La ventouse céphalique répond à l'orifice buccal et à la

mâchoire de l'annélide. Cette mâchoire contient trois dents disposées suivant les rayons d'une circonférence (fig. 172). La morsure de l'animal crée une plaie étoilée qui laisse une cicatrice triangulaire également étoilée.

La bouche de la sangsue sécrète une substance qui s'oppose à la coagulation du sang et favorise l'hémorragie produite par la morsure. Il en résulte que cette hémorragie est parfois longue et difficile à arrêter.

Les espèces employées en France sont : la *sangsue verte* ou hirudo officinalis (verdâtre, à six bandes rousses et à ventre sans macules) ; la *sangsue grise* ou hirudo medicinalis (olivâtre, à six bandes rousses, à ventre maculé de noir et bordé d'une bande olivâtre) ; la *sangsue dragon* ou hirudo troclina (six rangées de points noirs sur le dos, ventre bordé d'une bande orangée).

Conserver les sangsues dans un grand bocal dont l'eau est courante, ou tout au moins changée tous les jours. Rejeter les sangsues qui ont déjà servi, ou ne les employer qu'après un dégorgement consciencieux et un séjour de six mois dans l'eau pure ; pour éviter de transmettre des maladies infectieuses d'un malade à un autre, il vaut mieux n'employer que des *sangsues vierges.*

Une bonne sangsue ne doit pas contenir de sang ; elle ne doit donc pas en laisser échapper quand on la comprime de la queue vers la tête.

Région. — Les sangsues peuvent s'appliquer en bien des points :

Sur la peau, dans des régions peu visibles (surtout chez la femme pour éviter des cicatrices désobligeantes) et loin des grosses veines ou des vaisseaux superficiels (lombes, abdomen, nuque, apophyses mastoïdes, tempes, grandes lèvres, haut des cuisses à leur partie interne).

Sur les muqueuses (anus, col de l'utérus, gencives...).

Application. — Avant de les appliquer, laisser les sangsues deux ou trois heures hors de l'eau pour les exciter à mordre. Puis les laver dans de l'eau distillée ou bouillie.

Raser s'il y a lieu, et toujours nettoyer par lavage la région où sera faite l'application. Puis sécher en frottant pour congestionner un peu la peau.

Disposer les sangsues dans un verre ou une ventouse ou une compresse légèrement creusée en entonnoir et maintenue dans le creux de la main ; s'il n'y a qu'une sangsue, la placer dans une carte à jouer roulée sur elle même en cylindre, puis appliquer le verre, la compresse ou la carte sur la région choisie et attendre que la ou les sangsues aient pris.

On laisse les sangsues se gorger de sang. Au bout de demi-heure à une heure, les unes après les autres, elles se détachent successivement. Si elles restaient cramponnées, on provoquerait leur chute en les saupoudrant de chlorure de sodium, de cendres, de tabac; rarement on est obligé de les sectionner avec des ciseaux au niveau de la tête, qui est laissée en place et se détache ultérieurement.

Entre le sang absorbé par elle et le sang écoulé après sa chute, une sangsue provoque une perte sanguine de 15 à 16 centimètres cubes en moyenne. Aussi n'en appliquera-t-on jamais plus de quatre chez les enfants, plus de vingt chez l'adulte. Leur nombre dépend de la région et de l'effet que l'on veut obtenir.

La sangsue tombée, si l'on veut respecter l'hémorragie on n'a qu'à laisser le sang s'écouler en bavant ; si l'écoulement menaçait de s'arrêter, on peut le favoriser par des applications de compresses humides tièdes.

Si l'on veut arrêter au contraire l'hémorragie, comprimer un moment les petites plaies avec un tampon de gaze stérilisée, saupoudrer de bismuth, de talc, et faire un pansement légèrement compressif qui suffit en général.

Prohiber l'amadou classique, insuffisamment aseptique.

Incidents et accidents. — Douleur (surtout chez les personnes nerveuses). Hémorragie persistante : s'assurer qu'un vaisseau superficiel n'est pas entamé ; dans ce cas, forcipressurer ou suturer ; appliquer des substances coagulantes en poudre (sulfate de fer, antipyrine, chlorure de calcium) ou en solutions imbibant des compresses.

Accidents septiques. — Erysipèle ; lymphangite ; inoculation de maladies infectieuses ; ces accidents seront évités par l'emploi de sangsues vierges conservées depuis longtemps dans l'eau pure.

Pénétration des sangsues dans les cavités naturelles. — Oblitérer l'anus au moyen d'un tampon d'ouate ; de même pour le col utérin si celui-ci est large, dilaté ; maintenir la sangsue dans un tube qui reste en place pendant toute la durée de l'application si la sangsue est destinée aux gencives (application répugnante et rare de nos jours).

Sangsues artificielles. — On désigne sous ce nom une va-

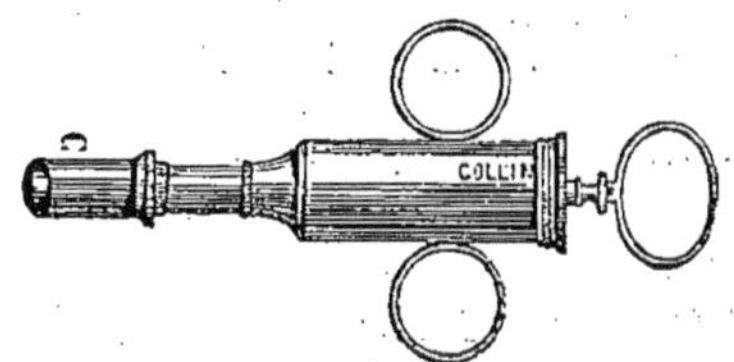

Fig. 173. — Scarificateur de Heurteloup.

riété de ventouses scarifiées. Les plus connues sont la ventouse HEURTELOUP et la ventouse COLLIN (fig. 173, 174, 175).

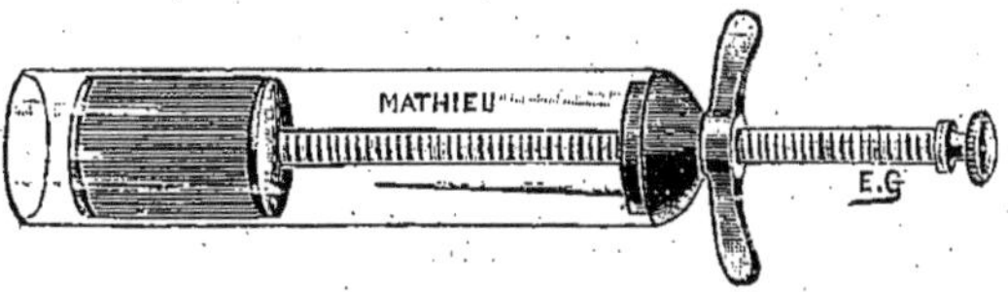

Fig. 174. — Ventouse temporale de Heurteloup.

L'une et l'autre comportent un scarificateur et une petite ventouse à pompe.

Le scarificateur se compose d'une rondelle creuse tranchante, véritable lame circulaire, mue par un axe hélicoïdal mis en rotation par le va-et-vient d'une pièce mobile qui se moule sur lui.

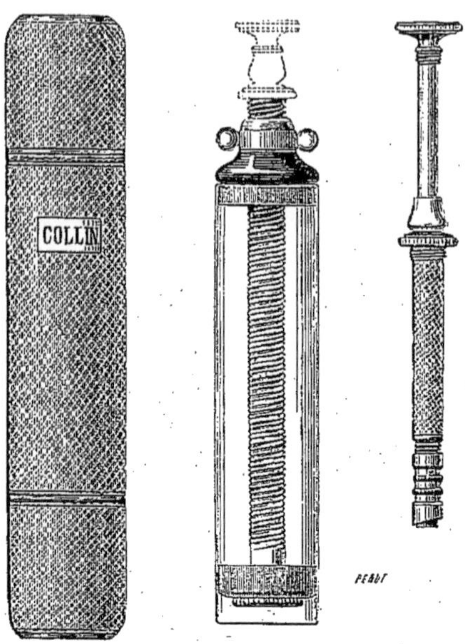

Fig. 175. — Ventouse et scarificateur de Collin, dans une boîte.

La scarification accomplie, on place sur la plaie la ventouse à pompe dont on soulève le piston qui est maintenu en place jusqu'au moment où l'on veut détacher l'instrument.

Ces instruments sont peu employés.

VÉSICATION

Définition. — Production, par irritation artificielle au moyen d'agents chimiques divers, d'une large phlyctène intra-épidermique dans un but thérapeutique ou diagnostique. (La zone de décollement correspond au corps muqueux de MALPIGHI).

Indications. — a) *But thérapeutique.* — On utilise les vésicatoires en vue d'obtenir de la révulsion ou de la dérivation, dans des états inflammatoires divers.

Dans la *pneumonie* (dérivation), au niveau des parois thoraciques, non pas au début, mais au déclin, au moment où commence la résolution et où l'oreille perçoit le râle crépitant de retour.

Dans la *pleurésie avec épanchement*, également au moment où la réapparition des râles et des frottements indique le début d'un travail de résorption. Appliqué plus tôt, le vésicatoire est inutile ou nuisible ; il peut servir à augmenter l'épanchement.

Dans la *pleurésie sèche*; dans la *tuberculose pulmonaire* au début (formes torpides apyrétiques, avec réaction pleurale marquée : frottements secs, craquements).

Dans les *méningites* (méningite tuberculeuse, méningites chroniques), vésicatoire de la nuque ou du cuir chevelu. Vésicatoire appliqué sur un bras ou sur une jambe (révulsion).

Dans les *névralgies* : gastralgie, névralgie sciatique, névralgie intercostale, etc.

La vésication suscite la production d'une leucocytose assez intense.

b) *But diagnostique.* — Epreuve du vésicatoire de ROGER. Cette épreuve consiste à recueillir la sérosité du vésicatoire et à faire un examen cytologique du culot obtenu par centrifugation.

Chez l'homme normal, la sérosité du vésicatoire contient des leucocytes dans les proportions suivantes :

Polynucléaires neutrophiles. . .	65 à 78 o/o
Mononucléaires	3 à 9 o/o
Eosinophiles	20 à 25 o/o

Dans les infections, notamment dans la tuberculose, le nombre des éosinophiles diminue considérablement :

Pleurésie tuberculeuse	11 à 17 o/o
Formes torpides de la tuberculose. . . .	7 à 15 o/o
Formes avancées	2 à 3 o/o

En même temps, le nombre des mononucléaires augmente et passe à 10-14 o/o (au lieu de 3-9 o/o).

Substances employées. — 1° *Vésicatoire cantharidien.* — Les *cantharides* sont des coléoptères (Meloe vesicatoria) qui renferment une substance vésicante, la *cantharidine.* On peut employer une solution huileuse ou chloroformique (au 1/100e) de cantharidine.

Le plus souvent, on emploie l'*emplâtre vésicatif* ou *vésicatoire.* Sur une toile cirée on étend une pâte emplastique composée d'un mélange de poix, de cire, d'axonge et de poudre de *cantharides desséchées.*

La cantharide a une action violente sur l'épithélium rénal, sur les muqueuses urinaires (vessie, urètre). Aussi l'emploi du vésicatoire cantharidien doit-il être proscrit chez les *enfants* dont les reins et surtout la vessie sont très susceptibles, et chez toutes les personnes dont le rein ou la vessie ont subi des atteintes pathologiques antérieures : brightiques, éclamptiques, albuminuriques, prostatiques, rétrécis, malades atteints de cystite.

Chez tous ces malades, au vésicatoire à la cantharide on substituera l'un des procédés suivants :

2° *Vésicatoires non cantharidiens.*— Les principaux sont : le vésicatoire à l'ammoniaque ; le vésicatoire au chloral ; le vésicatoire à l'iodure de méthyle.

Application et pansement d'un vésicatoire. — L'emplâtre vésicant est découpé aux dimensions voulues et largement saupoudré de camphre qui neutralise les effets génito-urinaires de la cantharide. La région où il doit être appliqué est savonnée et nettoyée à l'eau bouillie, puis séchée avec du coton hydrophile ou une compresse de gaze aseptique.

On découpe aux dimensions du vésicatoire une *mince* feuille de papier imbibé d'huile camphrée qui est appliquée sur la face active du vésicatoire. Celui-ci est alors placé sur les téguments de la région choisie. La feuille de papier huilé ainsi interposée entre l'emplâtre et la peau a deux avantages : elle s'oppose à l'absorption trop rapide de la cantharidine ; elle empêche l'emplâtre de se coller et d'adhérer aux téguments ; ceux-ci peuvent se distendre et se soulever à leur aise et la phlyctène ainsi obtenue est généralement plus vaste et plus complète ; enfin lorsqu'on enlèvera l'emplâtre, il n'entraînera pas avec lui et n'arrachera pas des fragments d'épiderme, auquel il n'adhère pas.

Le vésicatoire est maintenu en place au moyen de deux ou trois bandelettes de diachylon entre-croisées ou au moyen de bandelettes de tarlatane dont les extrémités seront fixées à la peau au moyen d'un peu de collodion.

Une compresse et un bandage de corps protègent le tout. L'emplâtre vésicant sera laissé en place deux heures seulement chez les enfants ; de six à huit heures chez les adultes.

Au bout de ce temps, il sera enlevé doucement, que la phlyctène se soit ou non produite. Si elle n'est pas formée, on appliquera une série de cataplasmes ou de fomentations chaudes qui faciliteront le soulèvement de l'épiderme. Le vésicatoire une fois enlevé, on peut agir de deux façons :

a) *Vésicatoire volant.*— Avec des ciseaux aseptiques (flambés ou bouillis), on ouvre la phlyctène dans son point le plus déclive ; on laisse écouler la sérosité. On applique ensuite une large lame de gaze imprégnée sur toute sa surface de vaseline boriquée, ou on se contente d'appliquer une plaque d'ouate hydrophile. Le tout est maintenu par un bandage de corps. On renouvelle le pansement tous les jours et on enlève l'épiderme le second ou le troisième jour. La plaie est guérie du cinquième au septième jour.

b) *Vésicatoire permanent.* — Avec des ciseaux aseptiques, on ouvre la phlyctène et d'emblée on fait sauter le lambeau épidermique qui est découpé sur ses bords. On panse à la gaze vaselinée. Le pansement est renouvelé tous les jours, et si la plaie a des tendances à guérir trop vite, on entretiendra l'irritation au moyen d'une pommade au garou ou d'une pâte épispastique aux cantharides, aussi longtemps qu'on le jugera nécessaire.

Incidents et accidents. — Douleur. Escarres et plaies ulcéreuses ; lymphangite.

Cystite ; néphrite cantharidienne ; albuminurie.

Vésicatoire à l'ammoniaque. — Ce procédé détermine une vésication très rapide, en quatre à dix minutes.

On verse 10 à 12 gouttes d'ammoniaque dans un verre de montre ou un dé à coudre, suivant l'étendue de la surface que l'on veut irriter. On recouvre d'une rondelle de flanelle ou de linge fin, on retourne sur la peau, et on laisse en place jusqu'à ce que la vésication soit produite. On s'en s'assure en soulevant de temps à autre le verre de montre.

On panse comme précédemment.

Si l'on veut agir sur une grande surface (cuir chevelu), on emploiera la pommade de Goudret où l'on remplacera l'axonge et le suif par de la vaseline et de la lanoline.

Ammoniaque.	5 gr.
Lanoline . . . . }	ãã 5 gr.
Vaseline . . . . }	

Vésicatoire au chloral. — Vésication rapide en dix à quinze minutes. On peut employer le verre de montre, comme précédemment, ou mieux incorporer à un emplâtre adhésif une certaine quantité d'hydrate de chloral.

Vésicatoire à l'iodure de méthyle. — Préconisé par CH. GARNIER, de Nancy (1).

Sur une feuille de taffetas gommé, on dispose deux ou trois doubles de papier à filtrer ordinaire, taillés de la dimension voulue pour le vésicatoire. On verse goutte à goutte l'iodure de méthyle sur le papier absorbant (L à LX gouttes pour un vésicatoire de 10 centimètres de côté). On applique le papier sur la peau, le taffetas en dessus. On dispose par dessus le tout une lame d'ouate collodionnée sur ses bords, qui maintiendra le vésicatoire.

CH. GARNIER laisse le vésicatoire en place de seize à vingt-quatre heures. Le pansement se fait comme pour les autres vésicatoires. Ce vésicatoire, entre autres avantages, présente celui d'être peu douloureux.

VACCINATION

Définition. — C'est l'inoculation à l'homme d'un virus d'origine animale (le *cow-pox*), en vue de l'immuniser contre une maladie infectieuse, la *variole*.

Cette méthode est due à un médecin anglais JENNER (1749-1828); celui-ci avait remarqué l'immunité pour la variole des vachers qui avaient contracté, au contact de leurs animaux, la maladie pustuleuse désignée sous le nom de cow-pox.

Législation; indications. — L'article 6 de la loi du 15 février 1902 sur la protection de la santé publique ordonne:

«La vaccination antivariolique est obligatoire au cours de

(1) *Presse médicale*, 1903, p. 400.

la première année de la vie, ainsi que la revaccination au cours de la onzième et de la vingt et unième années.....

»Les parents ou tuteurs sont tenus personnellement de l'exécution de ladite mesure».

Dans les villes, où la variole existe souvent à l'état plus ou moins endémique, ne jamais retarder la vaccination des enfants. Les vacciner dès la sixième semaine, au plus tard à la fin du deuxième mois de la vie En temps d'épidémie, vacciner dès les premiers jours de la naissance.

Dans les campagnes, où les épidémies ne sont pas aussi fréquentes que dans les villes, on peut attendre jusqu'à trois ou quatre mois.

Ne pas attendre l'éruption dentaire. L'âge voulu atteint, vacciner, quelle que soit l'époque de l'année, en n'importe quelle saison, chaude ou froide.

Le vaccin. — La maladie développée chez les bovidés, de préférence chez des génisses de six à huit mois, se traduit, entre autres symptômes, par une éruption pustuleuse.

Ces pustules contiennent la *lymphe vaccinale* ou *vaccin* que l'on fait sourdre en comprimant la pustule entre les mors d'une pince (pince CHAMBON).

La lymphe ou vaccin contient l'agent inconnu qui est la cause de la maladie, et que, jusqu'à plus ample informé, on désigne sous le nom de *virus vaccinal.*

Inoculé à l'homme, le vaccin animal provoque chez lui une maladie générale atténuée, infectieuse, spécifique, immunisante, qui porte le nom de *vaccine.* L'immunisation qui en résulte s'applique à la vaccine aussi bien qu'à la variole ; on n'emploie de nos jours que la *vaccination animale.* Les génisses porte-vaccin sont inoculées aseptiquement dans les instituts vaccinaux. La lymphe est prête du quatrième au sixième jour.

Le *vaccin pris directement* sur la génisse donne le plus de succès. Mais cette vaccination directe, de *génisse à bras,* n'est pratique que dans certaines conditions. Aussi, dans le plus grand nombre de cas, utilise-t-on du *vaccin de conserve*.

On n'emploie plus de nos jours que la *pulpe glycérinée*. Au sixième jour, après nettoyage de la région couverte de pustules, celles-ci sont grattées au moyen d'une curette. La pulpe recueillie aseptiquement est mélangée à de la glycérine chimiquement pure, puis broyée dans des instruments spéciaux, passée au mortier et tamisée. Cette pulpe glycérinée est aspirée dans une suite de tubes de verre stérilisés, de différents calibres, qui sont ensuite scellés à la lampe à leurs deux extrémités.

Ces tubes contiennent de quoi vacciner de deux personnes (petits tubes) à vingt personnes (gros tubes).

La pulpe fraîche, employée de la deuxième à la troisième semaine après sa préparation, se montre la plus active. Mais elle conserve son activité pendant des mois. Celle-ci se perd cependant assez rapidement dans les pays chauds, et la virulence n'est récupérée qu'après un nouveau passage chez la génisse (1).

La *vaccination Jennerienne* proprement dite, encore appelée de *bras à bras*, dans laquelle le virus est recueilli sur des pustules humaines, est à peu près abandonnée aujourd'hui, à cause de la transmission possible de maladies telles que la syphilis, la tuberculose. Ce danger n'existe pas avec les animaux, généralement sacrifiés et autopsiés avant que leur lymphe soit livrée à la consommation.

Instruments. — Lancette à vacciner, à lame losangique aplatie, tranchante sur ses deux bords; vaccinostyles (fig. 176), sortes de plumes à bords tranchants, dont la valeur négligeable permet le rejet après chaque vaccination lorsqu'on vaccine

(1) WURTZ. — *Mission en Abyssinie*.

successivement un grand nombre de personnes (casernes, pensionnats, etc...).

Région. — Face externe du bras, en son milieu ; chez les

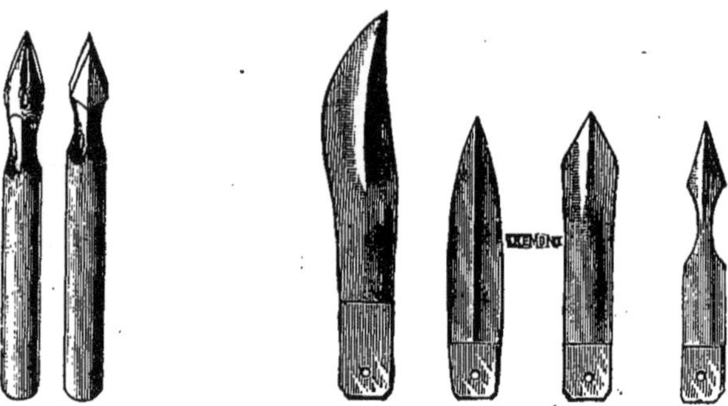

Fig. 176. — Vaccinostyles,

fillettes, vacciner un peu plus haut, en un point où des rubans, des attaches fixées sur l'épaule pourront facilement cacher plus tard les cicatrices, ou vacciner sur la face externe de la cuisse ou sur le mollet.

Opération. — La région est brossée, savonnée, lavée à l'eau bouillie. L'opérateur aseptise ses mains. Les instruments sont stérilisés à l'eau bouillante ou flambés à l'alcool.

On peut choisir entre plusieurs procédés, destinés à mettre le virus en contact avec le corps muqueux de MALPIGHI :

a) Piqûre ou ponction.

b) Scarification.

c) Grattage.

d) Procédé « au marteau ».

a) *Piqûre ou ponction.* — La main gauche du médecin immobilise le bras du sujet, saisi par sa face interne, et tend en même temps la peau.

La main droite armée de la lancette *chargée de vaccin* place celle-ci à plat *parallèlement* à la surface de la peau et fait pénétrer la pointe en l'inclinant très légèrement, à travers l'épiderme, vers les couches profondes de ce dernier. Arrivée à 2 ou 3 millimètres de profondeur, la lancette est laissée quelques secondes en place, puis retirée et chargée

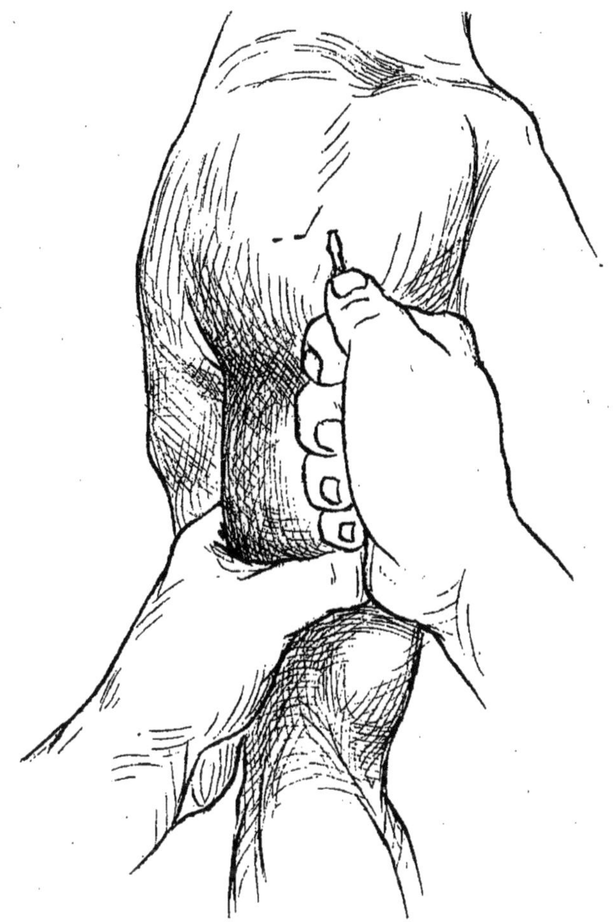

Fig. 177. — Vaccination par piqûre.

de nouveau. On fait une deuxième et troisième ponction à quelque distance les unes des autres.

Laisser sécher cinq minutes. Appliquer une petite compresse de gaze stérile, maintenue par une bande ou un peu de collodion disposé sur ses bords.

b) *Scarification.* — Peut se faire avec la lancette chargée de vaccin, ou à travers une mince couche de pulpe vaccinale préalablement déposée en trois points du bras.

Même attitude de l'opérateur. Mais la lancette est placée *perpendiculairement* à la peau du bras, comme pour faire une incision.

En promenant la pointe suivant une ligne droite, longue de 3 millimètres, on fait une ou deux incisions parallèles (distantes d'un millimètre environ) et très superficielles, ne

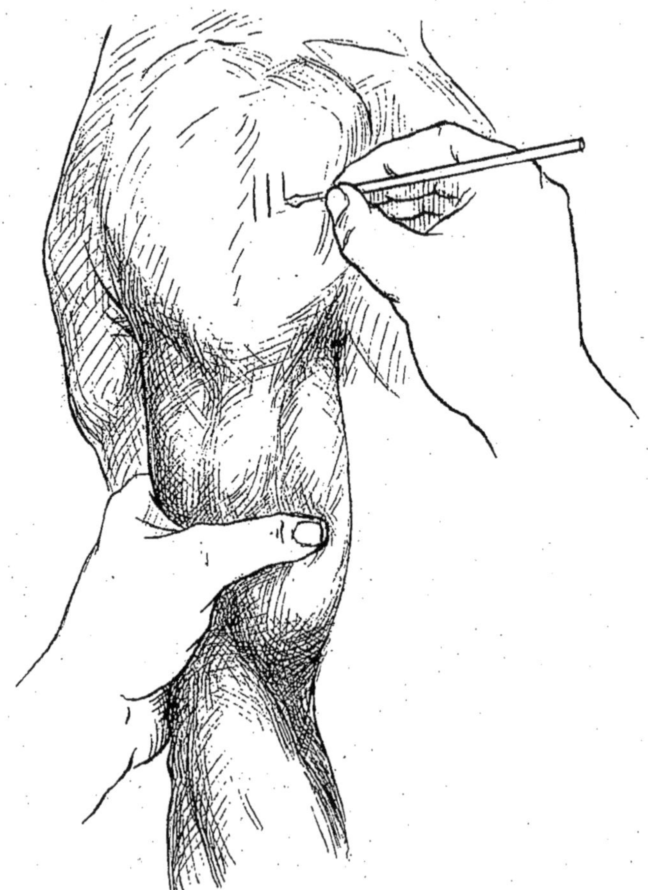

Fig. 178. — Vaccination par scarification.

dépassant pas les parties profondes de l'épiderme, et ne devant pas provoquer d'hémorragie, si minime qu'elle soit.

On répète la même manœuvre en deux autres points légèrement distants du précédent.

Laisser sécher et panser comme plus haut.

c) *Grattage* (JORISSENNE).— Racler avec le tranchant de la lancette trois minuscules carrés de peau de 3 millimètres de côté, de manière de mettre à nu le corps de MALPIGHI, sans produire de suintement sanguin. Etaler ensuite la pulpe sur chaque espace dénudé, Laisser sécher. Panser.

d) *Procédé « au marteau »* (BOIGEY) (1).— Un marteau de MAYOR minuscule, constitué par un petit cylindre de cuivre dont les surfaces de frappe offrent une très légère convexité, est porté sur une tige métallique de 18 centimètres de long.

On le plonge *trois minutes* dans de l'eau en ébullition, à 100°. Puis il est appliqué pendant *une seconde* sur le point du bras à inoculer. La peau rougit, et en quelques instants se développe une minuscule phlyctène. La pulpe, chargée sur une lancette, est alors portée par ponction dans la phlyctène ainsi produite.

Ce procédé est à recommander pour les revaccinations, lorsque celles-ci, tentées plusieurs fois par l'un des procédés précédents, sont restées « sans succès ».

Les trois premiers jours qui suivent l'inoculation ne sont marqués par aucun phénomène particulier. C'est l'*incubation*. Le quatrième jour, débute l'*éruption* sous forme d'un liséré rosé qui borde la petite plaie d'inoculation (macule). La tache s'étend, devient saillante, en bourrelet (papule), et, vers le sixième jour, forme une vésicule plate, lisse, à centre ombiliqué (pustule), entourée d'une aréole inflammatoire plus ou moins étendue.

A ce moment peuvent apparaître quelques phénomènes

---

(1) *Semaine médicale*, 1902, N° 27, page 218. Un mode nouveau de vaccination.

généraux, abattement, lassitude, inquiétude, anorexie et un léger mouvement thermique *(fièvre vaccinale)*; les phénomènes persistent jusque vers le dixième jour, pendant que la vésicule devient d'un blanc nacré, suppure, se couvre d'une croûte d'abord jaunâtre, puis brunâtre, qui se dessèche, et tombe du quinzième au vingtième jour, en laissant une cicatrice gaufrée, indélébile.

Revaccination. — L'immunité résultant de la vaccination dure de sept à dix ans. D'où la nécessité, et maintenant l'obligation légale de la revaccination dans la onzième et la vingt et unième années.

Lorsque ces revaccinations échouent, y revenir à plusieurs reprises jusqu'à succès confirmé, en recourant au procédé par scarification ou au procédé de Boigey « au marteau ».

Incidents et accidents. — Syncope ou lipothymie chez les nerveux et les pusillanimes

Lymphangite, phlegmons, érysipèle, parfois pyohémie, infections qui dépendent du degré de l'asepsie qui a présidé à l'opération et à la préparation de la pulpe glycérinée livrée à la consommation.

Vaccine ulcéreuse, *vacccine hémorragique*, *vaccine généralisée* peuvent aussi s'observer.

La *syphilis vaccinale* ne devrait plus exister depuis qu'on ne se sert que de vaccin animal. Mais dans les vaccinations de groupes d'individus (écoles, casernes, prisons, hôpitaux, etc.), si la lancette n'est pas rigoureusement stérilisée après chaque opération, elle peut transmettre la syphilis d'individu à individu. L'emploi des vaccinostyles, que l'on peut jeter, vu leur minime valeur, après chaque opération, met seul à l'abri de pareils méfaits.

La *tuberculose d'origine vaccinale* est contestable. Les génisses qui ont fourni la pulpe doivent être sacrifiées et autopsiées, dans le but de constater chez elles l'absence de toute lésion tuberculeuse.

Enfin, signalons la *fausse vaccine*, vaccine avortée, qui ne confère aucune immunité : rapidement apparaissent des vésicules qui se dessèchent bientôt.

MORSURE DES REPTILES VENIMEUX

Les reptiles venimeux appartiennent à deux grandes espèces : les vipéridés et les cobridés.

Les *vipéridés* existent : en France (Vipera aspis et Vipera Cerus) ; en Algérie et en Egypte (céraste ou vipère à cornes) ; au Gabon, à la Martinique (trigonocéphale) ; dans les Indes et en Indo-Chine (Echis carinata; Daboya Rupeliœ, le plus dangereux de tous).

Les *cobridés* se trouvent : en Afrique, en Algérie et en Egypte (Cobra naja ou aspic de Cléopâtre) ; en Océanie, en Australie, aux îles de la Sonde (Naja); en Amérique (crotale ou serpent à sonnettes) ; dans les Indes et en Indo-Chine (Cobra capello, Cobra ophiophage).

Les glandes salivaires des uns et des autres sécrètent un poison violent (toxalbumine) très voisin des diastases, qui s'écoule le long des crochets venimeux, par une gouttière ou un canal, dans la plaie produite par la morsure de l'ophidien.

Les venins des cobridés et des vipéridés diffèrent beaucoup l'un de l'autre au point de vue physiologique. Le premier tue par arrêt de la respiration et n'a pas d'action locale ; le second a une action locale très énergique et diffuse peu à peu dans le membre inoculé. La composition diffère en outre sensiblement d'une espèce à une autre.

Serum antivenimeux. — L'observation d'abord, certains faits empiriques, et surtout les travaux de PHISALIX, BERTRAND et CALMETTE (de Lille), ont conduit ce dernier à la préparation d'un sérum antivenimeux, qui se fait à l'Institut Pasteur de Lille.

Des chevaux sont immunisés à la fois contre le venin de plusieurs espèces de reptiles, vipéridés et cobridés, pris parmi les plus venimeux, suivant une technique qu'il est inutile de décrire ici.

Le sérum de ces chevaux est un *sérum polyvalent*, applicable aux morsures de toutes les espèces de reptiles, les plus grandes comme les plus petites, les plus venimeuses comme les moins venimeuses. Il s'applique même à la piqûre des scorpions.

Injecté à des hommes ou à des animaux qui viennent d'être mordus, il annihile les effets locaux et généraux du venin inoculé.

Il est non seulement *préventif*, mais encore *curatif*, à la condition d'être injecté peu de temps après la morsure. Expérimentalement, injecté une heure et demie après inoculation de venin à des animaux, il empêche la mort de ceux-ci, alors que les témoins meurent en trois heures.

Indications. — Toutes les morsures de serpents venimeux, à quelque contrée qu'ils appartiennent, sont justiciables de la sérothérapie antivenimeuse.

Technique. — Le sérum est livré en flacons stérilisés de 10 centimètres cubes, comme le sérum antidiphtérique, le sérum antitétanique, etc.

On le livre aussi *desséché, en poudre* (1), dans des tubes scellés à la lampe. Un gramme de sérum sec représente 10 centimètres cubes de sérum liquide. Il peut être dissous dans 10 centimètres cubes d'eau bouillie pour servir à des injections.

Il est inutile, après morsure, de perdre son temps à tou-

(1) R. MARTIAL. — *Archives de Thérapeutique*, mars 1904.

cher la plaie à l'ammoniaque, à l'alcool, ou à la cautériser au fer rouge.

Dès la morsure constatée, appliquer un lien constricteur énergique (tube d'ESMARCH, mouchoir roulé) entre la piqûre et la racine du membre.

Débrider la plaie au bistouri si on le peut, et pratiquer la succion (pas d'excoriations aux lèvres).

Si on le peut, laver avec une solution récente d'hypochlorite de chaux (1/60).

Panser la plaie au sérum antivenimeux desséché, puis pansement aseptique.

Mais, si on a sous la main, au moment de l'accident, du sérum antivenimeux, ne pas s'attarder aux mesures de désinfection locale et pratiquer immédiatement dans le flanc, ou dans le membre lésé, une injection de sérum, selon la technique connue. (Voir : *Injection de sérum antidiphtérique*).

Si la morsure est due à un serpent de petite taille ou peu venimeux, injecter 10 à 20 centimètres cubes de sérum.

Si c'est un serpent de forte taille, ou très venimeux, injecter simultanément 30 et même 40 centimètres cubes de sérum, que l'on répétera au besoin quelques heures après, ou le lendemain.

S'il faut agir vite, faire une injection intra-veineuse, soit dans les veines du dos de la main, soit au pli du coude.

L'injection faite, s'occuper de la plaie, la débrider, l'aseptiser, la panser au sérum sec (1).

MORSURE PAR CHIEN ENRAGÉ

Laver, aseptiser la plaie ; la débrider au besoin ; la laver au chlorure d'or ou avec la solution au 1/60e d'hypochlorite

(1) Les sérums antivenimeux et antitétanique desséchés se trouvent à Paris, chez Poulenc, fabricant de produits chimiques.

de chaux. Ne pas s'attarder aux cautérisations, le plus souvent inutiles. S'assurer du chien ou de l'animal agresseur. Le faire surveiller de très près pendant au moins dix jours. Si pendant ce temps là il ne présente rien d'anormal, ou ne meurt pas, rien à craindre. Si l'animal a été tué, le confier à un vétérinaire, ou à un institut antirabique, en vue d'examen histologique de ses centres nerveux (diagnostic histologique de la rage, VAN GEHUCHTEN) et surtout en vue d'inoculation de substance cérébrale.

Mais, en attendant les résultats de l'observation de l'animal, ou de l'inoculation aux animaux, se rendre à l'institut antirabique le plus proche pour y subir le plus tôt possible, ne serait-ce qu'à titre préventif, le traitement antirabique que nous n'avons pas à décrire ici.

RESPIRATION ARTIFICIELLE

Définition. — Ensemble de procédés destinés à faire pénétrer jusque dans les poumons l'air nécessaire pour essayer de maintenir la vie et de rappeler les mouvements respiratoires momentanément interrompus chez un sujet.

Indications. — Au cours de l'*anesthésie chloroformique*, l'arrêt de la respiration, avec face congestionnée, bleuâtre, ou livide, avec pouls petit ou imperceptible.

Dans les *syncopes prolongées*, quelle que soit leur cause.

Dans les cas de *mort apparente* à la suite de submersion, pendaison, suffocation, asphyxie par des gaz délétères, électrocution accidentelle.

Dans l'*asphyxie bleue* ou l'asphyxie blanche des nouveau-nés.

Divers procédés. — Les plus employés sont :

1° Les tractions rythmées de la langue.

2° La respiration artificielle proprement dite.

3° L'insufflation.

4° La faradisation du phrénique.

Quel que soit le procédé employé, les premiers soins indispensables avant de pratiquer la respiration artificielle consistent à nettoyer la bouche et l'arrière-bouche des mucosités, produits de sécrétion, etc, qui ont pu s'y accumuler et qui seraient entraînés dans les voies respiratoires par l'air qu'on essaie d'y faire pénétrer.

Les malades seront toujours allongés, dépouillés de leurs vêtements jusqu'à la ceinture. Le cou sera libre, largement dégrafé, la tête sera basse.

1° **Tractions rythmées de la langue.** — Proposées par Laborde en 1892. Indiquées dans l'électrocution, l'asphyxie, la syncope.

Saisir d'une façon solide la pointe de la langue soit avec les doigts, munis d'un linge qui les empêchera de glisser, soit au moyen d'un gros fil de soie tressée passé à travers la langue au moyen d'une aiguille, soit encore avec une pince à langue (fig. 116).

La langue une fois fixée, l'attirer lentement hors de la bouche, en ouvrant largement celle-ci, de manière, en entraînant la langue, à soulever l'épiglotte qui découvre l'orifice supérieur du larynx. Après quelques secondes d'attente, cesser la traction et laisser la langue, par élasticité, reprendre sa place dans la cavité buccale, ou l'y replacer par un mouvement inverse du mouvement de traction.

Recommencer très régulièrement, d'une manière rythmée, ce mouvement de va-et-vient, en se rapprochant du chiffre physiologique de *vingt mouvements par minute.*

La langue est d'abord inerte ; au bout d'un temps plus ou moins long, on la sent reprendre sa tonicité et résister davantage. C'est le prélude d'un mouvement de déglutiton ou d'un *hoquet* qui représente la première inspiration réflexe spontanément effectuée par le sujet.

Continuer avec persévérance pendant des heures entières. Ce n'est souvent, dans les cas graves, qu'après un temps aussi long que l'on voit la reviviscence se faire et récompenser les efforts du médecin.

Les tractions rythmées de la langue agissent sans doute par voie réflexe sur le centre respiratoire bulbaire par tiraillement et excitation des nerfs laryngés.

2° **Respiration artificielle proprement dite.** — Le procédé classique est celui de SYLVESTER.

La langue sera attirée et maintenue hors de la bouche.

a) L'opérateur se place derrière la tête du malade, saisit les bras du malade au niveau des coudes, et les applique fortement sur les côtés du thorax, *commençant ainsi par une sorte d'expiration forcée* qui chasse les mucosités.

b) Le second mouvement consiste à ramener les bras de chaque côté de la tête du malade par un mouvement ample et régulier d'écartement et d'élévation simultanés, qui évase le thorax, lui permet de s'amplifier.

Cette position est maintenue une ou deux secondes, puis les bras sont rabattus dans leur première position, collés contre le thorax qu'ils expriment doucement.

Cet ensemble de mouvements doit se faire avec calme, sans précipitation aucune, sans perdre son sang-froid. Ils se feront rythmiquement, et ne dépasseront pas le nombre de 20 à la minute.

Une variante, plus énergique, qui nécessite beaucoup plus de force, est constituée par le *procédé de Pacini.*

Deux personnes se placent à la tête du malade. Chacune saisit la partie supérieure du bras en glissant une main par derrière, dans l'aisselle, pendant que le pouce embrasse le bord de l'épaule. L'autre main saisit le bras au-dessous de la précédente.

On effectue alors avec ensemble une série de mouvements

qui consistent à attirer et à soulever en même temps le moignon des épaules, ce qui augmente les diamètres du thorax. Toujours même rythme de 20 par minute.

Ce procédé introduit beaucoup plus d'air dans la poitrine que celui de SYLVESTER.

3° **Insufflation.**— Procédé presque exclusivement réservé aux nouveau-nés.

a) *Insufflation avec le tube.* — Débarrasser la bouche et l'arrière-gorge des mucosités qui y sont accumulées. Ce nettoyage se fait avec un doigt chargé d'un linge fin, ou avec une pince à forcipressure munie d'un tampon d'ouate.

Attirer la langue de l'enfant hors de la bouche et l'y maintenir.

Faire pénétrer l'index gauche (comme dans le tubage) jusqu'à l'orifice supérieur du larynx. Ce doigt soulève et rabat l'épiglotte et cherche le repère des petits tubercules arythénoïdiens.

On introduit alors avec la main droite un *tube à insufflation* (tube de RIBEMONT) (fig. 179).

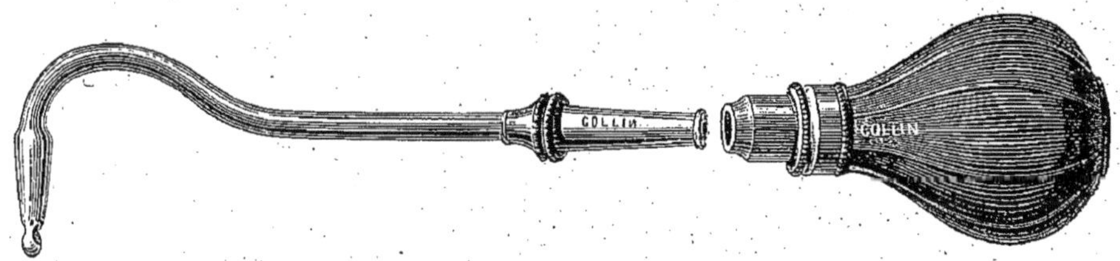

Fig. 179. — Tube laryngien de Ribemont.

C'est un tube recourbé; il se termine d'un côté par un embout auquel s'adapte une poire à insufflation ou sur lequel viennent s'appliquer les lèvres du médecin ; de l'autre côté, le tube s'effile en un tronc de cône très allongé et aplati, destiné à pénétrer dans le larynx.

Ce tube a été préalablement aseptisé (ébullition).

Il est introduit dans la bouche du malade, en suivant

d'abord la face latérale de l'index gauche, puis la face antérieure de celui-ci, et vient, par un lent mouvement de bascule, se placer pour ainsi dire de lui-même dans l'orifice glottique ; on l'enfonce de manière à obturer celui-ci. La poire est alors adaptée, et l'on *commence par faire un mouvement d'aspiration* qui attire les mucosités encombrant les voies aériennes ; un mouvement d'insufflation refoulerait au contraire les mucosités dans l'arbre bronchique, qui s'obstruerait irrémédiablement.

Après cette première aspiration, commencer une série d'insufflations régulières, lentes, et sans brusquerie, pour éviter de distendre les alvéoles pulmonaires.

b) *Insufflation bouche à bouche.* — Si l'on ne peut parvenir à faire pénétrer l'embout laryngien, ou si l'on n'est pas muni de tube à insufflation, on a recours à l'insufflation bouche à bouche.

Un linge fin est appliqué contre l'orifice buccal de l'enfant pour éviter un contact trop direct, parfois dangereux (syphilis).La langue est attirée et maintenue au dehors. Le médecin superpose alors sa bouche à celle de l'enfant, effectue une première aspiration brusque, enlève les mucosités ainsi remontées, puis pratique une série d'insufflations douces et lentes, rythmiquement interrompues et recommencées, au nombre de 20 par minute.

4° **Faradisation du phrénique.** — Il faut avoir sous la main un générateur de courants induits (appareil CHARDIN, petite bobine RHUMKORFF). On aura deux petites électrodes imbibées d'eau salée.

L'une (—) se place dans la région diaphragmatique, *à droite* (pour éviter le cœur), vers le 6me ou le 7me espace intercostal. L'autre (+) est placée à la région cervicale, entre les deux chefs du sterno-cléido-mastoïdien, et poussée vers le scalène antérieur, au-devant duquel chemine le phrénique.

On fait passer un courant. Le diaphragme s'abaisse ; les côtes s'élèvent légèrement ; on interrompt le courant pour laisser l'expiration se faire d'elle-même ; nouvelle excitation ; nouvelle interruption, et ainsi de suite à raison de 20 par minute.

LAVEMENT

Définition. — Pénétration sous pression de liquides variés dans la partie terminale du gros intestin, dans un but évacuateur ou modificateur, nutritif ou médicamenteux.

Indications. — *Lavements évacuateurs ou modificateurs.* — Constipation accidentelle ou habituelle ; atonie intestinale des pyrexies (dothiénentérie) ; entérites aiguës ou chroniques ; entérocolite muco-membraneuse.

Lésions prostatiques, utéro-ovariennes (lavements très chauds).

Lavements purgatifs. — Obstruction intestinale chronique. Révulsion dans les états apoplectiformes, épileptiformes ; élimination de toxines et de poisons (coma diabétique, urémie, etc.).

Lavements nutritifs. — Etats cachectiques : tuberculose, cancer ; vomissements incoercibles (grossesse) ; ulcère gastrique ; cancer de l'estomac ; rétrécissement de l'œsophage.

Lavements médicamenteux. — Action locale : dysenterie chronique ; tuberculose du gros intestin, entérite tuberculeuse, helminthiase.

Action générale : *a*) Médicaments irritants pour l'estomac : créosote, phosphotal, cacodylate de soude et autres préparations arsenicales, huile de foie de morue ; *b)* chloral, bromure, iodure ; la voie rectale sera choisie toutes les fois que l'intégrité fonctionnelle de l'estomac devra être respectée : tuberculose, anémies; *c)* impossibilité de l'ingestion des médicaments: divers comas; médecine infantile.

Substances à injecter.— La quantité est variable : un lavement = 500 grammes de liquide. L'entéroclyse = 1-2 litres et davantage. — Un demi-lavement = 250 grammes.

Chez les enfants, la quantité varie de 60 à 100 centimètres cubes.

Lavements évacuateurs ou modificateurs. — Ne *jamais introduire dans l'intestin que de l'eau bouillie* : eau ordinaire, eau boriquée (3 o/o), eau salée (6 à 7 o/oo).

Lavements glycérinés : une à trois cuillerées à soupe de glycérine pour 500 grammes d'eau bouillie. Lavements émollients : amidon, coction de fleurs de mauve, de graine de lin; lavements de lait bouilli; lavements de miel (lait et miel; eau et miel) ; lavements huileux (250 grammes huile d'olive); lavements savonneux (faire dissoudre 10 à 20 grammes de savon blanc de Marseille dans 3 à 500 grammes d'eau bouillie tiède; excellents contre l'atonie intestinale et les gros amas stercoraux).

Lavements purgatifs.

Follicules de séné . . . . 15 gr.
Eau bouillante . . . . 500 gr.

Laisser infuser demi-heure ; passer, exprimer, et ajouter :

Sulfate de soude . . . . 15 gr.

On peut varier cette formule à l'infini, en modifiant les proportions réciproques des composants, ou en substituant d'autres substances actives: sulfate de magnésie, huile de croton (I goutte), etc.

Lavements nutritifs ou alimentaires.—Pour être absorbés, ils doivent être portés le plus haut possible dans l'intestin et y séjourner le plus longtemps possible. Aussi seront-ils de faible volume : *un quart ou un demi-lavement suffira.* Pour favoriser leur séjour et diminuer leur action excitante sur la muqueuse intestinale, on ajoutera une substance calmante (*laudanum*). Enfin, le gros intestin n'exerçant aucune action digestive sur les aliments qui lui sont ainsi présentés, il faudra de préférence employer des substances déjà transformées, telles que les *peptones*.

Formuler :

Lait ou bouillon.	125 gr.
Jaune d'œuf.	N° 1
Peptone liquide.	20 gr. (1 à 2 cuillerées à soupe)
Laudanum de Sydenham.	V gouttes

Ou :

Lait.	āā 50 gr.
Bouillon.	
Rhum.	30 gr.
Jaune d'œuf.	N° 1
Peptone.	5 gr.

Lavements médicamenteux. — Comme les précédents, ils doivent être portés le plus loin possible et séjourner le plus longtemps possible dans l'intestin. Ils seront généralement de très faible volume (5 à 20 centimètres cubes), sauf dans des cas exceptionnels (substances irritantes, sérum artificiel, lavements gelatinés, lavements au nitrate d'argent ou au bleu de méthylène, lavements astringents, etc.).

1° Action locale.

Dysenterie chronique

Nitrate d'argent.	0 gr. 10 à 0 gr. 50
Eau distillée.	250 gr. à 500 gr.

Diarrhées. — Entérites chroniques

Tannin.	1 gr.
Décoction de ratanhia.	300 gr.
Laudanum.	VI gouttes

Ou :

Ratanhia . . . . 25 gr.
Eau (décoction). . . . . 500 gr.

Tuberculose intestinale. — Entérocolite muco-membraneuse

Bleu de méthylène. . . . . 0 gr. 10 à 0 gr. 20
Eau distillée. . . . . 500 gr. à 1 litre

Ou :

Naphtol camphré . . . . 2 gr.
Jaune d'œuf . . . . N° 1
Eau distillée ou lait. . . . . 300 gr.
Laudanum de Sydenham . . . . VI gouttes
(Tuberculose intestinale)

2° Action générale.

Tuberculose pulmonaire

Créosote. . . . . 1 gr.
Jaune d'œuf. . . . . N° 1
Lait. . . . . 200 gr.

Ou :

Créosote . . . . } āā 10 gr.
Savon amygdalin. . . . . }
Eau. . . . . Q.S. pour 150 gr.

Une cuillerée à soupe (= 1 gramme de créosote) dans 250 grammes d'eau tiède.

Gaïacol cristallisé. . . . . 1 gr.
Huile d'olives . . . . 15 gr.
Jaune d'œuf. . . . . N° 1
Lait . . . . Q. S. pour 125 gr.

Ou :

Cacodylate de soude . . . . 50 centigr.
Eau distillée. . . . . 25 gr.

Injecter 5 c. c. (= 0 gr. 05 tous les deux jours) avec une petite seringue (fig. 180, 181).

Tétanos. — Attaques épileptiformes

Hydrate de chloral	2-4 gr.
Jaune d'œuf	N° 1
Eau	60 à 100 gr.

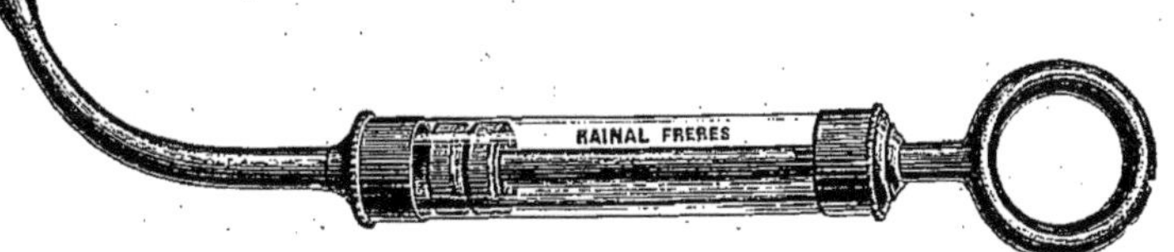

Fig. 180.

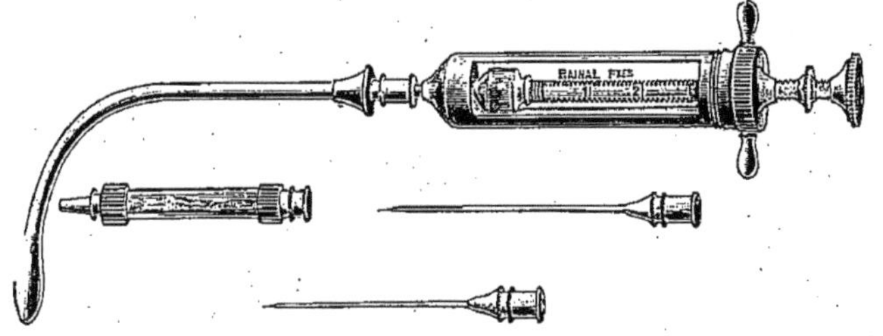

Fig. 181. — Seringues pour petits lavements médicamenteux.

Paludisme

Bromhydrate (ou chlorhydrate) de quinine .	1 gr.
Eau distillée	60 à 100 c. c.

Hémostase

Gélatine.	25 gr.
Chlorure de sodium.	4 gr.
Eau bouillie.	500 c. cubes

Injecter 50 à 100 centimètres cubes.

Anémie — Hémorragies — Hypotension

Chlorure de sodium	7 gr. 50
Eau distillée	1000 c cubes

Donner 250 à 500 gr. en lavement ; répéter.

Instruments. — Pour pénétrer dans l'intestin, le liquide à injecter doit être soumis à une pression égale ou supérieure à la pression résultant de la tonicité de la paroi abdominale et des parois intestinales.

Pour établir cette pression, le liquide peut être comprimé par un piston actionné soit par la main d'un infirmier (seringue ordinaire), soit par la détente d'un ressort (irrigateur d'EGUISIER) (fig. 182). Il est inutile de décrire ces appareils, connus de tout le monde, et de moins en moins usités.

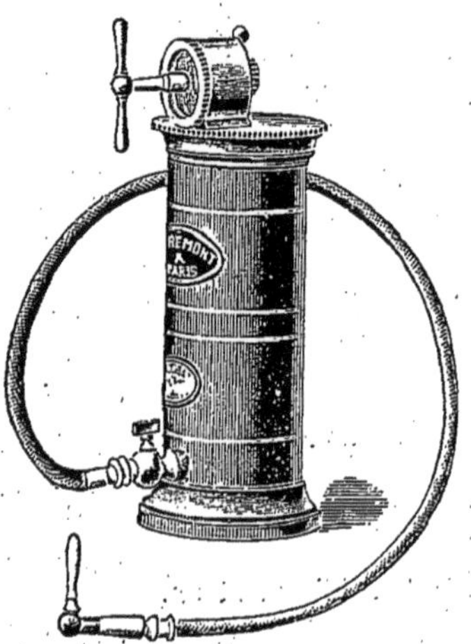

Fig. 182.— Irrigateur d'Eguisier.

L'appareil le plus simple, ne se dérangeant jamais, toujours prêt à fonctionner, est la douche d'ESMARCH ou bock à injection (fig. 16). Un entonnoir muni d'un long tube en caoutchouc peut rendre les mêmes services. La pression est ici obtenue par l'élévation du récipient à une certaine hauteur ; elle est fonction de la différence de niveau entre l'orifice de la canule et la surface du liquide dans le bock et mesurée par la hauteur de la colonne liquide correspondante.

Le récipient, contenant de un à deux litres, et portant une graduation, est muni d'un tube en caoutchouc de 1 m. à 1 m. 50, terminé par une canule ; sur le trajet du tube est interposé un robinet ou une pince à pression, qui sert à interrompre le passage du liquide. On tend à abandonner l'antique canule en ivoire, et à la remplacer par une canule aseptisable en verre, à embout mousse, ou par des canules en caoutchouc demi-souple, véritables sondes rectales plus ou moins longues, suivant le degré de pénétration que l'on veut obtenir. A côté de la canule ordinaire, existent en effet des sondes intestinales en caoutchouc rouge dites sondes de «CHATEL-GUYON», dont il y a trois types : N° 1, sonde sigmoïde (lavements évacuateurs) ; n°2, sonde médiocolique qui permet de porter de grandes irrigations (entéroclyse) jusqu'au milieu du côlon (entérites, dysenterie, constipation chroni-

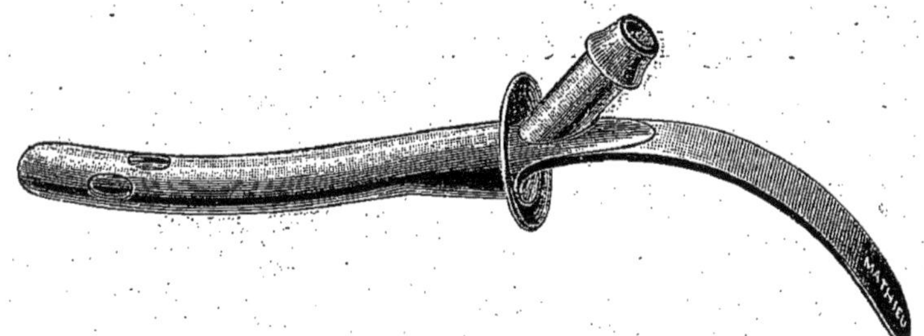

Fig. 183. — Canule rectale à double courant, de Budin.

que, etc.) ; n° 3, sonde bicourant (lavages continus). Signalons enfin la poire pour lavements infantiles (fig. 184).

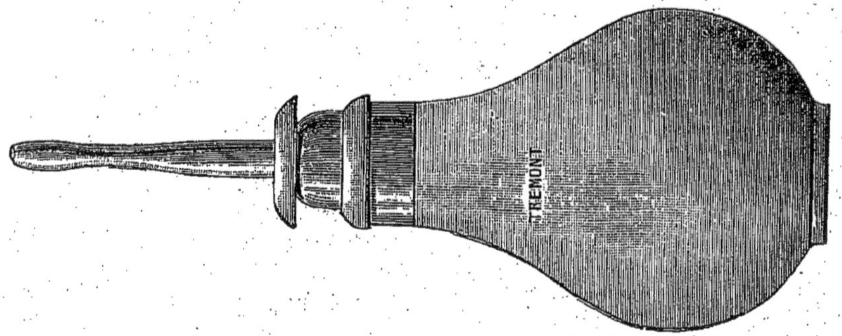

Fig. 184. — Poire pour lavements infantiles.

Opération. — Le malade sera couché sur le côté, de préférence sur le côté droit, les cuisses légèrement fléchies, la cuisse gauche un peu plus que la droite.

Le récipient contenant le liquide à injecter, *légèrement tiédi*, sera placé de 60 centimètres à 1 mètre au-dessus du niveau du lit.

La canule est vaselinée, ainsi que l'orifice externe de l'anus. La seringue, l'irrigateur, ou le bock, ont été amorcés, de manière à ne pas injecter d'air dans l'intestin.

L'axe du sphincter anal étant dirigé obliquement de bas en haut et d'arrière en avant (fig. 185), la canule sera introduite d'abord dans cette direction, comme si on voulait la pousser vers l'ombilic du malade. Après une pénétration de 2 à 3 centimètres, on la redressera vers la concavité du sacrum, pour la pousser suivant l'axe du rectum sensiblement vertical dans cette région. On évitera ainsi la blessure des parois

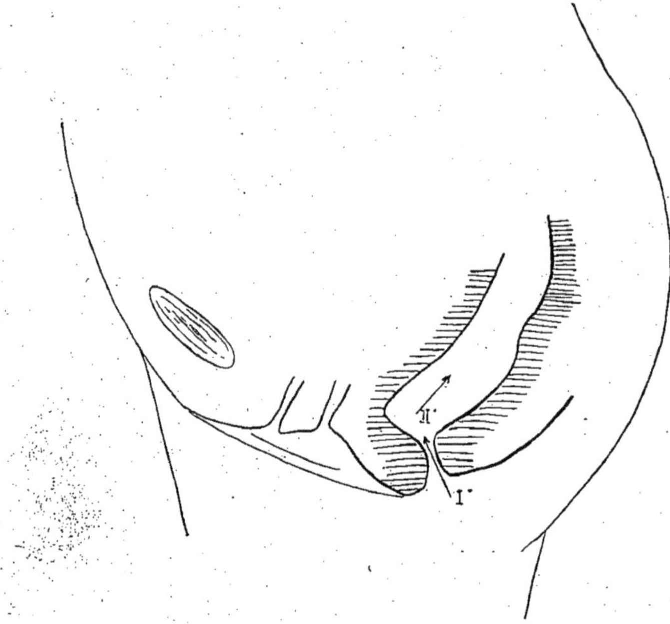

Fig. 185. — Direction du canal ano-rectal.

et de la muqueuse intestinale. S'il s'agit d'une sonde rectale assez longue, on la poussera doucement, portion par portion, pour éviter les courbures, jusqu'à pénétration complète.

La canule une fois en place, on ouvre le robinet, ou on desserre la pince pour livrer passage au liquide. Celui-ci doit s'écouler lentement pour ne pas distendre trop brusquement l'intestin; il s'écoulera d'autant plus lentement que le volume de liquide à faire pénétrer sera plus considérable; aussi pour les grandes entéroclyses, de un à deux litres, conseillons-nous de réduire à 40 ou 50 centimètres l'élévation du bock au-dessus du lit.

Nous conseillons également une position légèrement

inversée, analogue à la position dite de TRENDELENBURG (la tête et les épaules basses, le bassin soulevé par un ou plusieurs coussins), pour les lavements qui doivent pénétrer profondément dans les premières parties du côlon.

Quand le liquide est complètement injecté ou écoulé, la canule est retirée doucement; le malade se couche sur le dos et garde l'immobilité pendant quelque temps.

Les lavements alimentaires ou médicamenteux seront toujours précédés d'un lavement évacuateur, pour débarrasser l'intestin.

Lavements gazeux. — Quelquefois utilisés dans le traitement de l'occlusion ou de l'obstruction intestinale. Une sonde intestinale médiocolique est introduite dans l'intestin; un siphon d'eau de Seltz est adapté au pavillon, et on introduit ainsi une certaine quantité d'eau gazeuse. C'est un moyen aveugle et dangereux.

Lavements électriques. — Très utiles dans le traitement de l'occlusion et des obstructions intestinales; ces dernières, surtout celles qui accompagnent la constipation chronique, résistent rarement à cette intervention.

Le malade reçoit d'abord un lavement d'eau salée. Puis on introduit, dans une sonde en caoutchouc, destinée à l'isoler de la muqueuse, une électrode, mise en rapport avec l'une des électrodes d'une pile électrique.

L'autre électrode, large, est appliquée sur l'abdomen. On fait passer un courant qui ne dépasse pas 40 milliampères. A de très longs intervalles, toutes les minutes par exemple, on interrompt brusquement le courant; on ramène au 0, on élève de nouveau, graduellement, à 40 milliampères, on interrompt, et ainsi de suite, jusqu'à effet évacuateur. On obtient ainsi de véritables débâcles, succédant à des rétentions stercorales datant parfois de plusieurs semaines.

II. LES INJECTIONS

INJECTIONS HYPODERMIQUES

Définition. — Consistent à faire pénétrer, à travers la peau, une aiguille creuse, très fine, dans le tissu cellulaire sous-cutané, pour injecter dans celui-ci, au moyen d'une petite seringue, certaines substances liquides ou des solutions médicamenteuses.

Indications et substances à injecter. — Ces injections se font en vue d'une *absorption rapide* et *sûre* dans le cas où l'on veut agir vite et plus énergiquement que par l'ingestion des médicaments. Elles remplacent avantageusement l'ingestion médicamenteuse, toute les fois que celle-ci est impossible (coma, aliénation mentale, délire, vomissements incoercibles, intégrité stomacale à respecter, etc.).

Elles se pratiquent aussi en vue d'une *action locale* (anesthésie locale).

Nous n'indiquerons ici que les substances les plus fréquemment employées.

Injections d'éther. — Collapsus, adynamie, asystolie, dyspnée urémique. On injecte 1 centimètre cube à la fois ; on peut répéter l'injection à diverses reprises, plus ou moins rapprochées (5 à 10 c. c.)

Ether camphré :

Camphre	1 gr.
Ether	10 cent.cubes.

Elles abîment les pistons en caoutchouc.

Injections d'alcool (rhum, eau-de-vie) — Mêmes indications ; mêmes doses.

Huile camphrée au 1/10e. — Mêmes indications. On injecte, lentement, 1 à 2 centimètres cubes. On peut répéter à 2 ou 3 reprises dans la même journée.

L'huile doit être soigneusement stérilisée.

Caféine. — Syncope ; collapsus ; adynamie ; myocardites. Injecter de 1 à 4 centimètres cubes de la solution suivante:

Caféine	ãã 2 gr. 50
Benzoate de soude	
Eau distillée bouillie . . .	Q.S.pour 10 cent.cubes

1 centimètre cube = 0 gr. 25 de caféine.

Le benzoate de soude favorise la dissolution de la caféine.

Spartéine. — Régularisation du cœur.

Sulfate de spartéine	50 centigr.
Eau distillée bouillie	10 cent. cubes

1 centimètre cube = 0 gr. 05 de spartéine.

Peut s'associer à la caféine.

Caféine	ãã 2 gr. 50
Benzoate de soude	
Sulfate de spartéine	50 centigr.
Eau distillée bouillie	Q.S.pour 10 cent.cubes

Morphine. — Névralgies, syndromes douloureux (coliques hépatiques, néphrétiques, lumbago, etc.).

Chlorhydrate de morphine	10 centigr.
Eau distillée bouillie	10 cent. cubes

1 centimètre cube = 0 gr. 01 de morphine.

Injecter 1 centimètre cube.

Apomorphine. — Provoque les vomissements au cas où le malade ne peut ou ne veut pas absorber de vomitifs (empoisonnements, coma, etc.).

Chlorhydrate d'apomorphine . .	10 centigr.
Eau distillée bouillie.	10 cent. cubes

Injecter 1/2 ou 1 centimètre cube.

Ergotine. — Hémorragies de diverse nature ; métrorrhagies ; hémorragies intestinales ; hémoptysies ; hématémèses, etc...Injecter 1 à 3 centimètres cubes de la solution d'ergotine Yvon ; 1 centimètre cube = 1 gramme d'ergot de seigle.

Adrénaline. — Mêmes indications.

Injecter 1/2 centimètre cube de la solution mère au 1/1000e.

Quinine. — Accès pernicieux ; paludisme invétéré ou réfractaire à l'ingestion.

Chlorhydrate de quinine	ãã 2 gr. 50
Antipyrine	
Eau distillée bouillie. . . .	Q.S. pour 10 cent. cubes

1 centimètre cube = 0 gr. 25 de quinine.

L'antipyrine n'est ici que pour faciliter la dissolution de la quinine.

Injecter 2 à 4 centimètres cubes. (Abîme les pistons en caoutchouc).

Ou bien :

Bichlorhydrate (ou chlorhydrate neutre de quinine)	5 gr.
Eau distillée stérilisée	10 cent. cubes

1 centimètre cube = 0 gr. 50 de sel.

Bleu de méthylène. — Paludisme ; étude de la perméabilité rénale ; névralgies ; douleurs fulgurantes du tabes.

Bleu de méthylène.	50 centigr.
Eau distillée bouillie.	10 cent. cubes

1 centimètre cube = 0 gr. 05 de bleu de méthyle.

Injecter 1 centimètre cube.

Cacodylate de soude ; méthylarsinate disodique. — Tuberculose pulmonaire ; anémie ; paludisme ; neurasthénie, etc.

Cacodylate de soude.	50 centigr.
Eau distillée bouillie.	10 cent. cubes

(Mêmes doses pour le méthylarsinate.)

1 centimètre cube = 0 gr. 05 de cacodylate.

Injecter 1 centimètre cube tous les deux jours.

Sérum de Trunececk. — Artériosclérose ; vertiges ; crampes ; anévrismes de l'aorte ; surdité (sclérose de l'oreille).

Sulfate de soude.	0 gr. 44
Chlorure de sodium	4 gr 92
Phosphate de soude	0 gr. 15
Carbonate de soude.	0 gr. 21
Sulfate de potasse	0 gr. 40
Eau distillée et stérilisée. .	Q.S. pour 100 cent. cubes

1 à 4 centimètres cubes tous les 2 ou 3 jours.

Scopolamine (Anesthésie générale). — 1/2 milligramme associée à la morphine (TERRIER).

Bromhydrate de scopolamine	2 milligr. 1/2
Chlorhydrate de morphine	10 centigr.
Eau distillée et stérilisée	10 cent. cubes.

1 cent. cube = 1/4 milligr. de scopolamine (1 à 2 cent cubes).

Cocaïne (Anesthésie locale).

Chlorhydrate de cocaïne	10 centigr.
Eau distillée et stérilisée.	10 cent. cubes

Stovaïne (Anesthésie locale).

Stovaïne	10 centigr.
Eau distillée stérilisée	10 cent. cubes

Injecter de 1 à 20 cent. cubes.

Pilocarpine (Pour provoquer une sudation abondante).

Chlorhydrate de pilocarpine	10 centigr.
Eau distillée et stérilisée..........	10 cent. cubes

1/2 à 1 cent. cube.

Toutes ces solutions, exactement dosées et rigoureusement stérilisées, se trouvent aussi dans le commerce dans des ampoules de 1 ou 2 cent. cubes, scellées à la lampe (fig. 186).

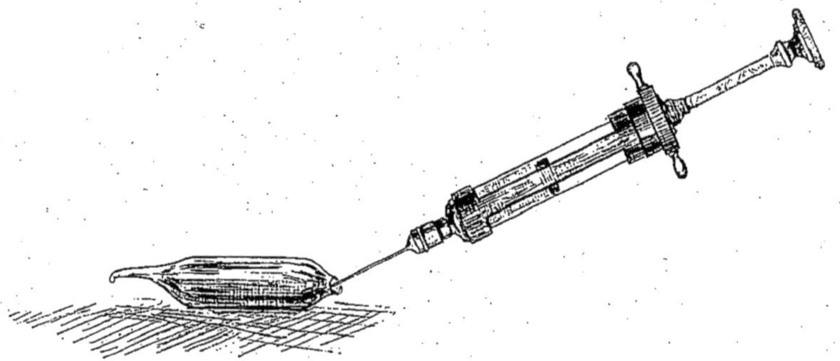

Fig. 186. — Ampoule en verre pour injections hypodermiques.

Instruments. — Comprennent essentiellement une seringue et une aiguille tubulée, s'adaptant très exactement l'une à l'autre.

SERINGUES. — De la contenance de 1 cent. cube à 10 cent. cubes, elles dérivent toutes plus ou moins de la seringue de PRAVAZ, qui en est le prototype.

Elles diffèrent les unes des autres par certains détails de construction en facilitant la stérilisation, le démontage, le remplacement des diverses pièces, etc.

Les qualités que l'on doit exiger d'une bonne seringue sont d'être stérilisable, de pouvoir être démontée et remontée facilement pour le nettoyage, et, malgré ce, de demeurer parfaitement étanche, c'est-à-dire de ne permettre aucune fuite d'air ou de liquide.

La nécessité de la stérilisation a surtout amené les constructeurs à créer des modèles de piston capables de supporter sans altération une ébullition prolongée.

La seringue de Pravaz, incomplètement démontable, et à *piston en cuir*, répond mal aux desiderata précédents. Elle ne peut supporter l'ébullition et doit être stérilisée par d'autres procédés (antiseptiques).

Le corps de pompe, presque toujours en cristal ou en métal, est rigoureusement calibré, ce qui est une condition importante d'étanchéité. Aussi les seringues hypodermiques se distinguent-elles plutôt par la structure et la constitution de leur piston (cuir, sureau, celluloïd, amiante, caoutchouc, verre, métal, etc.) que par toute autre caractéristique.

Description générale. — Dans la plupart des modèles, le corps de pompe est un cylindre de cristal rodé à ses deux extrémités. Il s'engage dans une monture métallique constituée par deux guides de métal parallèles à l'axe de la seringue, qui viennent prendre appui d'un côté (côté inférieur) sur une armature cylindrique munie d'un embout destiné à s'adapter au pavillon de l'aiguille, et de l'autre côté (côté supérieur) sur une bague munie extérieurement, à sa partie supérieure, d'un pas de vis.

Sur ce pas de vis, s'adapte un ajutage supérieur, en forme de couvercle, muni d'un pas de vis femelle épousant exactement le pas de vis précédent. En se vissant à fond, cet ajutage serre hermétiquement le corps de pompe contre l'armature inférieure. Des rondelles de cuir, d'amiante, de caoutchouc, sont interposées entre les deux circonférences terminales du corps de pompe en cristal et les deux armatures que nous venons de décrire. Ainsi est assurée, de ce côté, l'étanchéité de la seringue.

L'ajutage supérieur, enfin, livre passage à la tige du piston, tige graduée en 1/10 ou 1/20 de cent. cube, ou en cent. cubes, suivant la capacité de la seringue. Cette tige est munie, sur la partie non graduée, d'un pas de vis sur lequel se meut un curseur destiné à limiter l'excursion du piston et par conséquent la quantité de liquide injecté.

Description spéciale. — *Seringues à piston de cuir.* — Seringue de PRAVAZ (fig. 187).

Le piston se dessèche et se raccornit facilement. Aussi quand la seringue n'a pas servi de quelque temps, au moment où on veut l'employer, elle n'est pas disponible.

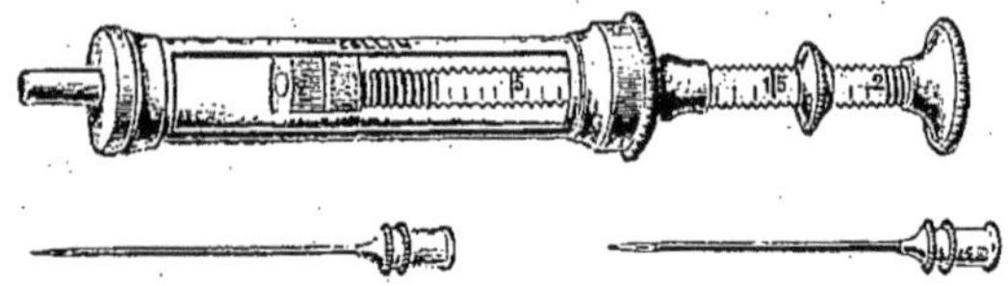

Fig. 187. — Seringue de Pravaz à piston de cuir.

Ce piston ne supporte pas l'ébullition, pas plus que la seringue, dont les deux armatures, souvent en ébonite, sont lutées à la cire sur les deux extrémités du corps de pompe.

La stérilisation s'effectuera en introduisant dans la seringue, et en y laissant séjourner plusieurs heures, une solution de nitrate d'argent au 1/100e, ou une solution phéniquée forte (5 0/0). Au moment de l'emploi, elle sera lavée à l'eau distillée ou à l'eau bouillie.

Piston en moelle de sureau. — Seringue de STRAUSS; stérilisable par ébullition (fig. 188).

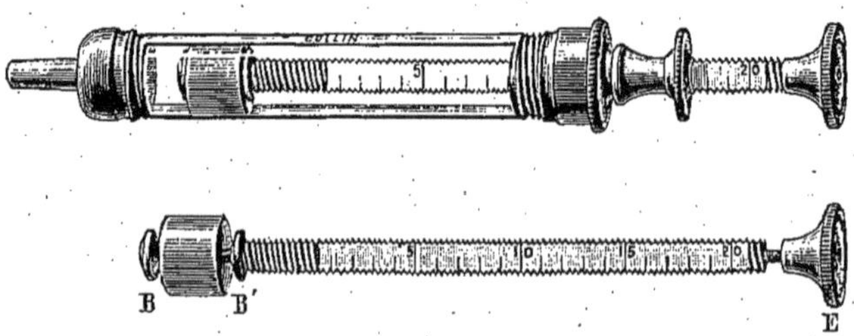

Fig. 188. — Seringue de Strauss-Collin à piston en amiante ou en moelle de sureau.

Piston en amiante. — Seringue de DEBOVE, à piston composé de rondelles d'amiante compressibles entre deux plaques métalliques (fig. 189). Seringue entièrement démontable, à armature métallique commode, dont les guides font ressort.

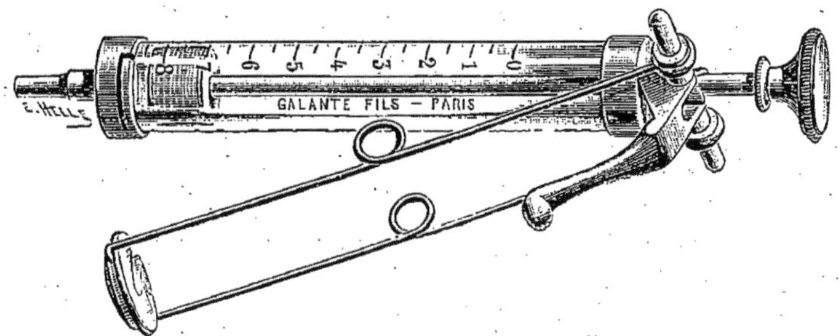

Fig. 189. — Seringue de Debove.

Piston en caoutchouc. — Seringue de Roux, petit modèle. C'est une réduction de la seringue qui sera décrite plus loin à propos des injections de sérum antidiphtérique (fig. 190).

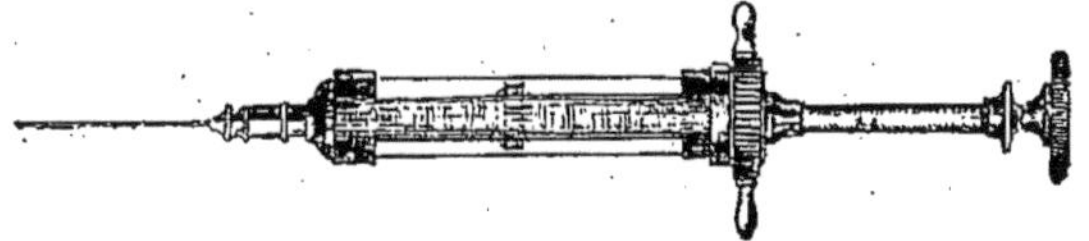

Fig. 190. — Seringue de Roux (petit modèle).

Entièrement démontable et stérilisable. — Piston réglable à volonté.

Piston en cristal. — Seringues de Wahl, de Lüer, entièrement en cristal. Dans le corps de pompe, se moulant exacte-

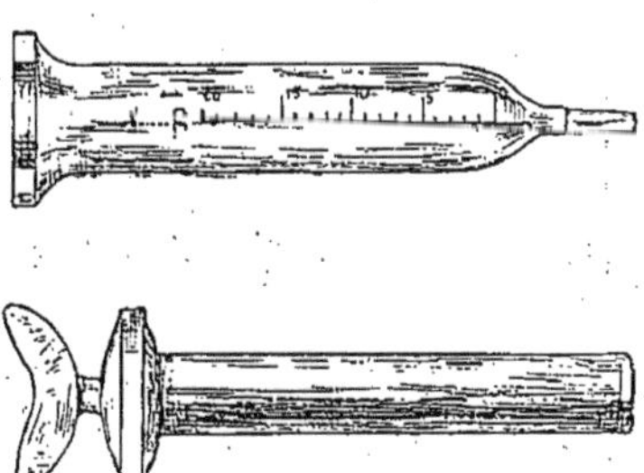

Fig. 191. — Seringue de Lüer.

ment sur lui comme forme et comme dimension, un large

piston cylindrique en cristal rodé sur toute sa surface sert à pousser le liquide (fig. 191, 192).

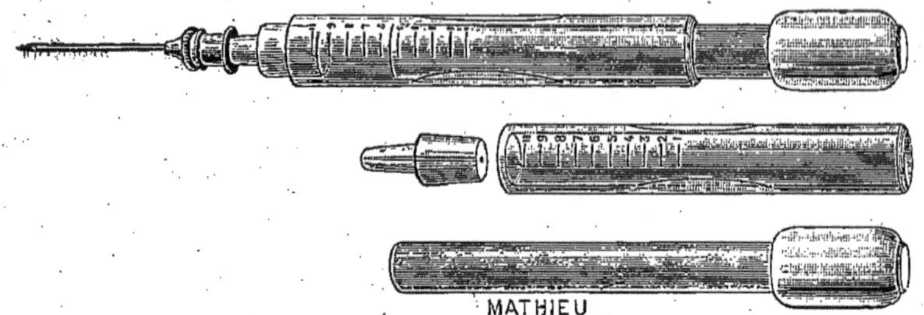

Fig. 192. — Seringue en cristal démontable (Wahl).

La graduation, au lieu d'être sur le piston, est gravée extérieurement sur le corps de pompe.

Rigoureusement étanche ; stérilisable par ébullition. Utile pour les injections intra-veineuses, car la construction de cette seringue est telle que l'on peut expurger complètement les bulles d'air qu'elle pourrait contenir.

Convient également pour les substances huileuses, l'éther, les solutions de quinine, qui attaquent plus ou moins les pistons en caoutchouc et les rendent rapidement inutilisables.

Seringues métalliques. — On a enfin construit, dans ces dernières années, des seringues entièrement métalliques (fig. 193), corps de pompe et piston. Elles présentent

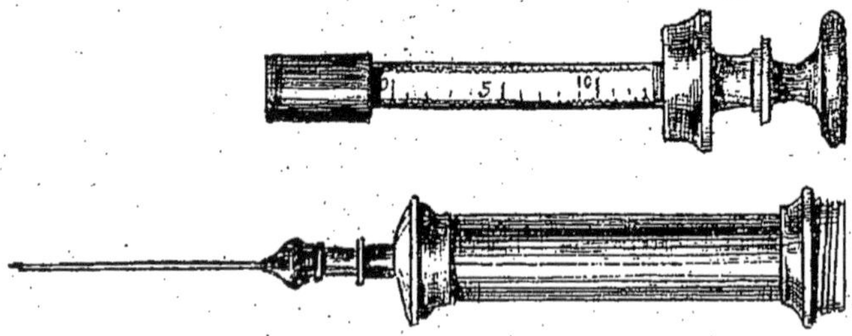

Fig. 193. — Seringue métallique.

certains des avantages des seringues en verre ; elles leur sont supérieures en ce qui concerne la fragilité de ces dernières. Elles sont rigoureusement étanches. Mais un gros inconvénient de ces seringues est que l'on ne voit pas ce qui se passe à l'intérieur, surtout après aspiration d'une solution par l'intermédiaire de l'aiguille ; on ne sait quel est exactement le degré de réplétion de la seringue, on ne voit pas s'il y a des bulles d'air, si celles-ci ont été expulsées, etc.

Aiguilles. — Ce sont des aiguilles tubulées rectilignes, creusées d'un canal de un à deux dixièmes de millimètre de diamètre.

L'une des extrémités se termine par un biseau acéré. L'autre extrémité est soudée sur une sorte de pavillon destiné à s'adapter à frottement dur sur l'embout cylindro-conique présenté par l'armature inférieure de la seringue. Cette soudure est un point faible de l'aiguille.

Dans la lumière de l'aiguille est disposé un fil métallique destiné à empêcher l'obstruction de celle-ci par le séjour de corps étrangers (débris de tissus, parcelles de sang coagulé) ou de liquides capables d'attaquer et d'oxyder intérieurement l'aiguille.

Ce fil ne doit être enlevé qu'au moment de faire l'injection, et il doit être replacé immédiatement après le nettoyage de la seringue et de l'aiguille.

Ces aiguilles peuvent être : en *acier nickelé* (s'oxydent, se brisent et s'émoussent très facilement ; ne peuvent être stérilisées que par ébullition ; le flambage les détrempe et les émousse irrémédiablement) ; en *platine iridié* (Debove) (faciles à flamber, ne se brisent pas, ne s'oxydent pas ; peuvent servir très longtemps) ; en *argent*, en *or*. La *longueur* des aiguilles hypodermiques varie de 3 à 5 centimètres en moyenne. Mais il s'en construit de plus longues, pour les injections profondes ou les ponctions exploratrices.

Stérilisation. — Les solutions à injecter ont été préalablement stérilisées.

Seringue et aiguille seront stérilisées par ébullition dans une solution de carbonate de soude à 1 p. 100 (10 minutes).

Les aiguilles en platine iridié, en argent ou en or pourront être flambées en les passant dans la flamme d'une lampe à alcool. (Eviter de dessouder le pavillon). Le médecin savonnera ses mains avant de toucher à la seringue et à l'aiguille stérilisées.

La région où devra être pratiquée l'injection hypodermique sera nettoyée : savonnée et brossée s'il y a lieu ; le plus souvent, s'il s'agit de malades propres ayant soin de leur personne, on se contentera de nettoyer la région avec un tampon imbibé d'alcool ou d'éther, puis avec une solution de sublimé à 1 p. 1000.

Les seringues à piston de cuir seront stérilisées comme il a été dit plus haut.

Vérification de l'étanchéité de la seringue. — Le piston étant au bas de sa course, appliquer la pulpe de l'index gauche sur l'orifice de l'embout, et de la main droite, soulever à fond le piston. Si le vide est parfait, en lâchant alors brusquement le piston, on le voit revenir en place d'un seul trait.

Remplissage. — Rien n'est plus simple s'il s'agit de solutions contenues dans des flacons. Ces derniers devront toujours être à *large ouverture* pour permettre l'introduction de la seringue.

Un aide débouche le flacon et le présente au médecin qui y plonge la seringue avec laquelle il aspire le liquide. On peut aspirer ce dernier soit directement avec la seringue, soit par l'intermédiaire de l'aiguille, préalablement fixée sur l'embout. Ce dernier procédé est beaucoup plus lent, mais il a l'avantage que si quelque impureté capable d'obstruer l'aiguille existe dans la solution, l'obstruction se produit avant l'injection, au lieu de se produire pendant celle-ci, ce qui est toujours désagréable pour le malade et le médecin, obligé de recommencer la piqûre. Mais de tels faits ne doivent pas se produire, les solutions livrées par les pharmaciens devant être débarrassées de tout corps étranger par filtration.

S'agit-il d'une solution ou d'un liquide contenu dans une ampoule scellée ?

Au moyen d'une petite lime (livrée généralement en même temps que les ampoules), tracer un trait au ras de l'un des épaulements, et détacher la pointe correspondante, de manière à obtenir une ouverture assez grande.

Placer l'ampoule horizontalement en la maintenant entre les doigts de la main gauche. La seringue est armée de son aiguille que l'on introduit dans l'ampoule ; on aspire alors lentement (fig. 186).

On peut également briser la pointe de l'ampoule tout à son extrémité, introduire l'aiguille, renverser perpendiculairement le tube au-dessus de la seringue, et pratiquer l'aspiration lentement.

Amorçage. — L'aspiration terminée, s'assurer qu'il n'y a pas de bulle d'air dans la seringue. S'il en existe une, placer la seringue verticalement, l'aiguille en l'air, donner un coup brusque de piston (ou quelquefois au contraire le pousser lentement) pour chasser la bulle d'air. Faire le plein de la seringue, en aspirant à nouveau la quantité nécessaire de solution.

Injection. — Tous ces préliminaires, beaucoup plus longs à décrire qu'à exécuter, étant achevés, on peut enfin procéder à l'injection.

Les *régions d'élection* sont : la face antérieure et la face externe de la cuisse, les fesses, les parties latérales de l'abdomen, la région inter-scapulaire. Dans tous ces points, tissu cellulaire lâche, abondant, pas de vaisseaux ni de nerfs importants.

Eviter de pratiquer des injections à la partie interne des

cuisses, aux avant-bras, dans le pli du coude, à cause des vaisseaux profonds ou superficiels qu'on y peut rencontrer.

Entre le pouce et l'index de la main gauche, soulever un pli de peau, au niveau de la région choisie. La main droite saisit, comme une plume à écrire, la seringue armée de son aiguille, et la plonge sans hésiter à travers la peau (fig. 194).

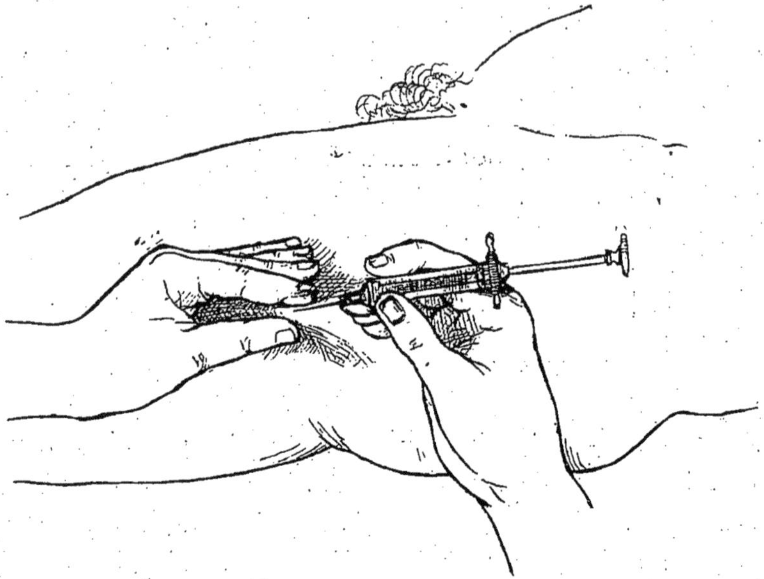

Fig. 194. — Injection sous-cutanée.

Ici deux écoles : les uns enfoncent l'aiguille *sans promptitude*, perpendiculairement à la base du pli soulevé ; les autres piquent, au contraire, l'aiguille *très brusquement*, ce qui a pour avantage de supprimer presque complètement la sensation de piqûre pour le malade. Ce second procédé est aussi le meilleur lorsque l'on a des aiguilles un peu émoussées par l'usage : elles traversent la peau bien plus facilement que si on applique doucement leur pointe sur celle-ci pour s'efforcer de l'y faire pénétrer.

(Quelques-uns aussi introduisent l'aiguille isolément, au lieu de la monter sur la seringue, afin de s'assurer qu'elle n'est pas engagée dans une veine).

L'aiguille enfoncée jusqu'à la garde, lâcher le pli de peau, et de l'index gauche, en imprimant à la peau un léger mouvement de va-et-vient latéral au-dessus de l'aiguille, *s'assurer que la pointe est bien libre dans le tissu cellulaire sous-cutané.* Ceci est très important. Il arrive souvent à des débutants, ou à des personnes inexpérimentées (médecins, aides, étudiants, infirmiers), de piquer la pointe de l'aiguille à la face profonde du derme. L'injection poussée dans ces conditions est très douloureuse, distend un tissu très feutré, et cause des escarres longues à guérir.

Puis, maintenir l'aiguille de la main gauche, par son pavillon, et pousser le piston très lentement, avec une série d'arrêts, pour ne pas distendre trop brusquement le tissu cellulaire.

Aiguille et seringue sont alors retirées sans hésitation, d'un mouvement bref, pendant que l'index gauche maintient la peau, prêt à obturer la plaie minuscule par laquelle pourrait sourdre une goutte de la solution.

Malaxer légèrement la région pour faciliter la résorption du liquide.

Si l'on doit injecter successivement le contenu de plusieurs seringues, laisser l'aiguille en place dans la peau, en la maintenant de la main gauche, retirer la seringue pour la recharger, puis l'adapter de nouveau au pavillon de l'aiguille.

Ne pas oublier, chaque fois que l'on s'en est servi, de nettoyer seringue et aiguille. La seringue sera nettoyée par plusieurs aspirations successives d'eau bouillie et par un mouvement de va-et-vient du piston. Puis le contenu d'une ou deux seringues d'eau sera expulsé à travers l'aiguille, pour la débarrasser des dernières traces de solution, qui, en s'évaporant, pourraient l'obstruer. Le tout sera bien expurgé, puis minutieusement essuyé et le fil métallique sera replacé dans la lumière de l'aiguille, jusqu'au prochain emploi.

Une seringue ne vaut et ne dure qu'autant qu'on en prend

soin. Ainsi traitée, elle ne réservera jamais de surprises désagréables à son possesseur et ne lui refusera point ses services au moment, parfois inattendu, où il y a recours.

Accidents et incidents. — *Immédiats.* — Piqûre d'un nerf (douleur).

Piqûre d'une veine (hémorragie légère, piquer en un point voisin).

Douleur (injection trop brusque, ou liquide irritant : éther, alcool).

Rupture de l'aiguille dans les tissus (hésitation de l'opérateur ; aiguille oxydée ou dessoudée). Retirer l'aiguille immédiatement en la poussant complètement à travers la peau, comme une aiguille à coudre traversant une étoffe de part en part.

Eloignés. — Ecchymose (piqûre d'un petit vaisseau).

Escarre (injection intra-dermique).

Abcès. Une injection bien faite, à travers une peau propre, avec des mains propres, des instruments et une solution stérilisés, ne détermine jamais d'abcès.

Communication possible de maladies (syphilis, tuberculose, cancer peut-être) d'un malade à un autre, si la seringue et l'aiguille ne sont pas désinfectées chaque fois.

INJECTIONS MERCURIELLES

Définition. — Ces injections ont pour but de faire pénétrer dans l'économie des préparations mercurielles en vue d'un traitement antisyphilitique énergique.

Indications. — Nous n'avons pas ici à donner les indications thérapeutiques de la syphilis.

On emploiera les injections mercurielles :

1° Toutes les fois que les voies buccale ou cutanée seront impossibles par intolérance (gastralgies, diarrhées, stomatite, éruptions cutanées).

2° Toutes les fois que l'on voudra agir rapidement et énergiquement (traitement intensif).

Substances à injecter. — Elles sont de deux ordres : préparations mercurielles insolubles; préparations solubles.

1° Préparations insolubles — Mercure pur, sous forme d'huile grise; calomel (huile au calomel) ; protoiodure de mercure. S'injectent profondément, dans les masses musculaires; on fait seulement une injection tous les huit jours, pour éviter des phénomènes d'accumulation qui se produisent cependant quelquefois, malgré toutes les précautions prises pour les empêcher.

Sont le plus souvent douloureuses, et donnent quelquefois lieu à des nodules lents à se résorber.

Huile grise (40 0/0).

Mercure purifié.	20 gr.
Lanoline anhydre stérilisée	5 gr.
Huile de vaseline purifiée.	35 gr.

1 c. c. = 0 gr. 50 de mercure. Tous les huit jours, injecter 0 gr. 05 = 5 divisions de la seringue spéciale de Barthélemy.
= 1 division de la seringue de Pravaz graduée en 1/10e
= 2 divisions de la seringue de Pravaz graduée en 1/20e

Huile grise modifiée (Formule de Brousse).

Mercure purifié	0.50 centigr.
Lanoline	1 gr.
Huile de vaseline stérilisée. . . .	Q. S. pour 10 c. c.

Injecter 1 c. c. tous les huit jours et pratiquer, suivant le cas, de 4 à 6 injections.

Huile grise de Vigier. Bonne préparation homogène.

Huile au calomel.

Calomel à la vapeur . . . . 1 gr.
Huile de vaseline liquide (ou huile d'olives) stérilisée. . . . . 10 cent. cubes

1 c. c. = 0 gr. 10 de calomel = 0 gr. 085 de mercure.

Injecter 1 c. c. tous les huit jours.

2° PRÉPARATIONS SOLUBLES. — S'injectent profondément dans les masses musculaires, comme les précédentes, car elles sont souvent douloureuses. Quelques-unes (cyanure de mercure) peuvent s'injecter par la voie intra-veineuse (oculistique).

Rapidement absorbées, rapidement éliminées aussi, elles s'injectent tous les jours ou tous les deux jours. Permettent d'éviter les phénomènes de saturation et d'arrêter toujours à temps la médication si des phénomènes d'intolérance surviennent.

Bichlorure de mercure ou sublimé corrosif. Très douloureux.

Sublimé. . . . . 0 gr. 10
Chlorure de sodium chimiquement pur . 0 gr. 075
Eau distillée et stérilisée . . . . 10 cent. cubes

1 c. c. = 0 gr. 01 de sublimé = 0 gr. 007 de mercure.

Injecter 1 à 2 c. c. tous les jours.

Cyanure de mercure. — Extrêmement douloureux ; aussi fait-on surtout des injections intra-veineuses.

Cyanure de mercure . . . . 0 gr. 20
Chlorure de sodium. . . . . 0 gr. 075
Eau distillée stérilisée. . . . . 10 cent. cubes

1 c. c. = 0 gr. 02 de cyanure = 0 gr. 015 de mercure.

1 c. c. tous les jours ou tous les 2 jours.

Benzoate de mercure. — Doit être fraîchement préparé.

Benzoate de mercure	0 gr. 10
Chlorure de sodium chimiquement pur.	0 gr. 075
Eau distillée stérilisée	10 cent. cubes

1 c. c. = 0 gr. 01 de benzoate = 0 gr. 004 de mercure.
Injecter 1 à 5 cent. cubes.

Biiodure de mercure. — Soluble dans l'huile.

Biiodure de mercure.	0,05 centigr.
Huile d'olives stérilisée	10 cent. cubes

Injecter tous les jours 1 centimètre cube, pendant 20 jours.

Hermophényl (mercure phénoldisulfonate de sodium). — Peu irritant et moins douloureux que les autres préparations.

Hermophényl.	0 gr. 20
Eau distillée stérilisée.	10 cent. cubes

1 c. c. = 0 gr. 02 hermophénil = 0 gr. 008 de mercure.

Enésol (salicylarsinate de mercure).

Enésol.	0 gr. 30
Eau distillée stérilisée.	10 cent. cubes

1 c. c. = 0 gr. 03 enésol = 0 gr. 0015 de mercure.
1-2 centimètres cubes tous les jours.

Instruments. — Toute seringue stérilisable peut être employée. Pour les injections d'huile grise, on peut employer

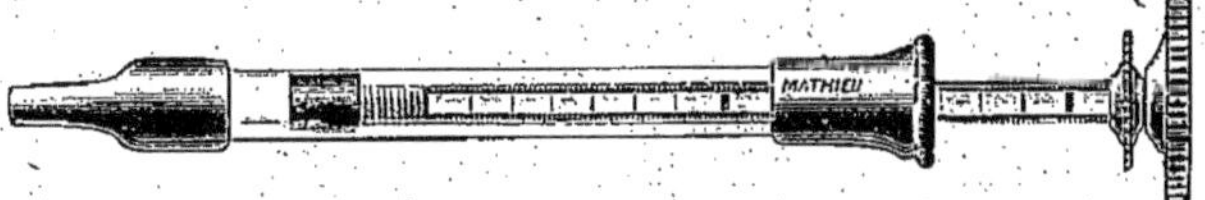

Fig. 195. — Seringue de Barthélemy.

indifféremment une seringue de Pravaz stérilisable ou la *seringue spéciale de Barthélemy*, divisée en 15 divisions, dont chacune correspond à *1 centigramme* de mercure métallique (fig. 195). Cette seringue se construit aussi en cristal.

On injecte de 5 à 8 divisions par semaine.

La seringue sera munie d'une aiguille en platine iridié de 5 à 6 centimètres.

Région. — Toutes les injections mercurielles se feront profondément, en pleine masse musculaire; on choisit de préférence la *région fessière*, dans sa partie supérieure.

Plusieurs points sont préconisés par les auteurs pour éviter autant que possible la blessure de vaisseaux ou de nerfs, autant que la compression dans la station assise (fig. 196).

Point de Galliot. — Mener une ligne horizontale à deux travers de doigt au-dessus du grand trochanter; mener une

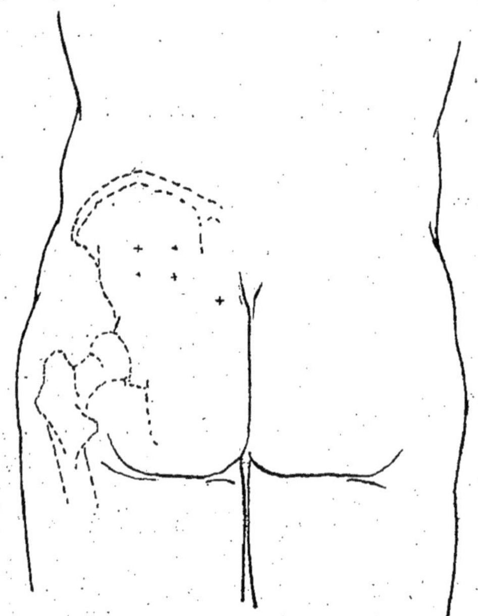

Fig. 196. — Région fessière (points d'injection).

verticale, parallèle au pli interfessier, à deux travers de doigt en dehors de celui-ci. L'intersection de ces deux droites donne le point de Galliot.

Point de Smirnoff. — Région rétro-trochantérienne, à un travers de doigt en arrière de la partie supérieure du grand trochanter.

Point de Barthélemy. — Milieu d'une ligne horizontale menée de l'épine iliaque antéro-supérieure à l'extrémité supérieure du pli inter-fessier. Ce point répond au bord externe du grand fessier.

Point de Fournier. — Tiers supérieur de la fesse.

Opération. — Stériliser seringue et aiguille par ébullition.

Asepsie rigoureuse de la région à piquer.

Toilette soignée des mains de l'opérateur.

Les préparations insolubles, fraîchement préparées, seront vivement agitées par un aide pendant les quelques minutes qui précèdent immédiatement l'injection pour rendre l'émulsion le plus homogène possible.

Le sujet sera couché sur le ventre, sur son lit ou sur un canapé.

L'index gauche du médecin repère le point choisi, pendant que le pouce et les autres doigts de la main gauche maintiennent la région en la comprimant légèrement, pour la tendre

La main droite s'arme de l'aiguille seule, qui est enfoncée d'un coup sec, tout à fait perpendiculairement à la surface de la région. L'aiguille est enfoncée de toute sa longueur. On vérifie qu'il ne s'écoule point de sang par le pavillon, ce qui indiquerait la blessure d'un vaisseau ; dans ce cas il faudrait retirer l'aiguille, la nettoyer, la stériliser à nouveau, et la plonger dans un autre point.

La seringue, chargée de la préparation choisie, amorcée suivant les principes indiqués dans le chapitre des injections hypodermiques, et expurgée d'air, est alors adaptée à l'aiguille, et on pousse *très lentement* l'injection.

S'il s'agit d'huile grise, il est bien entendu que l'on injecte 5 à 8 divisions de la seringue de Barthèlemy ou 1 à 2 divisions de la seringue de Pravaz ; s'il s'agit de calomel, ou de préparations solubles, on injecte 1 centimètre cube.

Lorsqu'il s'agit d'huile grise et de calomel, il faut pousser lentement pour que toute la dose reste bien au sein des tissus, et qu'il ne s'en glisse pas même une goutte dans le trajet de l'aiguille; la plupart des nodosités sont dues à la présence de l'huile en dehors des masses musculaires.

L'injection faite, retirer l'aiguille d'un mouvement rapide, toujours pour éviter de semer la préparation le long du trajet; placer sur la piqûre une rondelle d'emplâtre de VIGO, ou une goutte de collodion, sur laquelle on fixera un léger flocon d'ouate.

Le malade gardera le repos quelques heures après l'injection, surtout après une injection de préparation insoluble.

Les piqûres, devant être faites en séries, seront pratiquées alternativement sur l'une et l'autre fesse. Pour ne pas piquer toujours au même point (qu'il s'agisse de sels solubles ou insolubles), on peut faire les piqûres en séries horizontales un peu au-dessus et un peu au-dessous d'une ligne horizontale passant non loin des points indiqués précédemment, qui se groupent tous dans le tiers supérieur de la région fessière.

Tous les malades soumis à des injections mercurielles prendront un soin extrême de leur bouche et de leur dentition. Si cette dernière est en mauvais état, rejeter les préparations insolubles, et ne faire les injections de sels solubles qu'après nettoyage préalable de la bouche par un dentiste.

Les dents seront brossées trois fois par jour, surtout après les repas; plusieurs fois dans la journée, le malade se gargarisera avec la solution suivante:

Chlorate de potasse..........	5 gr.
Eau distillée	250 cent. cubes
Essence de menthe..........	II gouttes

Accidents. — *Immédiats.* — Douleur; piqûre d'une veine; rupture de l'aiguille (ne se produit pas avec les aiguilles en platine).

Eloignés. — *Douleur*, comparée à un *coup de pied de cheval*, ressentie quelques heures après dans la région fessière et durant un ou plusieurs jours; irradiations douloureuses dans les membres inférieurs. Peut être un peu atténuée en ajoutant aux diverses préparations indiquées une certaine dose de cocaïne ou de stovaïne.

Nodosités ou nodules; très fréquents avec les préparations insolubles. Abcès (défaut d'asepsie).

Phénomènes d'intoxication, marquant une sursaturation de l'économie, ou une susceptibilité spéciale (idiosyncrasie), et surtout fréquents lorsque les émonctoires (peau, reins, foie) fonctionnent mal. Se traduisent par de la salivation, de la stomatite, de l'albuminurie, et parfois par des phénomènes généraux graves.

INJECTIONS DE SÉRUMS ARTIFICIELS

Définition. — Ces injections ont pour but de faire pénétrer dans les tissus, en vue d'absorption rapide, des solutions salines dont la composition se rapproche plus ou moins de celle du sérum sanguin.

Indications. — Shock opératoire ou accidentel. Collapsus. Anémie par hémorragies abondantes. Infections graves à forme adynamique, avec hypotension (fièvre typhoïde, dysenterie, choléra, etc.); myocardite aiguë, auto-intoxications (coma diabétique, coma urémique). Agissent en relevant la tension, en activant la circulation et la diurèse, et par conséquent l'élimination des toxines, en fouettant le système nerveux.

Solutions injectées. — Deux types : a) *Solutions du type normal*, *isotoniques* au sérum sanguin, et sans action hémolysante sur les globules sanguins ; ce sont des solutions diluées ; b) *Solutions concentrées*, *anisotoniques*.

a) *Solutions diluées, isotoniques.* — S'injectent à fortes doses, de 100 à 1500 ou 2000 cent. cubes (en plusieurs injections).

Sérum physiologique

Chlorure de sodium.	7 gr. 50
Eau distillée stérilisée.	1000 cent. cubes

(Contre-indiquées chez : tuberculeux (poussées congestives), cardiaques, brightiques).

Sérum de Hayem

Chlorure de sodium pur.	5 gr.
Sulfate de soude cristallisé pur.	10 gr.
Eau distillée et stérilisée.	1000 cent. cubes

Eau de mer (Quinton). Injecter 100 à 200 cent. cubes d'eau de mer recueillie au large, aseptiquement, à une grande profondeur, ou stérilisée à froid et ramenée au titre isotonique par addition d'eau de source (tuberculose).

b) *Solutions concentrées.* — S'injectent à petites doses (5 à 20 cent. cubes). Névrosthéniques. Douloureuses.

Sérum de Chéron

Acide phénique neigeux.	1 gr.
Chlorure de sodium.	2 gr.
Phosphate de soude.	4 gr.
Sulfate de soude.	8 gr.
Eau distillée et stérilisée.	Q. S. p. 100 cent. cubes.

Injecter 1 à 10 cent. cubes.

Sérum de Gilbert Ballet

Phosphate de soude.	2 gr.
Sulfate de soude.	3 gr.
Chlorure de sodium	1 gr.
Acide phénique	0 gr. 50
Eau distillée et stérilisée	Q. S. p. 100 cent. cubes.

Injecter 1 à 10 cent. cubes.

Sérum de Trunececk (artériosclérose, etc.). (Voir : *Injections hypodermiques*).

c) *Sérums spéciaux.*

Sérum caféiné

Caféine.	ãã 2 gr.
Benzoate de soude.	
Sérum artificiel	1000 cent. cubes.

Injecter 250 c. c. = 0 gr. 50 caféine.

Sérum gélatiné (1 à 2 o/o). (Hémostatique)

Gélatine.	10 à 20 gr.
Solution normale de chlorure de sodium à 7 p. 1000.	1000 cent. cubes.

La stérilisation de ce sérum sera parfaite et répétée pour éviter le tétanos provoqué par les gélatines impures

Injecter 20 à 100 cent. cubes.

Instruments. — Les sérums concentrés s'injectent au moyen d'une seringue d'une capacité de 10 à 20 cent. cubes. La seringue de Roux, qui sera décrite plus loin, peut parfaitement convenir. Les sérums dilués, injectés en quantités plus abondantes, qui ne descendent guère au-dessous de 100 cent. cubes, s'injectent au moyen d'*appareils à pression* : celle-ci est obtenue soit par une *soufflerie*, soit par *suspension* du récipient à une certaine hauteur.

1° *Appareil à soufflerie.* — Un flacon quelconque, à deux tubulures, muni de la soufflerie d'un thermocautère ou d'un pulvérisateur de Richardson, peut être utilisé.

On trouve dans le commerce, chez les marchands d'instruments de chirurgie, des flacons gradués, munis d'une soufflerie (avec une ampoule remplie de coton, destinée à filtrer l'air) et d'un raccord sur lequel se fixe l'aiguille. Le bouchage est assuré au moyen d'un bouchon en caoutchouc, percé de deux orifices destinés au passage des tubes de verre servant au refoulement du liquide (fig. 197). Ce bouchon est maintenu en place par une chaînette qui l'empêche de sauter

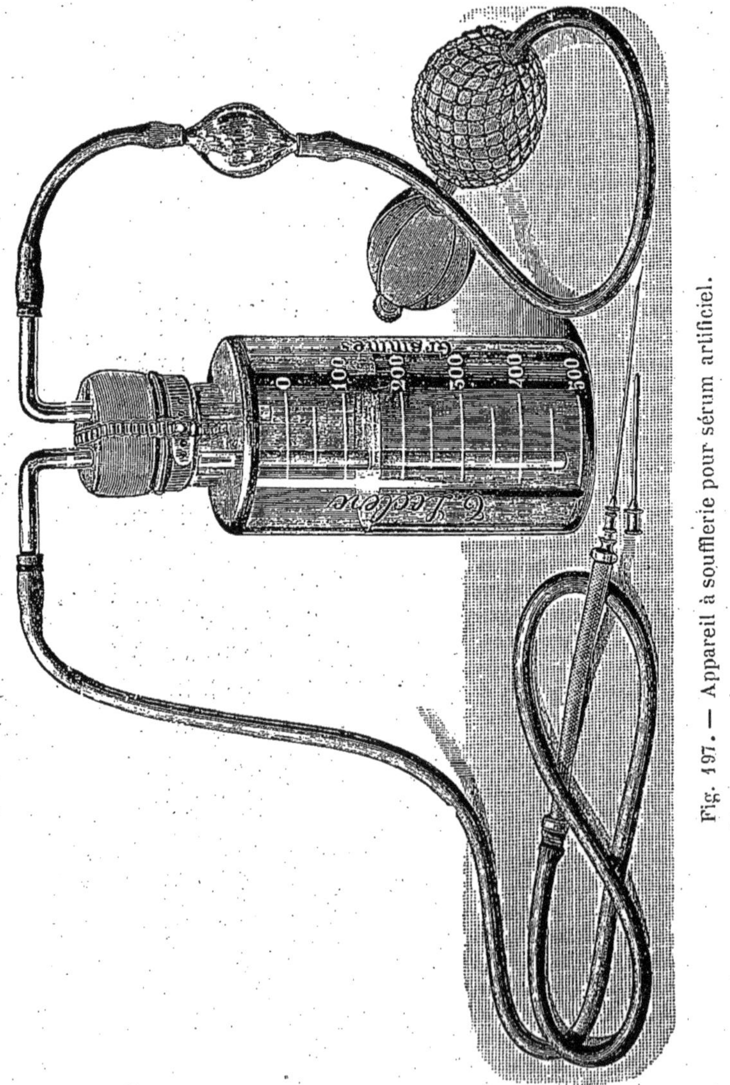

Fig. 197. — Appareil à soufflerie pour sérum artificiel.

sous l'influence de la compression de l'air dans le flacon. La chaînette est elle-même fixée sur un collier métallique entourant le goulot du flacon.

2° L'*appareil de Potain* peut également servir pour ces

injections. On refoulera l'air au moyen du *raccord terminal* de la pompe aspirante et foulante.

Le bouchon de l'appareil à injections sera muni d'un tube en verre ou en caoutchouc terminé par une sphère à jour, destiné à puiser le sérum à injecter dans le flacon qui le contient.

Appareils à suspension. — Un simple bock laveur, la cloche de TARNIER, une douche d'ESMARCH, un entonnoir en verre préalablement stérilisés sont largement suffisants.

On trouve dans le commerce des appareils analogues aux flacons à soufflerie, munis d'une armature métallique qui permet de les suspendre à un clou après renversement (fig. 198).

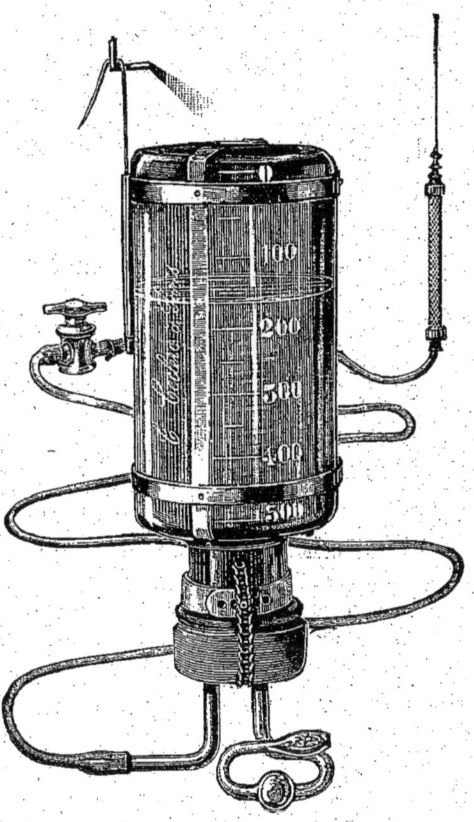

Fig. 198. — Appareil à suspension.

On trouve aussi des ampoules d'une contenance de 500 à 1000 centimètres cubes, renfermant le sérum stérilisé, et fermées à la lampe. L'extrémité supérieure est constituée par un tube en verre recourbé, qui peut servir à suspendre l'appareil. A l'extrémité inférieure s'adapte un tube en caoutchouc d'une longueur suffisante. Les appareils à suspension doivent être fixés à une hauteur moyenne de 1 m. ou 1 m. 50 au-dessus du plan du lit du malade, pour donner une pression suffisante et régulière.

Aiguilles. — On emploie des aiguilles tubulées en acier

ou en platine iridié, d'une longueur et d'un calibre supérieurs à ceux des aiguilles hypodermiques ordinaires. La longueur sera de 6 à 8 centimètres. Le calibre atteindra 3 à 4 dixièmes de millimètre, pour que la vitesse soit suffisante, sans quoi l'injection durerait des heures entières.

Stérilisation. Désinfection. — Les solutions à injecter doivent avoir été soigneusement stérilisées par le préparateur qui les livre. Les appareils destinés à les recevoir seront aussi soigneusement stérilisés par ébullition.

Les seringues, les flacons gradués avec leur bouchon à deux tubulures, les entonnoirs, etc., seront stérilisés de la sorte.

Les bocks laveurs pourront être stérilisés par flambage à l'alcool, et rincés ensuite à l'eau bouillie.

Seront également soumis à l'ébullition, le tube en caoutchouc adducteur, situé entre l'aiguille et le flacon, et l'aiguille elle-même.

L'idéal serait que le flacon dans lequel le sérum a été préparé et stérilisé servît lui-même pour l'injection. C'est ce qui a donné naissance aux ampoules de sérum qui peuvent être autoclavées, ce qui supprime tout transvasement et toute chance de souillure du liquide.

Opération. — *Région.* — Les injections de sérum artificiel peuvent être :

Intra-veineuses (voir page 230).

Hypodermiques : cuisse (face externe), flancs, dos.

Intra-musculaires : région fessière.

La région choisie est nettoyée et aseptisée. Les appareils injecteurs, seringues, appareils à soufflerie ou appareils à suspension, sont chargés et vérifiés. Le sérum est tiédi au bain-marie.

L'*amorçage* se fera en laissant écouler librement par l'aiguille tenue verticalement, à une certaine hauteur, le liquide à injecter. Un index en cristal, intercalé sur le trajet du tube adducteur, servira à surveiller les bulles d'air qui pourraient être restées. Une pince placée sur le tube ou un simple coude arrêteront momentanément l'écoulement.

L'aiguille est alors enfoncée dans la région choisie.

Si l'injection doit être hypodermique, on soulèvera un pli de peau à la base duquel on enfoncera l'aiguille ; on s'assurera que sa pointe est bien libre dans le tissu cellulaire sous-cutané.

Si l'injection doit être intra-musculaire, on saisira à pleine main, de la main gauche, la région choisie, et l'aiguille à injection sera enfoncée de la main droite en pleine masse musculaire.

L'aiguille enfoncée, on injecte lentement la quantité voulue (il faut une bonne demi-heure pour 500 centimètres cubes, afin de ne pas distendre brusquement et douloureusement les tissus).

Lorsque l'injection est intra-musculaire, on peut aller jusqu'à injecter 500 centimètres cubes au même point, le liquide fusant rapidement le long des fibres musculaires, ce qui facilite sa résorption. Mais c'est un maximum à ne pas dépasser.

Lorsqu'il s'agit d'injection hypodermique (flancs, cuisse), ne pas dépasser 200 centimètres cubes dans un même point. Si l'on doit en injecter davantage, faire une seconde injection à un autre endroit.

Un léger massage de la région favorise la résorption. L'injection terminée, retirer rapidement l'aiguille, appliquer un flocon de coton maintenu par une goutte de collodion.

Accidents. — *Douleur.* Très vive pour les sérums concentrés. Choisir pour ces derniers l'injection intra-musculaire.

Distension exagérée des tissus. La peau s'anémie et blanchit;

il peut survenir plus tard des escarres. C'est que l'injection est trop abondante.

Piqûre de nerfs, de vaisseaux. Injection d'air. (Sans danger si celui-ci est stérile).

Lymphangite, abcès, phlegmon. Défaut d'asepsie.

Enfin, après les injections abondantes, il se fait souvent une élévation de température assez brusque, mais qui ne persiste pas, et qui s'accompagne d'une crise sudorale ou urinaire, parfois très copieuse.

INJECTIONS INTRA-VEINEUSES

Définition. — Elles consistent à faire pénétrer directement dans le torrent circulatoire, par l'intermédiaire d'une veine, des solutions médicamenteuses ou salines, en vue d'une diffusion rapide et d'une action plus énergique.

Indications. — 1º On recourra à la voie intra-veineuse toutes les fois qu'il y aura urgence à intervenir promptement pour sauvegarder l'existence d'un malade.

a) Pour relever la tension sanguine et réparer les pertes d'eau subies par l'organisme, on s'adressera aux injections intra-veineuses de *sérum physiologique* (anémie aiguë post-hémorragique, algidité et collapsus cholérique, collapsus dans les myocardites aiguës des infections graves, dothiénentérie par exemple).

b) De même, pour laver le sang, le désintoxiquer, grâce à une diurèse abondante et à la diaphorèse consécutives, dans les grandes infections et dans certaines intoxications.

c) De même pour fouetter le système nerveux (collapsus).

2º La voie intra-veineuse sera également choisie pour faire pénétrer des solutions médicamenteuses que l'on veut faire diffuser rapidement.

Dans les infections sévères (pneumonie, endocardite infectante, fièvre typhoïde, etc.), on agira ainsi volontiers pour le *collargol* ou argent colloïdal.

Dans la diphtérie grave ou dans les paralysies diphtériques, dans le tétanos, on pratiquera avec succès des injections intra-veineuses de *sérum antidiphtérique ou antitétanique.*

3° La voie intra-veineuse sera choisie pour les substances que l'on veut lancer dans la circulation pulmonaire. Ainsi, dans la tuberculose pulmonaire, Landœrer injecte dans les veines du *cinnamate de soude.*

4° On peut choisir la voie intra-veineuse pour l'absorption de médicaments dont l'injection hypodermique est extrêmement douloureuse (cyanure de mercure, digalène).

Substances à injecter. — *Sérum physiologique.* — Ce sera le sérum de Hayem, ou l'un des sérums dont la formule a été indiquée précédemment (page 224).

Le sérum entrant ici directement au contact de la masse sanguine et des globules sanguins du malade, il importe que sa concentration moléculaire soit calculée de manière à le rendre *rigoureusement isotonique* au sérum sanguin. L'isotonie devrait même être calculée non d'après les moyennes connues, mais d'après le sérum sanguin du malade même auquel on doit faire l'injection. (On sait que cette isotonie est réalisée quand le point de congélation de la solution saline est exactement le même que celui du sérum sanguin).

On peut associer des substances telles que la spartéine, la caféine au sérum, et l'on injectera des quantités de sérum variant entre 250 et 1000 cent. cubes en une seule fois.

Sérum antidiphtérique, antitétanique, antivenimeux. — Injecter 10 à 20 cent. cubes.

Collargol ou argent colloïdal.

Argent colloïdal	1 gr.
Eau distillée et stérilisée	100 cent. cubes.

Injecter 5 à 20 cent. cubes. N'employer que des solutions récentes.

Digalène, ou digitoxine soluble de CLOETTA (asystolie); médicament livré par le commerce en solution aqueuse stérilisée.

1 c. c. = 1/4 milligramme.

Injecter 3 à 10 cent. cubes.

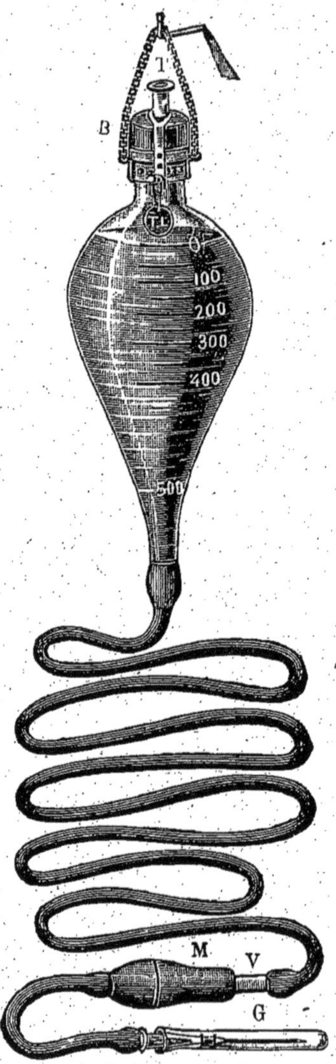

Fig. 199. — Appareil de Hallion et Carrion.

Instruments. — Ce qu'il faut avant tout éviter, c'est l'entrée de l'air dans les veines. Aussi rejettera-t-on de parti pris les appareils à soufflerie, pour ne se servir que d'appareils à suspension, ou de seringues.

Appareil de Hallion et Carrion (flacon-ampoule, fig. 199). — Réservoir de verre, en forme de toupie, pouvant se suspendre. A l'extrémité inférieure est adapté le tuyau adducteur en caoutchouc, auquel se fixe l'aiguille. L'extrémité supérieure est obturée par un bouchon muni d'un tube en verre qui, suivant sa position, permet l'arrivée de l'air dans l'ampoule et commande par conséquent l'écoulement du liquide (fig. 200).

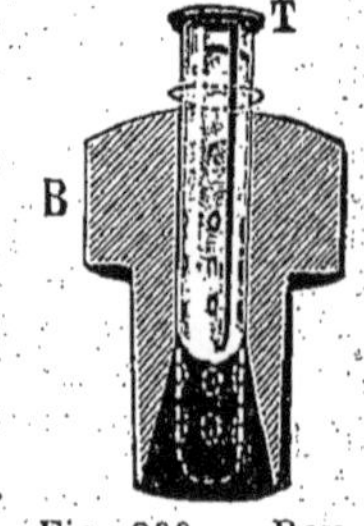

Fig. 200. — Bouchon de l'appareil.

Mais un réservoir quelconque peut servir au même usage (bock laveur, cloche de TARNIER, entonnoir en verre, pipette-ampoule).

Pour les injections d'un faible volume, on emploiera soit la seringue de Roux (10 à 20 cent. cubes), soit la seringue en verre de Lüer.

Aiguilles. — Toutes les aiguilles hypodermiques peuvent servir. Donner la préférence aux aiguilles en argent ou en platine, qui ne s'oxydent pas intérieurement. Lorsque l'injection est faite après dénudation de la veine, il vaut mieux employer soit une *aiguille mousse*, soit une *canule en verre* à bout olivaire (Landouzy).

Le tube adducteur sera muni, non loin de l'aiguille, d'un index en cristal, permettant de surveiller le passage du liquide et des bulles d'air.

Se munir d'une bande constrictive, d'un bistouri, d'une pince à dissection, d'une sonde cannelée, de ciseaux, d'une pince à forcipressure et du matériel nécessaire pour un pansement.

Opération. — Les solutions ont été stérilisées ainsi que les récipients destinés à les contenir (seringues, ampoules, bocks, etc.) Le tube adducteur, l'aiguille ou la canule, et tous les autres instruments ont subi la même préparation.

Désinfection des mains de l'opérateur et de ses aides.

Désinfection du champ opératoire.

La *région choisie* est généralement le *pli du coude*, comme pour la saignée.

La bande constrictive, appliquée un peu au-dessus du coude, fait gonfler les veines.

Ici deux procédés : *a)* Procédé direct ; *b)* Procédé par dénudation de la veine.

a) *Procédé direct.* — Il simplifie beaucoup l'opération et la rend bien plus courte, mais il exige beaucoup d'adresse et d'expérience. C'est le seul à employer lorsque les injections devront être pratiquées assez fréquemment (cyanure de mercure, cinnamate, digalène) ; il convient également aux injections de sérum artificiel.

Ce procédé consiste à piquer la veine à travers la peau. Comme pour la saignée, le pouce gauche fait saillir la veine choisie. La main droite, armée de l'aiguille seule, enfonce celle-ci en deux temps : 1° d'abord à travers la peau seulement, en plaçant l'aiguille bien parallèment à la veine, la pointe étant dirigée vers la racine du membre ; l'aiguille est alors poussée de 1 ou 2 centimètres dans le tissu cellulaire mince qui sépare la veine de la peau ; 2° puis, soulevant le talon de l'aiguille (fig. 201), on ponctionne

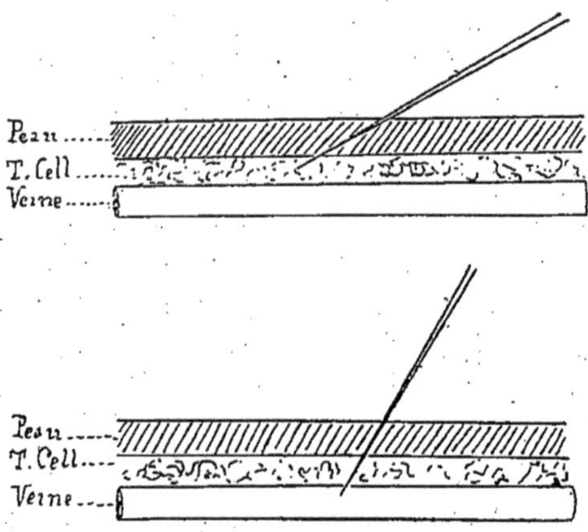

Fig. 201. — Injection intra-veineuse 1er et 2e temps.

la veine d'un petit mouvement sec, très limité ; on voit aussitôt le sang sourdre goutte à goutte par le pavillon de l'aiguille. Celle-ci est alors replacée parallèlement à l'axe de la veine, et enfoncée doucement dans celle-ci de 1 ou 2 centimètres.

L'appareil, *rigoureusement expurgé d'air*, est alors adapté à l'aiguille ; la *bande constrictive est enlevée*, et on pousse lentement l'injection, après laquelle l'aiguille est retirée. Pansement aseptique.

b) *Procédé par dénudation de la veine.* — Mêmes préliminaires que précédemment. Bande constrictive. Anesthésie locale au chlorure d'éthyle ou à la cocaïne. Puis, incisions des téguments parallèles à la veine choisie, un peu sur le côté de celle-ci, et longue de 2 à 3 centimètres. La veine est dénudée à la sonde cannelée, et au besoin chargée sur celle-ci ou sur un fil. Mais éviter cette complication si la veine est suffisamment superficielle et saillante.

La veine une fois dénudée, il ne reste qu'à plonger l'aiguille à travers sa paroi, à l'engager de 1 ou 2 centimètres dans la veine et à lâcher la bande constrictive. Il est bon, pendant tout ce dernier temps, de laisser couler le liquide à travers l'aiguille *(l'appareil ayant été préalablement purgé d'air)*, même pendant la ponction de la veine.

Si l'on se sert d'une aiguille mousse ou d'une canule en verre, il faut, avec les ciseaux ou le bistouri, pratiquer dans la veine une toute petite ouverture transversale à travers laquelle on engagera l'aiguille ou la canule en procédant comme ci-dessus.

Le liquide injecté peut être maintenu dans un bain-marie à 37°; mais il suffit qu'il ait été préalablement tiédi pour que sa température reste suffisamment élevée pendant la durée de l'injection. Le récipient est suspendu à 1 mètre environ au-dessus du plan du lit

L'écoulement devra se faire lentement, pour éviter l'introduction trop brusque d'une masse liquide importante dans le système circulatoire (ce qui pourrait provoquer des syncopes, amener un coup d'œdème pulmonaire, etc.).

L'opérateur, ou à son défaut, un aide, surveillera et maintiendra pendant toute la durée de l'injection l'aiguille ou la canule, pour éviter tout déplacement de celles-ci.

L'injection terminée, la canule est enlevée.

Si l'on doit faire de nouvelles injections, appliquer un simple pansement humide aseptique compressif, après avoir simplement rapproché les lèvres de la plaie.

Si l'injection est unique, il faudra lier la veine et faire un point de suture à la peau. L'incision cutanée ayant été faite un peu sur le côté, la plaie veineuse ne sera pas immédiatement sous-jacente à la plaie cutanée.

Accidents: 1° *Mécaniques. Entrée de l'air et embolie gazeuse.* — Evitées en purgeant l'appareil, en introduisant l'aiguille d'abord, et en adaptant ensuite l'embout pendant l'écoulement du liquide, ou en ponctionnant avec l'aiguille pendant l'écoulement du liquide.

Section de filets nerveux; section de la veine. Cette dernière est évitable.

L'injection pénètre sous la peau au lieu de pénétrer dans la veine: ceci n'est possible que dans le procédé direct. Recommencer sur une veine voisine ou sur l'autre bras.

Dyspnée, angoisse. C'est que l'injection est trop rapide. Arrêter ou ralentir.

2° *Septiques.* — Inflammation de la plaie. Phlébite; thrombose. Ne doivent jamais se produire.

SÉROTHÉRAPIE ANTITÉTANIQUE

Définition. — Le tétanos est une maladie infectieuse, spécifique, due à la pénétration localisée en un point de l'économie du bacille de Nicolaïer (1884).

Ce microbe reste localisé dans la plaie qui lui a servi de porte d'entrée, où il élabore des toxines violentes, à affinité toute spéciale pour le système nerveux central, dont l'imprégnation finit par entraîner la mort.

Sérum antitétanique. — En injectant, dans de certaines conditions, de la toxine tétanique dans les veines du cheval (et d'autres animaux), on immunise celui-ci contre le tétanos.

Le sérum des animaux immunisés jouit en outre de la propriété de détruire la toxine tétanique et de préserver les animaux contre son action. C'est le *sérum antitétanique.* (BEHRING et KITASATO, ROUX et VAILLARD, TIZZONI et CATANI).

Ce sérum est surtout, et pourrait-on dire, *uniquement préventif.*

Son action est très faible, pour ne pas dire nulle *une fois le tétanos déclaré.* S'il compte quelques succès à son actif, en tant que *sérum curatif*, ceux-ci se rapportent à des cas déclarés de tétanos à marche subaiguë ou chronique, dans lesquels les médications ordinaires ont autant d'efficacité.

Mais il est démontré par la clinique et l'expérimentation que le sérum antitétanique jouit d'un *pouvoir préventif certain* à l'égard de la toxine et de l'infection bacillaire.

Injecté *aussitôt après* l'inoculation, ou aussitôt après la production d'une plaie tétanigène, pendant l'incubation parfois très courte de l'infection tétanique, et avant que les premiers symptômes se soient manifestés, le *sérum antitétanique enraie à coup sûr l'évolution de la maladie.*

Indications.— *Plaies tétanigènes.*—Toute plaie profonde, anfractueuse (plaies par écrasement, plaies contuses, piqûres, échardes), souillée par de la terre, du fumier, des poussières, de la paille, des brins d'herbe, etc., est une plaie suspecte.

Survenant chez un charretier, un palefrenier, un cavalier, un artilleur, chez un homme quelconque en contact habituel avec des chevaux (chez qui le tétanos est très fréquent), une plaie pareille doit être tenue pour tétanigène.

Survenant dans une ferme, une écurie, à la campagne, dans un champ, auprès d'un tas de fumier, en temps de guerre ou à l'époque de la chasse, une plaie anfractueuse, profonde, à foyers hémorragiques, doit être également tenue pour tétanigène, et traitée comme telle.

La plaie sera chirurgicalement nettoyée et désinfectée. Après quoi elle sera pansée au *sérum antitétanique sec et pulvérisé*, ou le malade recevra une injection sous-cutanée de 10 cent. cubes de sérum antitétanique.

Comme indication spéciale des injections antitétaniques, citons les *accidents du travail* survenus dans certaines conditions : plaies souillées de terre, de boue, de crottins, etc.

Conduite à tenir. — La plaie suspecte sera donc, dans tous les cas, nettoyée chirurgicalement, minutieusement, et désinfectée au besoin au thermocautère.

La blessure une fois détergée et antiseptisée, on peut :

1° Soit faire une injection hypodermique suivant la méthode de Roux (voir : *Injections de sérum antidiphtérique*, page 239), de 20 à 30 centimètres cubes de sérum antitétanique, répétée trois jours et dix jours après.

2° Soit, ce qui est beaucoup plus simple, et ce qui sera toujours accepté par tous les blessés, saupoudrer exactement la surface, le fond, les anfractuosités de la plaie avec du *sérum antitétanique sec et pulvérisé* (1).

Son efficacité a été démontrée et contrôlée expérimentalement (Institut Pasteur de Lille).

Un gramme de ce sérum desséché représente 10 centimètres cubes de sérum liquide.

La plaie sera saupoudrée avec 1 ou 2 grammes de sérum desséché, suivant son étendue, puis recouverte d'un pansement aseptique. Répéter le même pansement deux fois encore, à trois jours d'intervalle.

Ce sérum sec est d'une conservation parfaite, sous tous les climats, et peut servir, si une injection paraît être indiquée, à préparer une dissolution extemporanée équivalente au sérum liquide.

Tétanos confirmé. — Dans les cas où le tétanos est con-

---

(1) *Archives de thérapeutique*, mars 1904. René Martial.

firmé, le nettoyage et le pansement antitétanique de la plaie ne sont plus suffisants.

On pratiquera alors des injections sous-cutanées répétées de sérum antitétanique (300 centimètres cubes, Roux et Vaillard) ; ou l'on aura recours aux injections intra-veineuses, en laissant de côté les *injections intra-cérébrales* et sous-archnoïdiennes de sérum antitétanique qui sont actuellement jugées (1). On ne négligera pas pour cela le traitement médical proprement dit (chloral à haute dose, 12 à 15 grammes par jour).

INJECTIONS DE SÉRUM ANTIDIPHTÉRIQUE

Définition. — Procédé sérothérapique consistant à pratiquer, dans un but curatif ou simplement préventif, des injections hypodermiques de sérum antidiphtérique chez des malades atteints, ou même simplement suspects de diphtérie.

Sérum antidiphtérique. — C'est du sérum sanguin de chevaux immunisés par injections successives de quantités peu à peu croissantes de toxine diphtérique additionnée de liqueur de Gram en proportion variable.

Ce sérum est préparé dans des instituts spécialement organisés (Institut Pasteur de Paris, Instituts Pasteur de Lille, d'Alger, etc., Institut Bouisson-Bertrand de Montpellier) et livré dans des flacons stérilisés, fermés à la lampe.

Un trait de lime, tracé sur le col du flacon, permet d'ouvrir celui-ci par rupture. Il conserve son activité six mois et même un an.

On prépare aussi du *sérum sec*, obtenu par dessiccation,

(1) *Congrès de Madrid*, 1898 ; et *Ann. Institut Pasteur*, 1898, page 225.
Vallas. — *Traitement du tétanos. Congrès de chirurgie*, 1902.

qui conserve ses propriétés bien plus longtemps encore; livré dans des ampoules scellées, il peut servir à préparer extemporanément une solution injectable. Il suffit de dissoudre dans 10 centimètres cubes d'eau stérilisée le contenu d'une ampoule qui répond à 10 centimètres cubes de sérum.

Il existe aussi sous forme de *pastilles* (sérum sec incorporé à de la gomme) préconisées comme agent d'antisepsie locale par L. MARTIN, qui les donne à sucer aux malades

Indications. — *a)* A *titre curatif*, le sérum sera employé contre toutes les manifestations de la diphtérie : angine, laryngite ou croup, diphtérie nasale, bronchique, conjonctivale, vulvaire, cutanée. On injecte une première dose de 10 à 20 centimètres cubes suivant l'âge du malade. Ne pas hésiter à injecter 20-30 centimètres cubes pour cette première injection si la diphtérie date de plusieurs jours, si elle se présente sous des dehors sévères.

Renouveler ensuite les injections à la dose de 10 cent. cubes toutes les vingt-quatre heures, et au besoin toutes les douze heures, suivant les modifications survenues dans l'état général et local après les premières injections.

Les deux premières injections suffisent parfois. Mais, dans d'autres circonstances, on peut arriver jusqu'à injecter en tout 100-150 cent. cubes.

En cas de diphtérie maligne, toxique, ou en cas de paralysies diphtériques (MONGOUR), ne pas hésiter à faire des injections intra-veineuses.

b) A *titre préventif*, le sérum sera injecté dans les cas d'angine suspecte (surtout en temps d'épidémie) en attendant les résultats de l'examen bactériologique ; les injections préventives sont aussi à conseiller toutes les fois qu'un cas de diphtérie confirmée vient à être constaté dans une agglomération quelconque (crèche, école, hôpital, famille même).

Si l'injection préventive vient à être faite trop tard, elle exerce toujours une action atténuante très marquée sur la diphtérie qui se déclare.

L'immunité conférée préventivement dure environ trois semaines.

Instruments. — L'instrument classique est la seringue stérilisable démontable du docteur Roux, d'une capacité de 20 cent. cubes.

Elle comprend une armature métallique, comme toutes les seringues hypodermiques; un corps de pompe en cristal qui est hermétiquement serré, au moment de l'emploi, entre deux rondelles d'amiante, par le vissage à fond de la calotte (fig. 202).

Le piston, stérilisable, est constitué par une sorte de calotte de caoutchouc rouge, remplaçable à volonté, traversée par l'axe d'une vis de serrage destinée à régler exactement le calibre du piston.

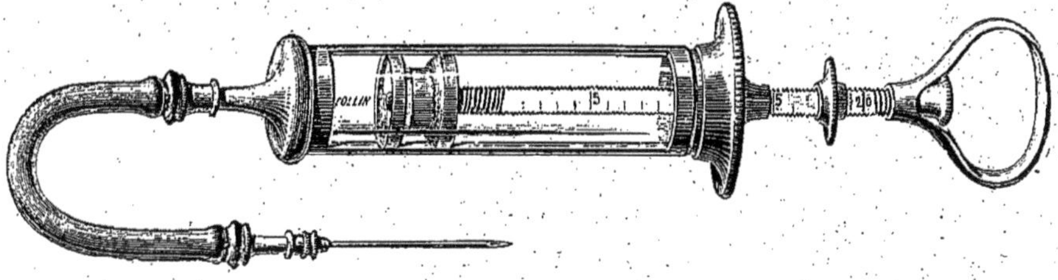

Fig. 202. — Seringue de Roux.

La tête de cette vis est creusée, suivant deux de ses diamètres, de deux rainures profondes perpendiculaires l'une à l'autre.

D'autre part, il existe dans le fond de l'armature une barrette transversale, qui vient s'emboîter dans l'une des rainures de la tête de la vis lorsque le piston est poussé à fond en lui faisant exécuter en même temps un mouvement de rotation sur son axe.

Le seringue est soumise à l'ébullition le piston étant entièrement desserré et glissant librement. Pour le régler, pousser le piston au fond de la seringue, de manière à ce que la tête de la vis s'emboîte sur la barrette ; visser alors jusqu'à ce que le piston, se dilatant sous l'influence du serrage, vienne remplir exactement le cylindre. On peut le régler alors de manière à ce qu'il glisse à frottement doux ou à frottement dur dans le corps de pompe.

La seringue doit être à ce moment complètement étanche. Si une fuite est constatée, elle ne peut provenir du piston ; le plus souvent elle est due à ce que la rondelle de serrage présente quelque encoche ou quelque retroussement, empêchant le joint parfait de la seringue.

Enfin, un ajutage en caoutchouc sert à relier l'aiguille à la seringue ; il détruit la rigidité du système composé par l'aiguille montée directement sur la seringue, et permet à l'opérateur de continuer l'injection alors même que l'enfant remue.

Aiguille de 5 centimètres.

Opération. — *Région*. — On choisira les flancs pour faire l'injection, alternativement d'un côté et de l'autre.

Asepsie de la région et de l'opérateur. La seringue, démontée, est placée, avec l'ajutage et l'aiguille, sur un lit de coton, dans un récipient métallique contenant de l'eau froide ou une solution légère de carbonate de soude. Le tout est porté à l'ébullition pendant vingt minutes.

La seringue est retirée de l'eau au moyen d'une pince, vidée, et égouttée. La calotte est vissée à fond, et le piston réglé comme il vient d'être dit. On s'assure, par la manœuvre ordinaire, que la seringue est étanche. On la munit de son ajutage et celui-ci de l'aiguille.

Le flacon de sérum est alors rompu au niveau du trait de lime. L'aiguille est plongée verticalement dans le flacon de sérum, et on aspire lentement celui-ci en soulevant le piston.

La seringue, une fois remplie, est retournée verticalement, l'ajutage et l'aiguille en l'air, pendant que l'on enfonce le piston pour chasser les bulles d'air qui peuvent avoir pénétré.

Deux aides suffisent pour immobiliser l'enfant étendu dans son lit, l'un le tenant au niveau des genoux, l'autre au niveau des épaules. La seringue est saisie à pleine main par la main droite, l'ajutage, recourbé, permet de saisir l'aiguille entre le pouce et l'index (fig. 203).

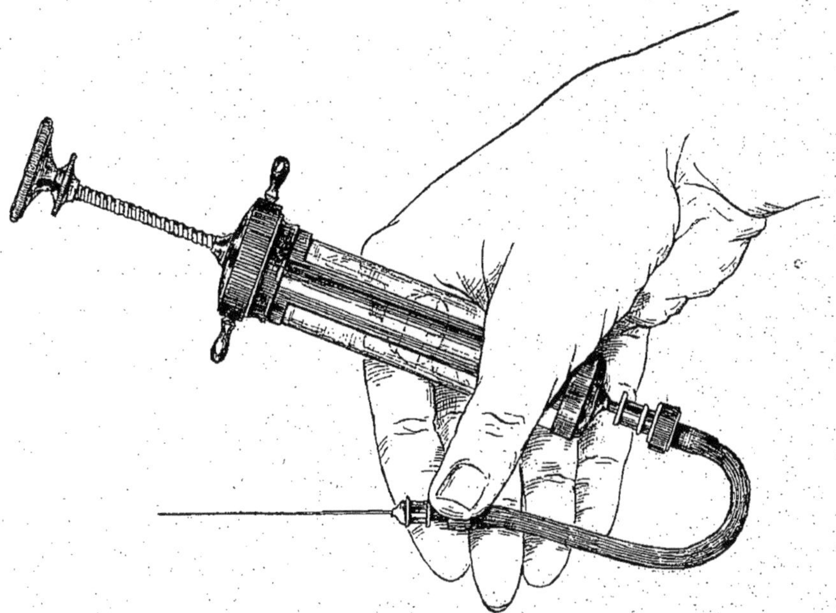

Fig. 203. — Manière de tenir la seringue.

La main gauche soulève un pli de peau, au niveau du flanc, préalablement désinfecté ; l'aiguille est enfoncée, à la base de ce pli, de toute sa longueur. On s'assure que la pointe est libre dans le tissu cellulaire sous-cutané. On pousse alors *très lentement* l'injection ; une boule d'œdème se produit.

L'injection achevée, on retire l'aiguille d'un seul coup. On applique un léger pansement humide, maintenu par un bandage de corps. La résorption se produit rapidement.

Après l'injection, *rincer la seringue*, l'ajutage et l'aiguille à l'eau bouillie, aspirée et refoulée plusieurs fois de suite ;

puis la seringue est entièrement démontée, essuyée pièce par pièce, remontée et replacée dans sa boîte jusqu'à la prochaine injection, qui sera pratiquée dans le flanc du côté opposé.

Incidents et accidents. — Douleur généralement nulle. Inflammation locale, infection, évitées par l'asepsie. N'employer que des sérums limpides et rejeter les sérums troubles.

Quelquefois, du troisième au sixième jour ou du dixième au quatorzième, apparition d'éruptions cutanées étendues, d'érythèmes morphologiquement très divers. Les *érythèmes précoces* (souvent à forme d'urticaire) se font sans réaction générale. Les *érythèmes tardifs* (souvent scarlatiniformes) s'accompagnent de fièvre violente, de douleurs articulaires, de troubles gastro-intestinaux, d'albuminurie transitoire. Tout rentre dans l'ordre au bout de 2 à 3 jours.

INJECTIONS D'AIR STÉRILISÉ

Définition. — Ce sont des insufflations d'air stérilisé pratiquées dans le tissu cellulaire sous-cutané, et quelquefois dans les séreuses (plèvre, péritoine).

Indications.— CORDIER et VIGNE (de Lyon), initiateurs de la méthode, ont obtenu de bons résultats des *injections hypodermiques* d'air dans les névralgies (sciatique, intercostale, zona) et dans des cas de plaques d'hyperesthésie tabétique. L'indication générale est donc la douleur, mais surtout la douleur névralgique.

VAQUEZ et QUISERNE ont traité avec succès les *épanchements pleuraux* récidivants par des injections intra-pleurales d'air.

Instruments. — Une soufflerie de thermocautère ou la pompe aspirante et foulante de l'appareil de Potain.

Un tuyau en caoutchouc muni sur son trajet d'une ampoule en verre remplie d'ouate stérilisée sur laquelle l'air sera filtré à son passage.

Une aiguille de Pravaz, un peu longue.

Opération. — Aseptiser la région choisie, déterminée par le siège de la douleur.

Aseptiser l'aiguille, qui est enfoncée dans le tissu cellulaire sous-cutané, parallèlement aux troncs nerveux douloureux.

Donner, très lentement, quelques coups de poire ou de pompe ; il se forme une boule d'emphysème sous-cutané, qui décolle peu à peu les tissus et tend à diffuser en suivant les gaines et les aponévrses.

S'il s'agit d'injecter de l'air dans la cavité pleurale, et de créer ainsi un pneumothorax artificiel, commencer par pratiquer une ponction exploratrice en se servant d'une aiguille du plus fin calibre et d'une seringue. Puis, laissant l'aiguille en place, on l'adapte à l'appareil indiqué ci-dessus, en se servant de préférence de la pompe Potain. L'air sera injecté *très lentement*, le piston étant abaissé avec autant de lenteur que s'il s'agissait d'une injection hypodermique de sérum. Ceci afin d'éviter la compression brusque du poumon, une crise de dyspnée ou de suffocation, une syncope.

L'aiguille retirée, faire un pansement au collodion.

L'air ainsi introduit dans le tissu cellulaire ou dans la plèvre se résorbe lentement.

Dans le cas de névralgie, on suppose que l'injection d'air agit en produisant, au niveau de la zone d'emphysème, une sorte d'élongation des extrémités nerveuses.

Accidents. — Emphysème sous-cutané généralisé. Se

produit quand l'injection a été faite dans le dos (lumbago) ou les flancs, et qu'elle a été trop abondante. Se résorbe au bout de quelques jours.

Infection, inflammation, lymphangite, érysipèle; transformation purulente de la pleurésie; ne doivent pas se produire avec une asepsie irréprochable.

III. PETITES INTERVENTIONS

ABLATION DE QUELQUES CORPS ÉTRANGERS

Corps étrangers sous-cutanés (aiguille dans la main, dans un doigt). — Il est facile de retirer les corps étrangers quand ils sont sentis par le toucher ; dans le cas contraire, la radiographie doit renseigner sur leur siège. Pour les enlever il faut :

a) *désinfecter* la région et aseptiser les instruments (bis-

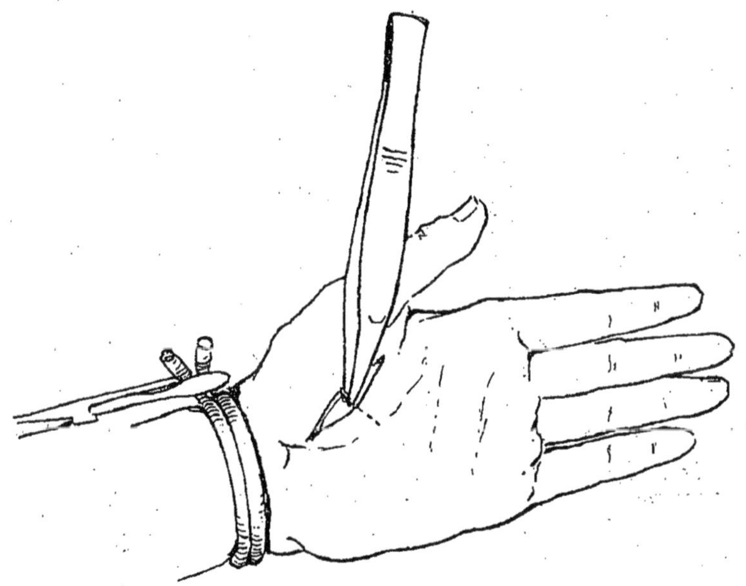

Fig. 204. — Ablation d'une aiguille dans la main.

touri, pinces de Kocher, pince à dissection, écarteurs, aiguille et crins) ;

b) *insensibiliser* par des injections de cocaïne ; pour l'anesthésie d'un doigt, voir à panaris ;

c) empêcher l'écoulement de sang par un tube de caoutchouc serré au-dessus de la région (base du doigt, poignet) (fig. 204).

Technique — Il faut toujours faire à la peau une *incision perpendiculaire* à la direction du corps étranger, pour bien le rencontrer ; les deux lèvres et le fond de la plaie seront explorés avec la pince à dissection qui finira par heurter et saisir le corps étranger ; quelques points de suture et un pansement sec terminent la petite opération, qui est d'ailleurs quelquefois assez laborieuse.

Corps étrangers de la conjonctive et de la cornée. — *Conjonctive.* — On commencera par instiller quelques gouttes de la solution de cocaïne au 1/10 pour insensibiliser ; puis on *recherchera* le corps du délit en éversant chaque paupière pour explorer les culs-de-sac conjonctivaux (pour la paupière supérieure il suffit d'appliquer en travers un stylet sous le rebord orbitaire, de saisir les cils et de retourner en recommandant de regarder en bas).

Pour extraire le corps, on promène dans le cul-de-sac une tige mousse, un papier enroulé en porte-plume ; si le grain est enchâssé dans la muqueuse, une aiguille à cataracte le «déplantera».

Cornée. — Le malade est assis la tête bien calée, ou couché ; l'éclairage oblique avec la loupe est parfois nécessaire ; l'œil étant cocaïnisé et les paupières écartées avec les doigts ou avec un blépharostat, l'opérateur saisira une aiguille à cataracte ou à corps étrangers (fig. 205) qu'il tiendra toujours *parallèlement* à la surface cornéenne, de façon que la pointe pénètre à peine et énuclée

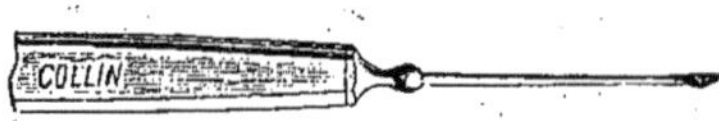

Fig. 205. — Aiguille à corps étrangers.

le corps avec légèreté en pénétrant derrière lui s'il est fixé dans la cornée (fig. 206) ; s'il repose simplement sur la cornée, il suffit d'y promener l'aiguille.

L'*aimant* ordinaire est excellent pour les parcelles métal-

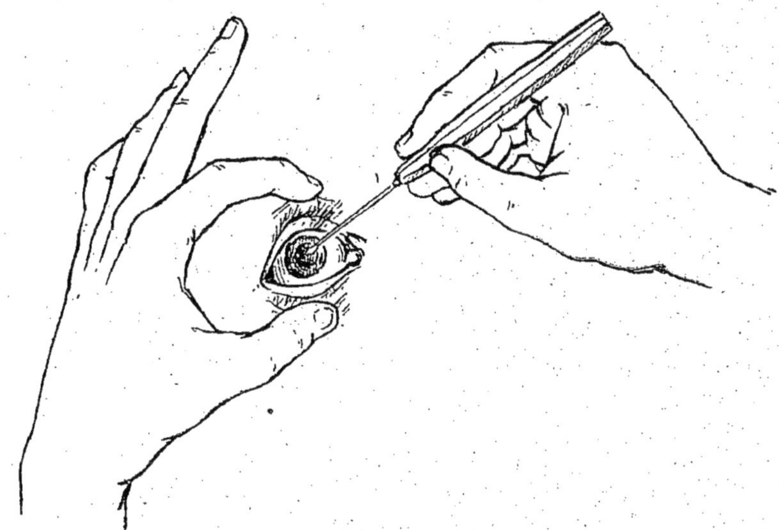

Fig. 206. — Ablation d'un corps étranger de la cornée.

liques ; chez les enfants, le chloroforme est souvent nécessaire. Un lavage boriqué et un tampon d'ouate maintenu sur l'œil constituent le pansement.

Corps étrangers du conduit auditif externe. — Le malade étant assis devant une fenêtre, on doit tout d'abord diagnostiquer à l'aide du spéculum à oreille (fig. 207) et du miroir frontal l'*existence et le siège* du corps étranger.

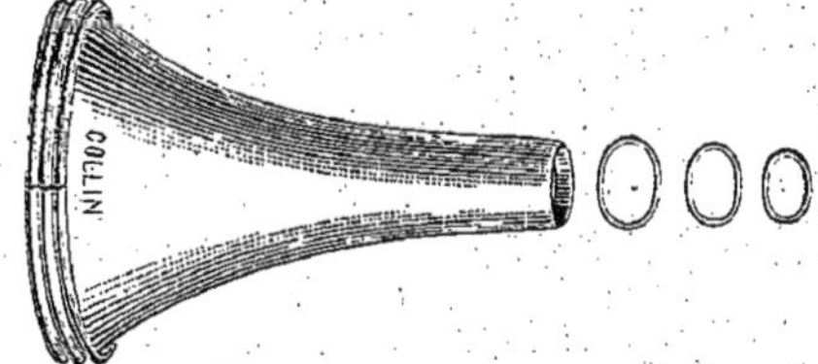

Fig. 207. — Spéculum de Toynbee.

Le meilleur moyen est l'*injection* avec une seringue de 150 grammes :

1° Saisir le bord postéro-supérieur du pavillon et le porter en haut et en arrière pour redresser le conduit ;

2° Diriger avec la seringue, à courte distance et avec force, un jet d'eau bouillie tiède contre la partie postérieure du conduit; le courant se réfléchit sur le tympan et ramène le corps dans un bassin.

Si, après de nombreuses séances, les injections échouent, on doit recourir à l'*extraction directe*: un petit stylet recourbé (fig. 208) est passé dans le conduit, le bec appuyé sur la paroi, tandis que l'œil le suit, le spéculum étant en place; quand il a dépassé le corps étranger, le bec est retourné et le ramène au dehors (1).

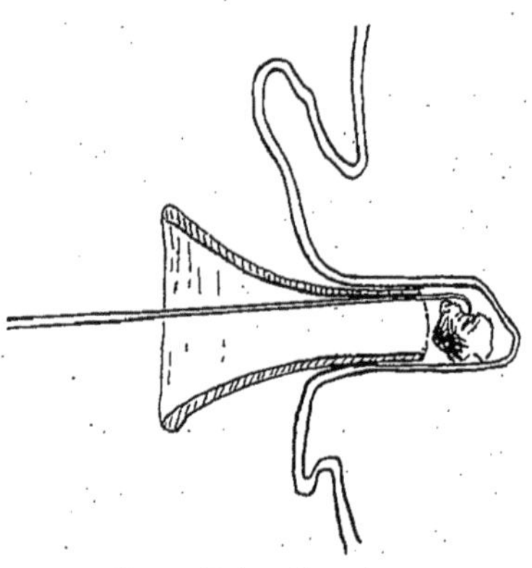

Fig 208. — Extraction d'un corps étranger de l'oreille.

Il faut éviter d'employer des pinces et *d'agir sans voir*. En cas d'échec on doit recourir au *décollement du pavillon*; de même si le corps étranger est dans l'oreille moyenne.

S'il s'agit d'un *insecte*, quelques gouttes d'huile suffisent à l'asphyxier et une injection l'amènera au dehors.

Corps étrangers des fosses nasales. — A l'aide du spéculum pour le nez (fig. 209), s'assurer du siège et opérer toujours *prudemment* et *sous le contrôle de la vue.*

Badigeonner la muqueuse à la cocaïne (1 p. 100) et essayer de saisir le corps étranger avec une *pince*, un stylet courbé; dans presque tous les cas on emploie d'abord le *lavage* du nez avec le siphon de Weber (p. 28), ou le *ramonage* avec une sonde de Nélaton qui ramène un tampon de coton d'arrière en avant comme pour le tamponnement des fosses nasales.

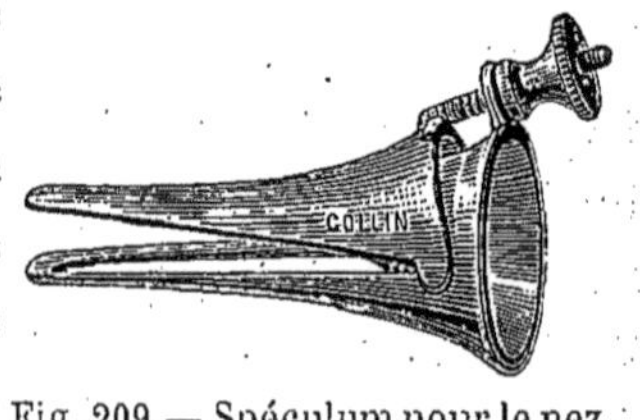

Fig. 209.— Spéculum pour le nez.

(1) Un pinceau enduit de colle forte, maintenu au contact du corps étranger, peut l'attirer au dehors.

Corps étrangers du pharynx et de l'œsophage. — S'assurer d'abord de la présence du corps étranger dans le pharynx à l'aide de l'index et l'extirper avec le doigt ou avec une pince coudée qui suit le doigt.

Le crochet de KIRMISSON ou le panier de DE GRŒFE extirperont une pièce de monnaie de l'œsophage, après qu'on s'est assuré de sa présence à l'aide du cathéter olivaire (voir : *Cathétérisme de l'œsophage*). Le cathétérisme avec une petite olive pourra refouler dans l'estomac les corps arrondis et de petit volume (bol alimentaire, noyau de pêche, etc.).

Il ne faut jamais employer de manœuvres de force, et s'adresser de bonne heure à un chirurgien, surtout s'il s'agit de corps irréguliers. La radiographie pourra rendre les plus grands services.

Corps étrangers de la trachée et du larynx. — 1° Quand il existe des accidents pressants (accès de suffocation), porter vite le doigt au fond de la bouche à l'orifice supérieur du larynx, où le corps étranger peut s'être arrêté (bol alimentaire, noyau, etc.), afin de l'extraire rapidement.

Si l'on ne sent rien, faire la trachéotomie (voir page 268) ; entre les lèvres de la plaie, tenue béante par le dilatateur, on peut voir sortir le corps étranger projeté par une quinte de toux.

2° Si rien ne presse (ou après l'accès), soumettre le malade à un examen laryngologique, pour faire le diagnostic d'existence et de siège. Tenter l'extraction par la voie endolaryngée, ce qui exige une main exercée. Si elle échoue, reste la laryngotomie ou la trachéotomie.

INCISION D'UN ABCÈS CHAUD

Les abcès chauds sont des collections purulentes accompagnées des signes de l'inflammation. Quand l'abcès est *en formation*, on doit essayer le traitement abortif (bains locaux antiseptiques chauds à 45° avec du sublimé à 1 p. 2000 ou de lysol à 1 p. 100, ou pansements humides) ; dès que le pus est *collecté* (fluctuation), il faut ouvrir.

Instruments. — Bistouri, sonde cannelée, deux ou trois pinces de KOCHER, drain en caoutchouc; de la gaze et de la ouate aseptiques ; un récipient pour le pus.

Précautions à prendre. — Un aide *désinfecte* la région (voir: *Champ opératoire*), le chirurgien désinfecte ses mains.

Souvent, l'anesthésie locale est inutile ; si elle est nécessaire ou réclamée, le chlorure d'éthyle, la cocaïne seront employés.

Principes. — L'incision sera faite en un point où la *cicatrice* sera le moins disgracieuse ; elle sera suffisamment *large* et située au point *déclive* et *fluctuant*; enfin elle sera *parallèle* aux muscles, vaisseaux et nerfs.

Technique. — a) *Abcès superficiel* : enfoncer en un seul temps le bistouri, tenu (de diverses manières, fig. 210, 211) presque vertical, jusqu'à l'abcès, abaisser la main et agrandir l'ouverture sans laisser de «queues».

b) *Abcès profond* (sous-aponévrotique) : on doit dans ce cas aller méthodiquement et inciser couche par couche.

Des pressions exercées sur la poche évacueront le pus ; la cavité sera explorée avec l'index ou avec une sonde, pour vérifier les clapiers, ouvrir les poches accessoires ; et l'on pourra ensuite pratiquer des lavages antiseptiques (sublimé à 1 p. 1000) ou s'en abstenir.

Le drainage sera fait soit avec un tube de caoutchouc, soit avec une mèche de gaze introduite à l'aide de la sonde dans la cavité, sans tassement. (Voir : *Drainage*, page 49).

Un pansement sec et absorbant (gaze simple ou iodoformée, recouverte de coton stérile) sera ensuite appliqué ; certains

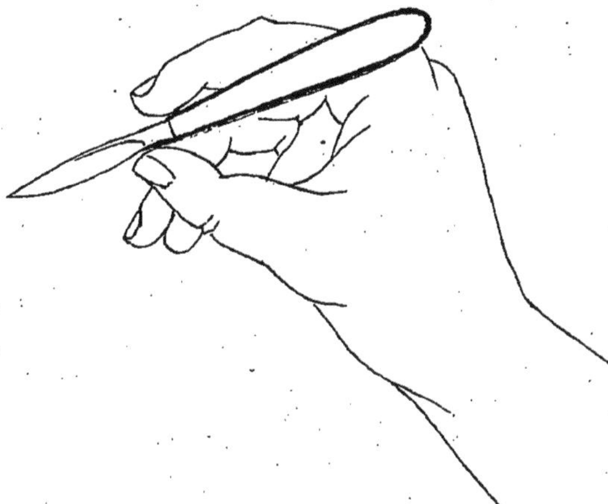

Fig. 210.— Bistouri tenu comme une plume à écrire.

chirurgiens préfèrent le pansement humide. Le pansement sera renouvelé lorsqu'il sera souillé, tous les jours en général, et quand la sécrétion sera tarie on retirera le drain.

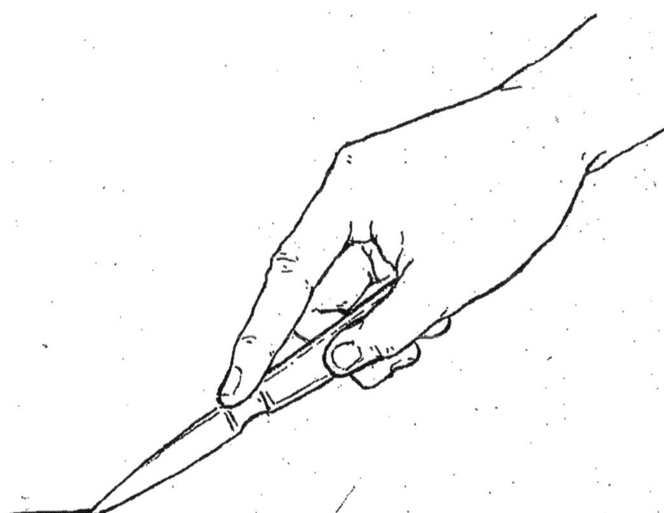

Fig. 211. — Bistouri tenu comme un couteau.

Les *accidents* résultent de la blessure des organes voisins :

nerfs, vaisseaux, ceux-ci seront pris dans une pince à forcipressure et liés.

Cas particuliers. — *Régions dangereuses* (cou, aisselle). —

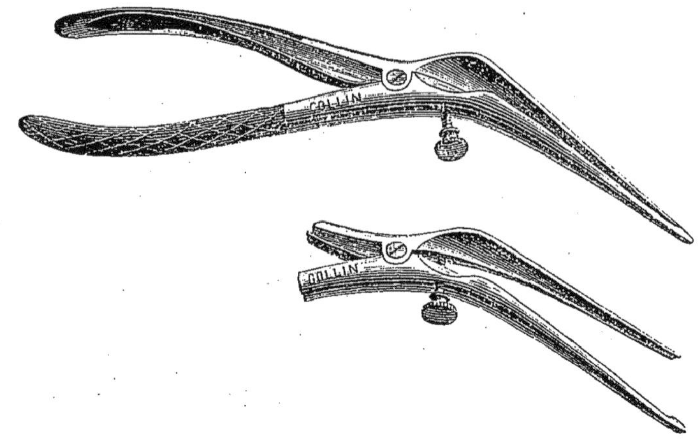

Fig. 212. — Dilatateur de Tripier.

Dans ce cas la peau seule est incisée, puis on va à la recherche du pus avec une sonde cannelée et l'on peut alors, soit ouvrir l'abcès sur la sonde dont la rainure guide le bistouri, soit dilater l'ouverture avec le dilatateur de Tripier (fig. 212) ou une pince de Kocher introduite fermée, puis retirée ouverte.

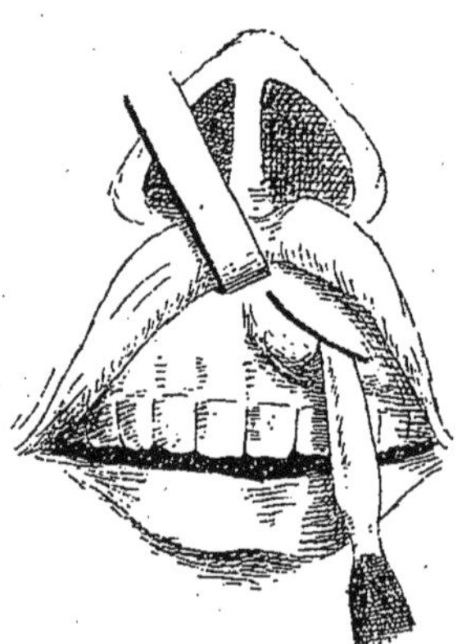

Fig. 213. — Ouverture d'un abcès dentaire.

Abcès dentaires. — Après application de cocaïne à 1 p. 100, écarter fortement la joue ou la lèvre et inciser jusqu'à l'os, au niveau du sillon gingivo-génien, d'un seul coup sur une longueur de 2 à 3 centimètres. Gargarismes répétés (fig. 213).

Abcès du sein. — Quand l'abcès est collecté, le pus est évacué au point déclive, par une incision radiée, suivant une ligne qui part de l'auréole et se dirige vers la circonférence du sein. S'il existe plusieurs abcès distants, on doit les inciser isolément. Anesthésie à la cocaïne ; contre-ouvertures pour les prolongements et drainage.

Abcès de la main.— Panaris.— Pour anesthésier un doigt, on peut employer le chlorure d'éthyle ou les injections de cocaïne. Quatre injections de 1 cent. cube sont faites sur chacune des faces du doigt (solution à 1 pour 100) assez loin du foyer, près de la base du doigt, en avant d'un tube constricteur enroulé sur le doigt et fixé par une pince. (Voir : *Ongle incarné*).

Dans le *panaris sous-épidermique* il faut enlever avec des ciseaux l'épiderme.

Le *panaris péri-unguéal* nécessite l'ablation de l'ongle.

Dans le *panaris sous-cutané*, il faut inciser parallèlement à l'axe du doigt, sans aller jusqu'au tendon.

Le *panaris des gaines* doit être ouvert largement ; pour les deux doigts extrêmes, une contre-ouverture est souvent nécessaire au niveau du carpe, analogue à celle de la figure 218 ; pour les doigts du milieu, il y aura également une contre-ouverture palmaire, car leur gaine empiète sur la paume (fig. 214).

Phlegmons de la paume (1). — Il importe de connaître la

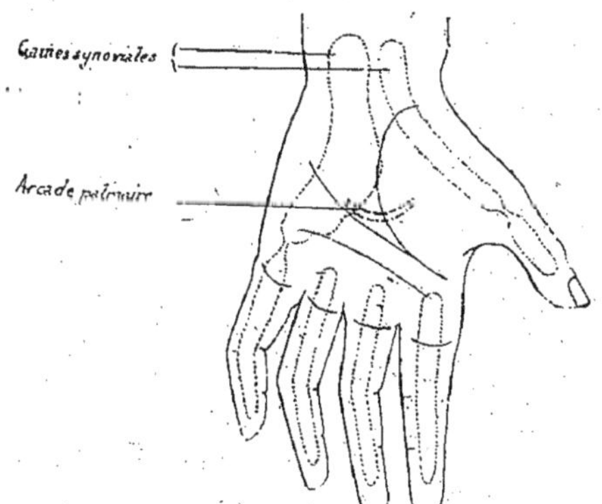

Fig. 214. — Projection de l'arcade palmaire et des gaines synoviales.

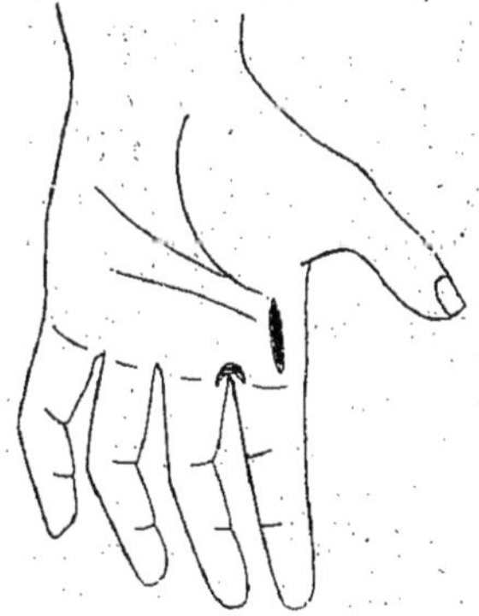

Fig. 215. — Incision d'un durillon forcé.

(1) SOUBEYRAN. — *Province médicale*, 1906, N° 6.

disposition des gaines synoviales (fig. 214) et de l'arcade palmaire superficielle (bissectrice de l'angle formé par les deux plis palmaires supérieurs). *Large ouverture et drainage* sans attendre que la fluctuation soit nette ; anesthésie locale comme précédemment, ou générale pour les formes profondes, tels seront les principes directeurs.

Phelgmon anthracoïde et durillon forcé. — Incision verticale au point douloureux avec contre-ouverture dorsale ou commissurale (fig. 215).

Phlegmon sous-cutané. — Incision faite à la *paume* (malgré l'œdème dorsal), *verticale*, dans l'axe d'un doigt, au-dessous de l'arcade palmaire (fig. 216) ; ouvrir les foyers profonds (abcès en bouton de chemise).

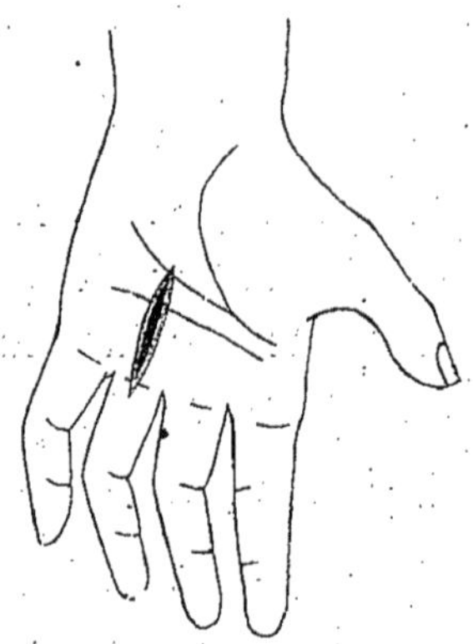

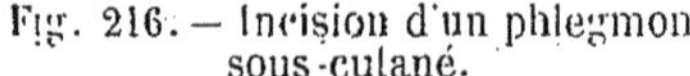

Fig. 216. — Incision d'un phlegmon sous-cutané.

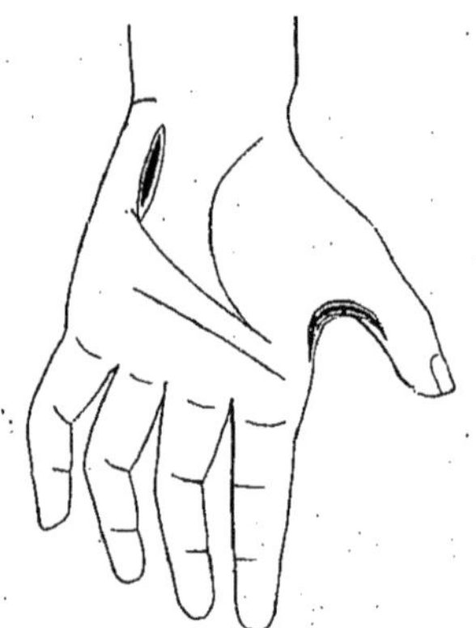

Fig. 217 — Incision d'un phlegmon des éminences thénar et hypothénar.

Pour l'*éminence thénar*, il faut inciser sur le repli qui va du pouce à l'index, afin d'ouvrir les deux foyers palmaire et dorsal (fig. 217).

Phlegmon sous-aponévrotique. — Large ouverture (analogue à celle de la figure 216), chercher le pus à la sonde cannelée, drainer.

Phlegmon des gaines. — Il faut ouvrir 1° la paume, 2° le cul-de-sac antibrachial (fig 218, 219), enfin passer un drain.

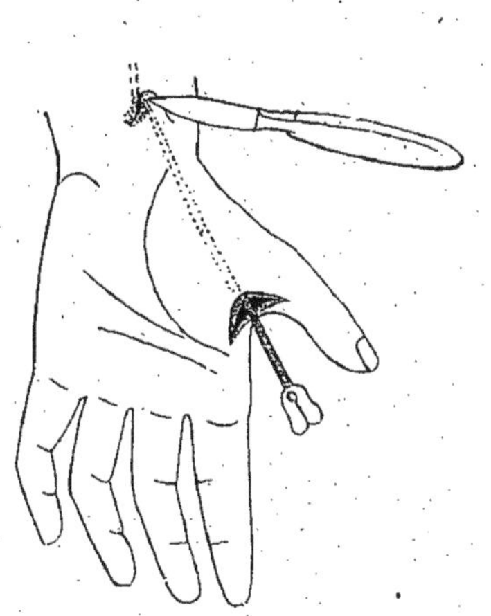

Fig. 218. — Incision d'un phlegmon de la gaine radiale.

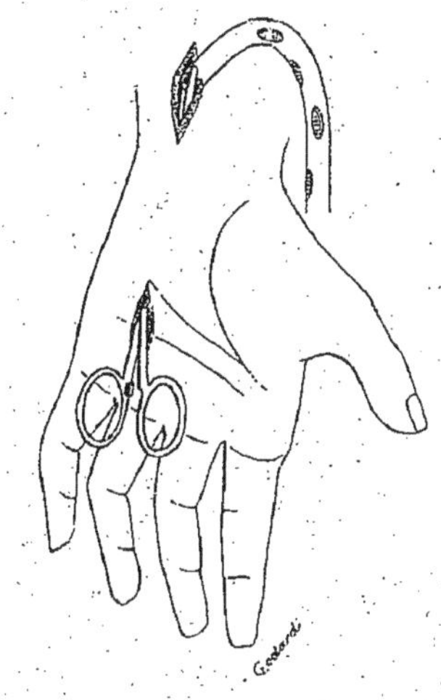

Fig. 219. — Incision d'un phlegmon de la gaine cubitale.

Des bains chauds prolongés et répétés sont donnés ensuite (sublimé à 1 pour 4000) dans un récipient allongé et profond (poissonnière) (fig. 220), et de bonne heure on mobilisera les articulations de la main.

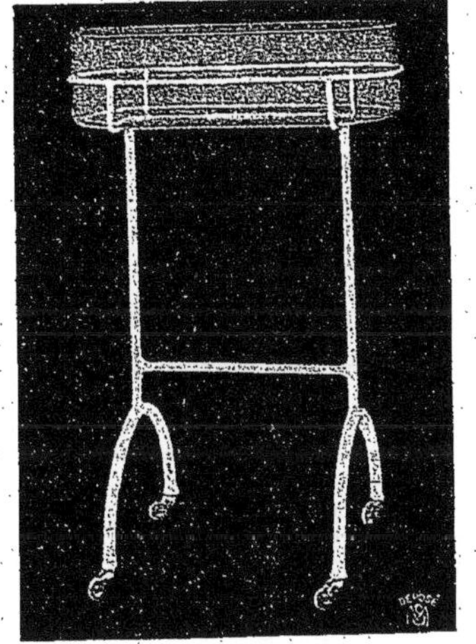

Fig 220. — Bain de bras.

Grands phlegmons profonds, sous-aponévrotiques. — Endormir le malade et inciser au niveau de la saillie maxima, parallèlement à l'axe du membre ; ouvrir prudemment l'aponévrose, le pus coule, agrandir au bistouri ou aux ciseaux ; avec la sonde cannelée, explorer tous les diverticules et y faire des contre-ouvertures. Drainer largement ; lavages antiseptiques par les drains. Pansement humide (sublimé à 1 pour 4000, solution de TAVEL).

Abcès de l'amygdale. — L'abcès amygdalien est assez rare ; on rencontre surtout des abcès péri-amygdaliens antéro-supérieurs.

Au début : gargarismes ou irrigations chaudes, badigeonnages au chlorure de zinc au 1/15e ou à la teinture d'iode.

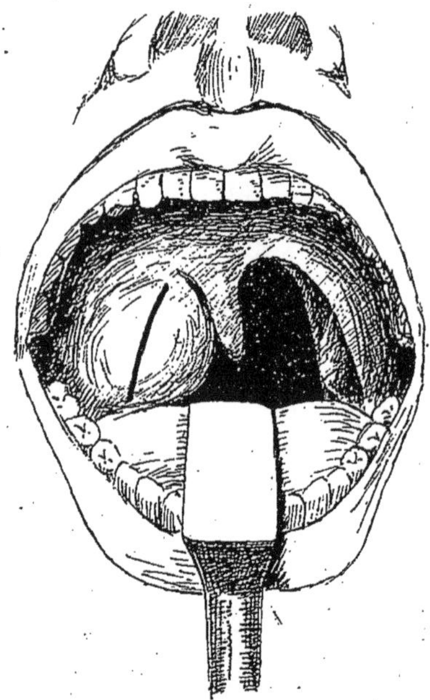

Fig. 221. — Incision d'un abcès intra-amygdalien.

Si ce traitement ne donne rien au bout de 2 jours, il faut intervenir.

Instruments : bistouri entouré de gaze, sauf deux centimètres de pointe, abaisse-langue, sonde cannelée, ouvre-bouche à cause du trismus

L'incision (anesthésie à la cocaïne au 1/5e) se fera :

au-dessus de l'amygdale, sur le pilier antérieur (abcès antéro-supérieur) ;

au-dessus de l'amygdale, sur le pilier postérieur (abcès postéro-supérieur) ;

en pleine amygdale (fig. 221) (abcès intra-amygdalien); au pôle inférieur de l'amygdale (abcès antéro-inférieur).

Il faut toujours inciser de dedans en dehors. Après l'incision, chercher le pus avec la sonde. Gargarismes chauds (1).

Abcès rétro-pharyngien. — Faire tenir solidement la tête de l'enfant, la bouche tenue ouverte comme précédemment ; l'index gauche abaisse la langue et sent l'abcès. Un bistouri entouré de gaze stérilisée (sauf la pointe) incise sur la *ligne médiane* d'un coup et de haut en bas (fig. 222).

Renverser la tête en avant et faire laver à l'eau bouillie.

(1) Note due à l'obligeance du Dr CAZAL.

Abcès sous-maxillaire. — Le pus est souvent profond, au

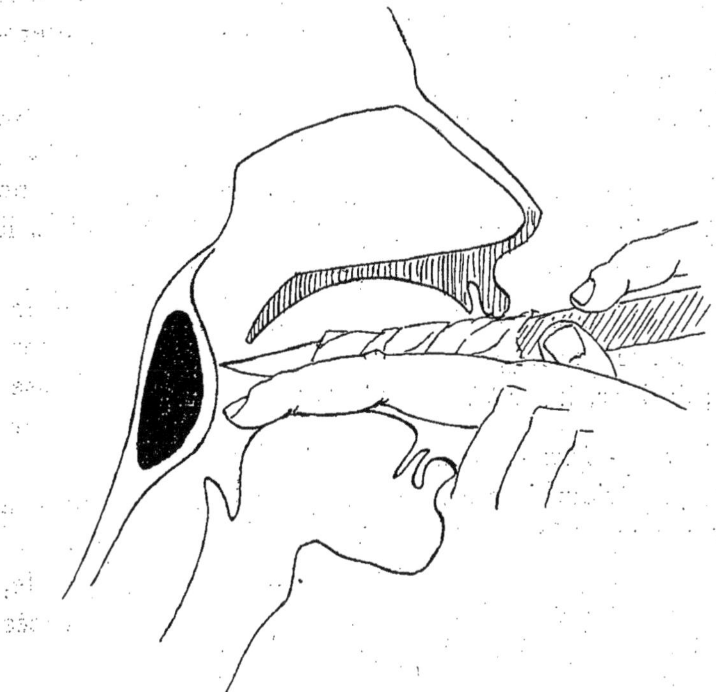

Fig. 222. — Incision d'un abcès rétro-pharyngien.

contact de l'os (origine dentaire). Après cocaïnisation, inciser

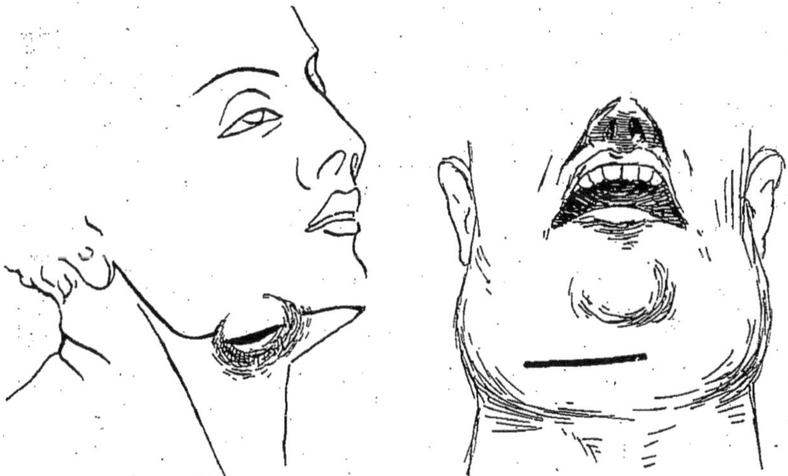

Fig. 223. — Incision d'un abcès sous-maxillaire.

Fig. 224. — Incision de l'angine de Ludwig.

la peau seule à un travers de doigt au-dessous du rebord de

la mâchoire et parallèlement à lui (artère faciale en avant du masséter) ; aller au-devant du pus avec la sonde cannelée, vers l'os ; agrandir avec une pince retirée ouverte et drainer.

Angine de Ludwig (phlegmon infectieux du plancher buccal). — L'anesthésie générale est nécessaire ; *inciser dans la région sus-hyoïdienne*, du côté de la lésion ou des deux côtés si la lésion est diffuse, à un travers de doigt du maxillaire inférieur, sur 7 à 8 centimètres de long ; inciser le digastrique, le mylo-hyoïdien (le foyer infectieux est au-dessous de ce muscle), arriver jusque sous la muqueuse linguale ; drainer, laver à l'eau oxygénée.

Abcès sous-sterno-mastoïdien. — On ouvre en suivant le bord postérieur du sterno-cléïdo-mastoïdien et l'on cherche prudemment le pus avec la sonde cannelée.

Bartholinite aiguë — Incision de l'abcès parallèle à la

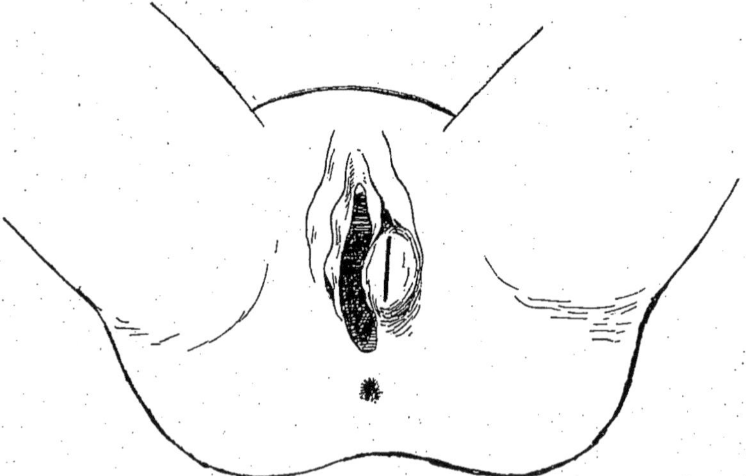

Fig. 225. — Incision pour abcès de la glande de Bartholin.

grande lèvre, à l'union de la muqueuse et de la peau ; tamponner à la gaze aseptique (fig. 225).

Infiltration d'urine. — Il est extrêmement urgent d'aller

vite et d'opérer largement Endormir et : 1° inciser le périnée de la racine des bourses jusqu'à 2 centimètres de l'anus, sur

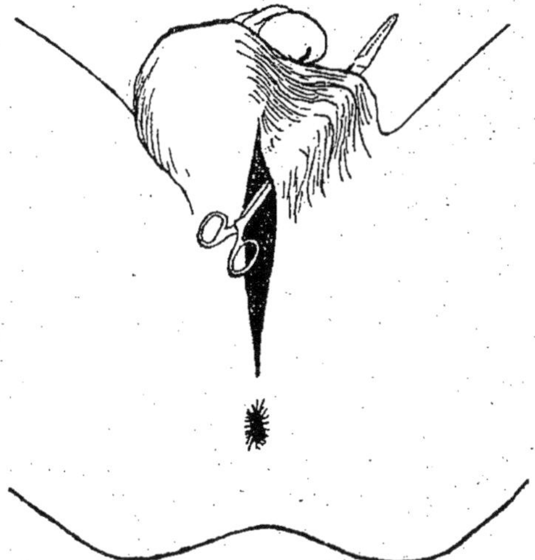

Fig. 226. — Incision pour infiltration d'urine.

la ligne médiane ; aller couche par couche jusqu'au pus ;

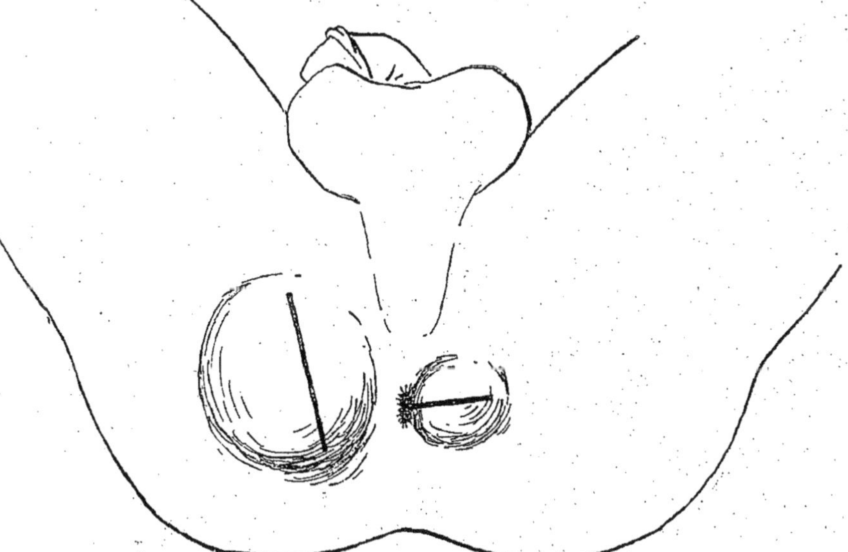

Fig. 227. — Ouverture des abcès péri-anaux (abcès de la marge, abcès du creux ischio-rectal).

2° contre-ouverture inguinale sur une pince et passer un drain (fig. 226) (drainage au plafond).

Abcès de la marge de l'anus. — L'incision doit être *très large*, parallèle aux replis radiés (anesthésie à la cocaïne), la cavité sera tamponnée à la gaze iodoformée (fig. 227). Constiper le malade avec 4 à 5 centigrammes d'extrait thébaïque par jour, pendant plusieurs jours. Renouveler fréquemment les pansements (tous les deux jours) et tenir toujours les lèvres de la plaie écartées, pour éviter la fistule. Les abcès de la *fosse ischio-rectale* seront ouverts dans le sens antéro-postérieur, très largement et bourrés à la gaze (fig. 227) (anesthésie générale). S'il existe une perforation rectale, il faudra fendre le rectum sur une sonde cannelée.

INCISION D'UN FURONCLE

Le traitement abortif et antiseptique ayant échoué, et le furoncle étant très douloureux et très enflammé, il faut, après anesthésie au chlorure d'éthyle, l'inciser au bistouri dans toute son épaisseur ; ensuite pansement humide au sublimé à 1 pour 2000.

Pour les furoncles de la dangereuse région *cervico-faciale*: incisions cruciales au thermocautère

Pour les furoncles du *conduit auditif externe* : insensibiliser le conduit avec un tampon imbibé de cocaïne à 1 p. 20; introduire le spéculum et engager dans sa lumière un bistouri mince, le tranchant dirigé vers la lumière du conduit; la tumeur est embrochée à sa base et sectionnée jusqu'au sommet.

INCISION D'UN PHLEGMON DIFFUS

Si le bain ou le pansement antiseptique ne limite pas l'inflammation, si celle-ci s'étend, sans attendre la fluctuation, le chirurgien doit inciser *largement*. L'anesthésie générale sera le plus souvent nécessaire ; la peau sera désinfectée et les *incisions* seront : *précoces*, *profondes* (ouvrir les foyers sous-aponévrotiques), *multiples* (là où existent l'œdème et la douleur), *parallèles* à l'axe du membre et aux organes importants, faites *méthodiquement* couche par couche et à 5 centimètres les unes des autres.

On pourra, à la zone limite, faire des ponctions avec le thermocautère ; de gros drains seront passés avec une pince d'une incision à l'autre. Pansement humide à l'eau oxygénée dédoublée, renouvelé deux fois par jour.

PONCTION D'UN ABCÈS FROID

Les ponctions des abcès froids se répètent autant de fois que le pus se renouvelle ; elles sont surtout indiquées dans les abcès migrateurs (mal de Pott, coxalgie) et dans les abcès froids ganglionnaires.

Technique. — 1° Avec la plus grosse aiguille de l'aspirateur POTAIN, ou avec un simple trocart d'un assez fort calibre en raison des grumeaux, on ponctionne l'abcès un peu obliquement dans sa portion déclive, après l'antisepsie locale habituelle. L'évacuation sera aidée de quelques pressions légères, si le trocart s'obstrue, l'introduction d'un fil métallique fera reparaître l'écoulement.

2° Par la canule laissée en place, on injecte soit de l'éther iodoformé à 1 p. 10 (de 5 à 30 grammes suivant le volume de la poche), soit de l'huile de gaïacol iodoformée à 5 p. 100. Avec le doigt on oblitère la canule et on surveille la distension de la poche (car l'éther se volatilise), et si la tension s'exagère on enlève le doigt pour laisser passer les vapeurs afin d'éviter le sphacèle.

3° La canule est retirée d'un coup sec et l'orifice fermé avec du collodion iodoformé mis sur une lamelle d'ouate.

Pour les *petits abcès ganglionnaires*, la seringue de PRAVAZ, avec une aiguille d'un calibre assez fort, est très suffisante.

ABCÈS DE FIXATION ET DE NEUTRALISATION (1)

Définition. — Méthode préconisée par FOCHIER (de Lyon), consistant essentiellement à provoquer artificiellement, par injection sous-cutanée d'un liquide irritant, la formation d'un abcès en un point choisi à l'avance, pour modifier le cours d'une maladie infectieuse.

Indications. — Pneumonies et broncho-pneumonies ; staphylococcie ou streptococcie (ARNOZAN et CARLES) ; infection puerpérale, méningites cérébro-spinales, variole, dothiénentérie et même intoxications aiguës (par l'oxyde de carbone, ARNOZAN et CARLES).

Substance à injecter. — Une substance irritante quelconque. Le liquide le mieux approprié paraît être l'*essence de térébenthine*, de préférence épaissie par son vieillissement et son oxygénation, ou par l'adjonction de térébenthine de Venise (1 p. 5) (FOCHIER).

Technique. — Le lieu d'élection de l'injection est le *flanc*. C'est au flanc gauche, à égale distance de l'épine iliaque et des fausses côtes, que l'abcès sera le moins gênant, le moins douloureux, et risquera moins de provoquer du sphacèle des aponévroses sous-jacentes (FOCHIER).

ARNOZAN et CARLES préfèrent la partie externe de la cuisse.

(1) Voir: FOCHIER. — Congrès de Paris, 1900.
— ARNOZAN et CARLES. — Quelques remarques nouvelles sur les abcès de fixation. *Province médicale*, 1905, N° 8.

L'injection de 1 centimètre cube par piqûre est toujours suffisante (on peut avoir, avec 1 centimètre cube, des abcès de la contenance d'un demi-litre).

Cette injection sera faite sous le couvert de la plus rigoureuse asepsie.

La réaction locale doit survenir au bout de 12 heures. Si elle ne survient pas, il faut faire une nouvelle injection, et répéter celle-ci toutes les douze heures jusqu'à ce que l'on ait obtenu de l'inflammation bien nette (Fochier).

Ces piqûres subséquentes seront faites dans le voisinage des flancs, sous la peau de la paroi abdominale.

Lorsque l'infection est menaçante à bref délai, ou reconnue comme très grave, on peut faire plusieurs piqûres à la fois, deux piqûres pour commencer.

Les abcès provoqués ne doivent être ouverts que si l'état morbide paraît jugé, où si, un nouvel abcès ayant été provoqué, la fièvre persiste. Dans ce cas, il ne faut ouvrir que les abcès précédant le dernier établi. Lorsqu'un abcès menace de s'ouvrir spontanément, il faut en provoquer un autre avant cette ouverture, si la maladie persiste (Fochier).

Les abcès ouverts doivent être pansés avec le plus grand soin et traités comme une plaie chirurgicale ; ils sont *aseptiques*, mais peuvent s'infecter très facilement, une fois qu'ils sont évacués. Il faut se borner à presser les parois pour éliminer les débris sphacélés, et s'abstenir de toute injection, de toute manœuvre dans leur cavité. Non infectés secondairement, ils guérissent en quelques jours.

Leur mode d'action est obscur ; ils augmentent le pouvoir bactéricide du sang ; ils font une saignée leucocytaire qui soustrait à l'organisme des globules blancs chargés de poisons ; ils stimulent la leucocytose.

Ce sont des sortes d'organes d'élimination temporaire (abcès de dépuration de Revilliod) ; ils constituent un moyen passager, mais fort important de dérivation.

Incidents. — Accidents. — Sphacèle de la peau, vastes décollements, surtout à redouter s'il se fait, par une faute de technique ou de pansement, des infections secondaires.

ABLATION D'UNE PETITE TUMEUR SUPERFICIELLE

(Lipomes, angiomes, kystes sébacés, cancroïdes, kystes synoviaux, etc.).

Instruments. — Bistouri, ciseaux, pince à griffes, sonde cannelée, pinces à forcipressure, aiguilles, crins, seringue de PRAVAZ et cocaïne à 1 pour 100.

Les téguments seront anesthésiés à la cocaïne et désinfectés.

Trois méthodes sont communément appliquées:

l'*énucléation* quand la peau est libre et intacte et la tumeur encapsulée ;

l'*excision* quand ces conditions ne sont pas réalisées ;

la *transfixion*, méthode spéciale aux kystes sébacés non enflammés.

Énucléation. — 1° Faire une incision sur la partie médiane de la tumeur, rectiligne, parallèle aux plis de la région, jusqu'à ce qu'on rencontre la tumeur ;

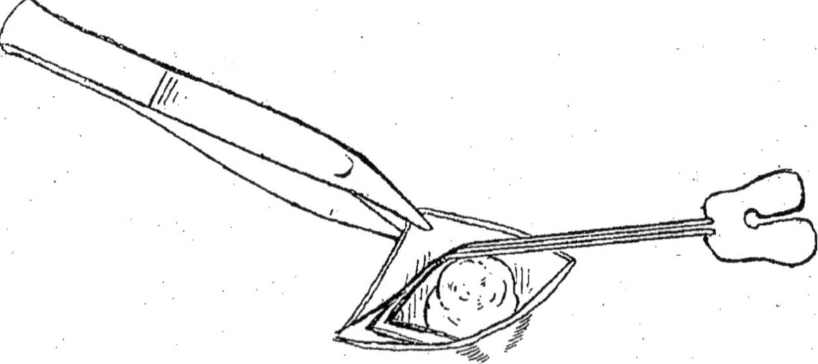

Fig. 228. — Enucléation d'une tumeur.

2° Isoler celle-ci en saisissant avec une pince à griffes

chacune des lèvres cutanées et en les disséquant avec une sonde cannelée ou avec le doigt (fig. 228);

3° Extraire la tumeur. Si c'est un kyste et qu'on vienne à l'ouvrir, exciser aux ciseaux ou à la curette les parcelles de poche qui restent; lier le pédicule, s'il existe, avec du catgut;

4° Suture de la peau avec des crins ; pansement à la gaze aseptique. A la face on peut faire une suture intra-dermique.

Transfixion. — La tumeur est fendue en même temps que la peau par «embrochement» à sa base et l'on abrase chaque moitié en l'isolant des téguments ; il ne reste qu'à suturer.

Excision. — Quand le kyste adhère à la peau ou qu'il s'agit d'un cancroïde, une incision elliptique est faite en dehors de la zone malade (fig. 229) et la tumeur est enlevée en même

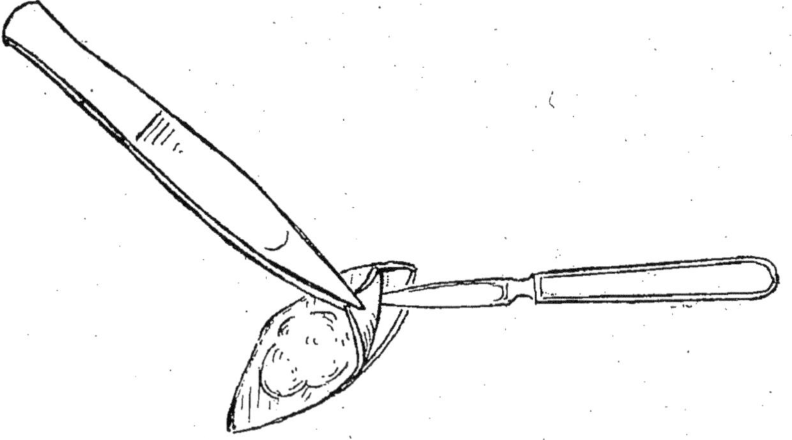

Fig. 229. — Excision d'une tumeur.

temps que la peau ; la suture rapproche les deux lèvres que l'on décollera si elles n'arrivent pas facilement au contact.

ABLATION D'UN CANCER DES LÈVRES AU DÉBUT

Des ciseaux, deux pinces à griffes, quelques pinces de KOCHER, une aiguille et des crins suffisent.

On peut anesthésier en injectant de la cocaïne suivant le trajet de l'incision.

Technique. — Un aide saisit entre le pouce et l'index chaque commissure et fait ainsi l'hémostase.

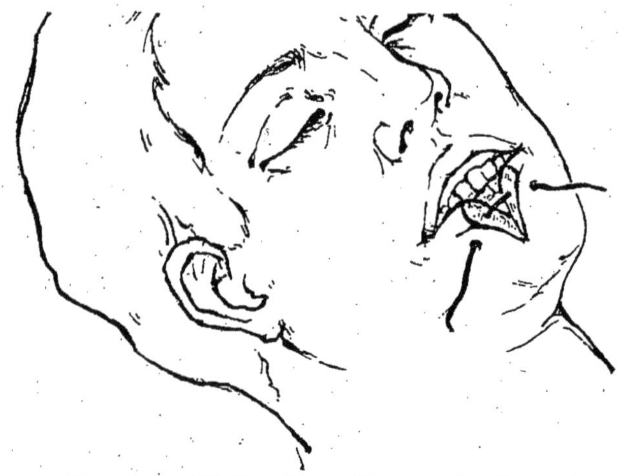

Fig. 230. — Ablation d'un petit cancer des lèvres.

Deux coups de ciseaux, dessinant un V et passant à un centimètre de la tumeur, enlèvent un coin de la lèvre.

Pour réunir, on passe deux ou trois crins (fig. 230) ne traversant pas la muqueuse et l'aide cesse sa compression. Un catgut mis sur le rebord muqueux adosse la muqueuse.

Pansement à la gaze aseptique maintenue par une fronde ou une bande en gaze.

TRACHÉOTOMIE

Définition. — Opération consistant à pratiquer une ouverture dans la trachée pour y placer une canule spéciale, et rétablir le passage de l'air dans les poumons, empêché par un obstacle laryngé.

Indications. — a) *Trachéotomie d'urgence.* — Tous les

obstacles laryngés impossibles à lever par les moyens simples et menaçant rapidement la vie du malade peuvent créer l'indication d'urgence. La dyspnée avec tirage sus et soussternal est le signe essentiel de l'obstacle laryngé, quelle que soit sa nature : corps étrangers du larynx, du pharynx, de l'œsophage ; œdème de la glotte ; spasmes de la glotte ; fractures de l'os hyoïde ; polypes ; cancer ; tuberculose ; syphilis du larynx.

Diphtérie du larynx. — C'était autrefois une des indications fondamentales de la trachéotomie. Aujourd'hui, depuis la mise en pratique de la sérothérapie antidiphtérique, on lui préfère le tubage. Ne pas opérer s'il y a broncho-pneumonie; si l'enfant a moins de 20 mois.

b) *Trachéotomie préliminaire.* — Opérations sur le larynx, la bouche, les fosses nasales, le maxillaire supérieur. Toutes les fois que l'on peut craindre l'irruption de sang dans les voies aériennes au cours d'une de ces interventions, on pratiquera la trachéotomie.

Instruments. — Un bistouri ordinaire; un bistouri bou-

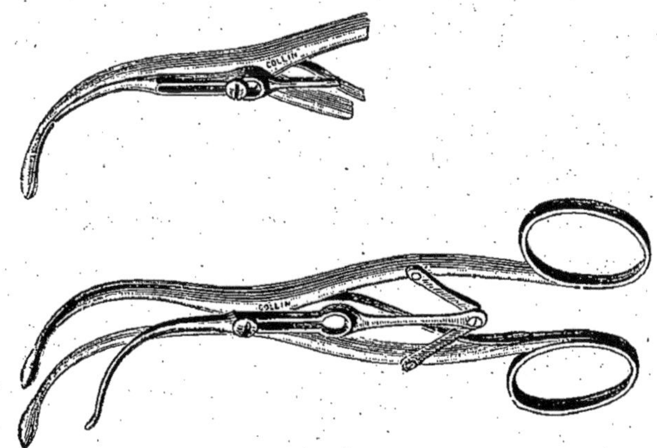

Fig. 231. — Dilatateur de Laborde.

tonné. Pinces à forcipressure. Sonde cannelée. Un écarteur,

ou dilatateur à trois branches (fig. 231). Une canule, de dimensions variables suivant l'âge du malade à opérer.

Cette canule, dite de KRISHABER, est cylindro-conique, légèrement recourbée suivant son axe, et comprend deux pièces destinées à s'emboîter exactement l'une dans l'autre.

La *canule externe*, *ou canule fixe*, destinée à rester en place dans la plaie opératoire, porte à son orifice externe une plaque métallique qui limite sa pénétration (fig. 232). Sur cette plaque sont fixés latéralement deux anneaux où seront attachés des rubans qui feront le tour du cou du malade et maintiendront aussi la canule. Au-dessus de l'orifice externe, la plaque porte une sorte de tourniquet ou ailette dont la rotation sert à fixer ou à libérer la seconde canule ou canule interne.

La *canule interne*, *ou canule mobile* (fig. 233, 234), pénè-

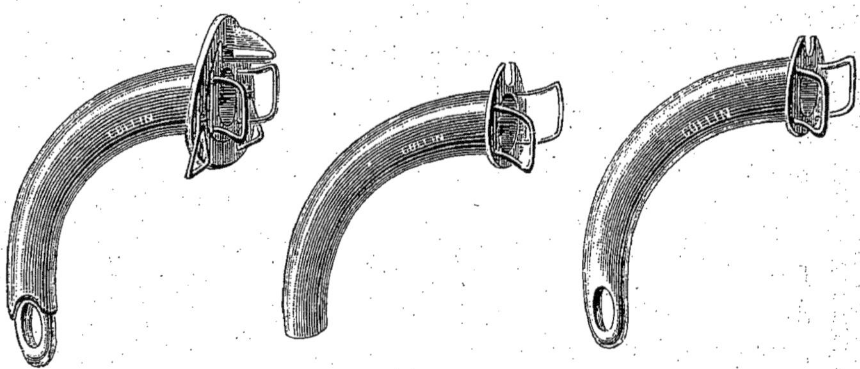

Fig. 232, 233, 234. — Canule de Krishaber.

tre exactement dans la précédente. A son orifice externe, elle porte une plaque métallique de petites dimensions, munie d'une encoche destinée au tourniquet de la canule externe, et deux anses métalliques destinées à en faciliter la pose et l'extraction.

Son orifice interne, suivant les modèles, se termine par une section circulaire perpendiculaire à l'axe de la canule, ou par une sorte de calotte allongée, ou de bec mousse dépassant l'orifice interne de la canule fixe, et percé latéralement de deux orifices pour le passage de l'air. Cette forme facilite beaucoup l'introduction de la canule et permet d'éviter l'emploi du dilatateur, au moment de l'opération.

Choix de la canule. — Il dépend de l'âge du malade :

1 à 2 ans.	N° 0
2 à 4 ans	N° 1
4 à 6 ans.	N° 2
6 ans et au-dessus. . .	N° 3
Adultes	N° 4

Région. — On a le choix entre trois procédés :

a) *Trachéotomie ou laryngotomie intercrico-thyroïdienne.*— Procédé rapide (de SAINT-GERMAIN), très commode chez l'adulte, à rejeter chez l'enfant, dont l'espace intercrico-thyroïdien est insuffisamment large.

Consiste à sectionner la membrane crico-thyroïdienne. Les repères sont aisés ; le larynx est à fleur de peau à ce niveau.

b) *Trachéotomie supérieure* ou sous-crico-thyroïdienne.— Procédé dit *des internes* ; un peu moins rapide que le précédent. On sectionne, immédiatement au-dessous du cartilage cricoïde, les trois ou quatre premiers anneaux de la trachée.

c) *Trachéotomie inférieure* (procédé de TROUSSEAU). — Procédé lent, portant sur la trachée entre le quatrième et le septième anneau. *Peu usité* ; la trachée est profonde, traverse une région vasculaire où les chances d'hémorragie augmentent.

Opération. — Asepsie des instruments, des diverses pièces de la canule, du dilatateur.

Désinfection de la région et de l'opérateur.

Position du malade. — Décubitus dorsal; la tête renversée en arrière, le menton soulevé, un billot, un traversin, ou un drap roulé étant glissé sous les épaules, pour bien découvrir le cou. Un aide, placé à la tête du malade, maintient celle-ci immobile entre ses deux mains, dans l'extension. Un autre aide immobilise les bras du malade.

L'opérateur se place à droite du lit ou de la table d'opération.

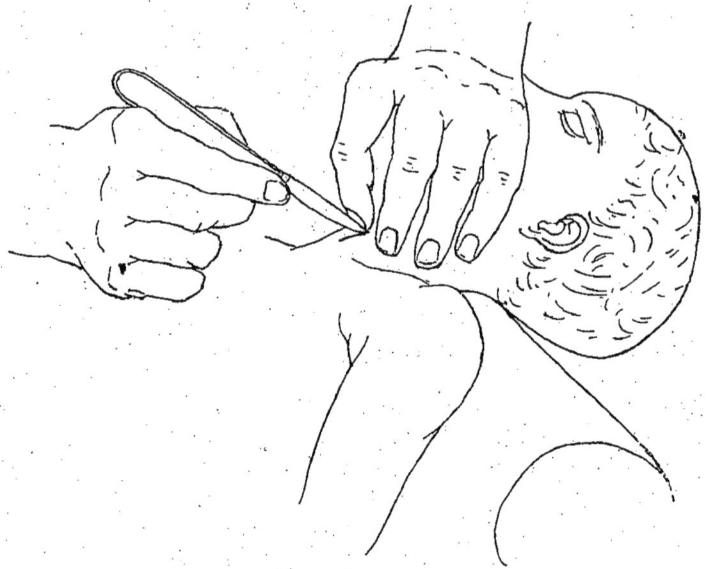

Fig. 235. — Trachéotomie : L'index gauche repère le bord inférieur du cartilage cricoïde.

La main gauche saisit et immobilise le larynx entre le pouce et le médius, placés latéralement. L'index explore, sur la ligne médiane, la région antérieure du cou, et repère la dépression intercrico-thyroïdienne, aisée à trouver et à sentir, ainsi que le cartilage cricoïde situé immédiatement au-dessous d'elle (fig. 235).

Laryngotomie intercrico-thyroïdienne. — L'ongle de l'index va se placer sur le bord inférieur du cartilage thyroïde. Le bistouri, tenu de la main droite, incise délibérément sur la ligne médiane, immédiatement au-dessous de l'ongle de l'index, la peau, une couche mince de tissu cellulaire et la membrane crico-thyroïdienne, qui est sectionnée dans toute sa hauteur. L'index gauche explore l'incision et s'assure qu'elle est suffisante ; dans le cas contraire, le bistouri boutonné, introduit dans la plaie, servirait à prolonger l'incision par en bas, en sectionnant le cricoïde (à éviter chez l'enfant, pour ne pas entraver le développement ultérieur du larynx). Il n'y a plus qu'à introduire la canule.

Trachéotomie supérieure ou sous-cricoïdienne. — Le procédé le plus en usage. (Une variante en est la crico-trachéotomie, à rejeter pour les mêmes raisons que la section du cricoïde).

L'index gauche a repéré le bord inférieur du cricoïde. Le bistouri trace immédiatement au-dessous, et rigoureusement sur la ligne médiane, une incision cutanée longue de 3 à 4 centimètres, on incise rapidement, couche par couche, l'index gauche suivant le travail de l'instrument tranchant à travers chaque plan, jusqu'à ce qu'il reconnaisse la trachée. On éponge à ce moment le sang épanché, puis le bistouri, placé perpendiculairement dans la partie supérieure de la plaie, sur le premier anneau de la trachée, ponctionne doucement celle-ci, sa pénétration étant limitée par les doigts ; le manche est ensuite légèrement abaissé et l'incision conduite prudemment, avec sang-froid, anneau par anneau, toujours sur la ligne médiane, jusqu'à ce que l'incision soit jugée suffisante par l'index gauche (on peut, pour cette dernière partie, se servir du bistouri boutonné). Pendant tout ce temps, un sifflement spécial se produit indiquant que l'air passe à travers l'incision.

La canule complètement armée (canule externe et canule interne en place) doit alors être introduite dans la plaie.

Introduction de la canule. — Qu'il s'agisse du procédé de

SAINT-GERMAIN, ou du procédé des internes, la canule, saisie de la main droite, est présentée par son bec *transversalement* à l'incision achevée, maintenue béante par l'index gauche, qui ne l'a pas abandonnée un seul instant. Le bec est poussé à travers la plaie ; on imprime alors à la canule un *mouvement de rotation* autour du bec comme pivot, mouvement qui vient la placer parallèlement à la plaie. A ce moment seulement, la canule est enfoncée doucement en soulevant par un mouvement de bascule sa partie libre extérieure. On lui imprime, comme à une sonde urétrale chez l'homme, un mouvement très doux de rotation antéro-postérieure, qui la met en bonne place, et ne s'interrompt qu'au moment où le plateau métallique vient s'appliquer contre les bords de l'incision cutanée.

Le bruit de l'air passant à travers la canule montre qu'elle est bien en place dans la trachée. S'il ne se produisait pas, c'est que la canule aurait été placée dans une fausse route, dans le tissu cellulaire pré-trachéal.

Le dilatateur à trois branches peut servir à faciliter l'introduction de la canule.

La canule une fois introduite et son bon fonctionnement vérifié, on noue autour du cou les rubans qui assureront sa fixité.

On assied le malade qui, dans des efforts de toux, expulse des fausses membranes, du sang, des mucosités, à travers l'orifice canulaire.

On entoure la plaque métallique de gaze aseptique qui protège l'incision cutanée et la plaie, en passant entre la peau et la plaque. Enfin on dispose, en avant de l'orifice de la canule interne, une couche peu épaisse de gaze imprégnée d'une solution très légèrement antiseptique, à travers laquelle se filtrera et s'humectera l'air respiré par le malade.

Dans le courant de la journée, on imbibera de temps en temps cette gaze protectrice pour la maintenir constamment humide. Lorsque les mucosités trop abondantes obstrueront la canule et provoqueront des secousses de toux pénibles pour le malade, la canule interne, mobile, sera délicatement enlevée, désobstruée par le passage d'un courant d'eau bouillie, bien nettoyée et remise en place.

Au bout de quelques jours, on pourra commencer à enlever, pendant quelques heures, la canule complète, pour ne pas entraver la cicatrisation qui surviendra dès que la canule sera définitivement enlevée.

Accidents. — Syncope. Asphyxie (mauvaise mise en place de la canule, pénétration de sang en abondance : rectifier rapidement la canule et asseoir le malade).

Hémorragie. N'est menaçante que si on a lésé de gros vaisseaux : veines ou artères (anomalies ; déformation de la région tuméfiée, changement des rapports normaux).

Incision défectueuse, intéressant les côtés de la trachée, ou trop oblique. La refaire au besoin.

Section de la paroi postérieure de la trachée et de l'œsophage : dénote une trop grande précipitation et un manque absolu de sang-froid.

Emphysème sous-cutané. Se produit parfois par infiltration de l'air au niveau de la plaie, dans le tissu cellulaire. Se traduit par un gonflement du cou, sonore à la percussion et donnant à la palpation une crépitation caractéristique. Peut se généraliser. Mais se résorbe en général dès que la plaie commence à cicatriser.

TUBAGE DU LARYNX

Définition. — Intervention destinée à rétablir et à maintenir la perméabilité de la fente glottique obstruée, grâce à l'introduction dans le larynx d'un tube spécial. Méthode créée par O'DWYER.

Indications. — L'indication principale, pour ainsi dire unique, est *le croup*. Depuis l'adoption de la sérothérapie, les indications d'urgence auxquelles répondait la trachéotomie se sont faites moins impérieuses. L'amendement rapide qui survient localement après les premières injections rend inutile une opération aussi radicale et définitive que la trachéotomie. Aussi le tubage, intervention momentanée moins sanglante, moins dramatique, moins dangereuse, plus aisée, enfin, que la trachéotomie, a-t-il pris avec justice la place perdue par cette dernière.

En raison de sa bénignité même, le tubage peut être pratiqué de bien meilleure heure que la trachéotomie, dès les premiers symptômes d'asphyxie, dès le premier accès de suffocation. A Paris, dans le pavillon de la diphtérie, à l'hôpital des Enfants malades, le tubage est pratiqué sur tous les petits malades aussitôt la première injection antidiphtérique effectuée.

Mais ce tube une fois en place doit être surveillé de près et il faut toujours être là, ou avoir un aide à portée pour replacer le tube s'il a été rejeté, pour le nettoyer et le remettre en position s'il a été obstrué.

Aussi le tubage n'est-il pas à conseiller aux praticiens des campagnes qui, par la force des choses, ne peuvent passer la journée auprès de leur malade, ni laisser à ses côtés un aide assez compétent; le champ reste ouvert à la trachéotomie dans ces conditions. Dans les hôpitaux, dans la clientèle de ville, dans les familles aisées, qui peuvent s'assurer la présence d'un surveillant éclairé, le tubage sera au contraire l'intervention de choix.

Il peut aussi être substitué avantageusement à la trachéotomie dans quelques autres indications de celle-ci : *œdème de la glotte*, *laryngite striduleuse*, etc.

Instruments. — Ils comprennent : le tube avec son mandrin ; l'introducteur ; un extracteur ; un ouvre-bouche.

Tube. — Les tubes sont de deux types : tubes longs, tubes courts.

L'ancien tube de O'Dwyer (fig. 236), trop long (aussi long que la trachée), incommode, dont le mandrin porte-tube, muni d'une brisure articulée, se visse sur l'introducteur, n'est plus employé.

Il a fait place aux tubes courts, d'introduction plus facile et dont la forme, plus heureuse, assure mieux le maintien en place.

Ce sont les tubes de Bayeux, de Sevestre, de Froin (fig. 237, 238, 239).

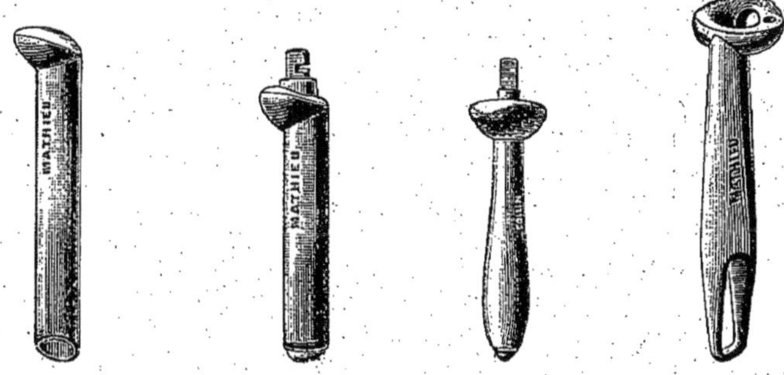

Fig. 236. Fig. 237. Fig. 238. Fig. 239.

Fig. 236.— Tube de O'Dwyer; — Fig. 237 — Tube de Bayeux; — Fig. 238.— Tube de Sevestre avec son mandrin; — Fig. 239.— Tube de Froin.

Ces tubes sont plus trapus; mais leur brièveté permettant d'atteindre moins facilement le larynx, on a remédié à celle-ci en allongeant d'une part la portion recourbée de l'introducteur, d'autre part le mandrin porte-tube.

Le tube lui-même représente grossièrement un moulage de la lumière des voies aériennes supérieures.

Evasé, renflé en tête de clou à son extrémité supérieure, qui reposera sur l'ouverture du larynx, il présente immédiatement au-dessous un étranglement qui répondra à la fente glottique ; puis il se renfle de nouveau en fuseau, et son calibre se rapproche de celui de la trachée. Cette disposition lui permet de rester aisément en place.

La tête du tube est munie, sur son côté gauche, d'un œillet

dans lequel on passera un fil de soie, glissant librement et simplement noué à ses deux bouts pour éviter qu'il sorte pendant l'introduction du tube. Ce fil sert à repêcher le tube s'il est, par inadvertance, placé dans l'œsophage du malade, ou à retirer vivement le tube si celui-ci venait à s'obstruer.

Ce tube, en alliage d'étain doré, ou en métal nickelé pour offrir une surface très lisse et polie, est creusé suivant son axe d'un canal cylindrique aplati antéro-postérieurement et qui servira au passage de l'air (1).

Mandrin porte-tube.— Pendant l'introduction du tube, son canal est occupé par le *mandrin porte-tube* fixé d'autre part sur l'introducteur. Ce mandrin porte-tube est d'une seule pièce, sans brisure articulée et se fixe sur l'introducteur par le moyen d'un écrou.

Il présente quelques différences suivant les modèles :

Tube Collin-Bayeux.—Le mandrin est allongé par en bas, en une extrémité mousse qui dépasse pas mal le tube et est destinée à compenser le raccourcissement de celui-ci.

Tube de Sevestre. — Le mandrin ne déborde pas le tube, pour éviter les blessures du larynx et faciliter l'introduction; mais il est allongé par sa partie supérieure, voisine de l'introducteur.

Tube de Froin. — A son extrémité inférieure, il est muni d'une sorte d'étrier ou d'anse droite destinée à faciliter sa pénétration tout en protégeant la perméabilité du tube.

Le mandrin fait partie intégrante de l'introducteur et se

---

(1) *Choix du calibre du tube.* — On suit en général la notation suivante :

1 an	tube	N° 1
2 ans	—	N° 2
3 ans	—	N° 3
4 ans	—	N° 4
5 ans	—	N° 5
6 ans et au-dessus	—	N° 6

compose de deux moitiés verticales mobiles parallèlement l'une à l'autre (fig. 241).

En s'écartant, elles viennent appuyer de part et d'autre sur les parois du tube qu'elles maintiennent solidement; en se rapprochant, leur écartement cesse de maintenir le tube qui tombe de lui-même.

Introducteur. — L'*introducteur de O'Dwyer* comportait un propulseur muni d'un ressort à boudin, et de deux ailettes latérales, en forme de crochets mousses, qui appuyaient sur la tête du tube et commandaient son déclanchement.

L'*introducteur de Collin* (fig. 240), dont la partie coudée a été allongée pour compenser le raccourcissement des tubes, comprend une branche fixe sur laquelle s'adapte l'écrou du mandrin et une branche mobile ou propulseur mue par une

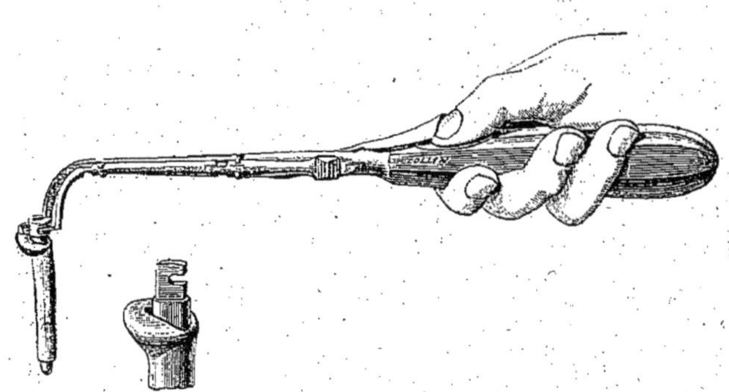

Fig. 240. — Intubateur de Collin.

poussette située près du manche, et sous laquelle se glisse le pouce de l'opérateur pour provoquer le déclanchement du tube. Le pouce fait basculer la branche mobile ou propulseur, dont la partie coudée se termine par une demi-boucle horizontale qui vient presser sur la tête du tube et détache celui-ci.

L'*introducteur de Froin* est composé de deux tiges coudées glissant au moyen d'une poussette l'une sur l'autre, suivant leur axe, dans leur partie horizontale.

Leur portion verticale, coudée, se termine par deux petites tiges parallèles qui servent de mandrin porte-tube. En entraînant la poussette en avant, on écarte les parties verticales qui fixent le tube; en tirant la poussette en arrière, on rapproche ces parties verticales, et le tube tombe.

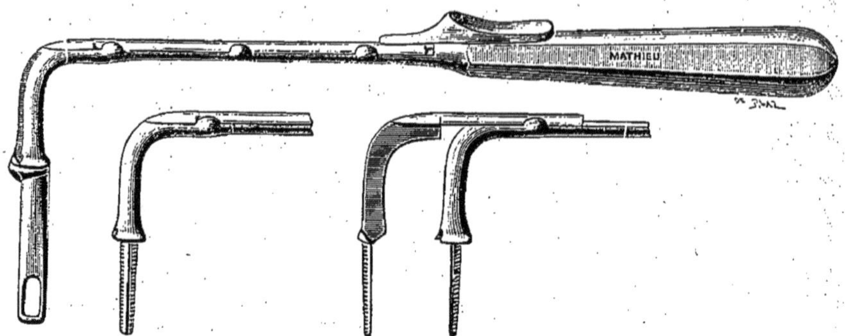

Fig. 241. — Introducteur à bec long de Froin.

Opération. — Le tube choisi, et muni de son fil, a été aseptisé et monté sur l'introducteur également aseptisé. L'opérateur a fait la toilette de ses mains ; on pratique une irrigation buccale à l'eau bouillie.

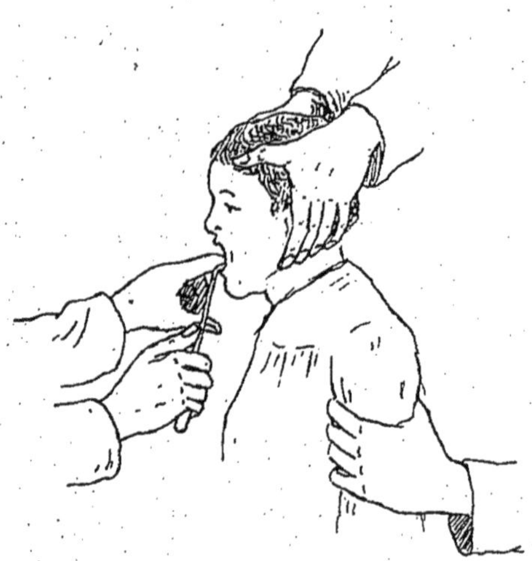

Fig. 242. – Position de la tête.

L'enfant est enroulé dans une couverture qui maintient ses bras contre son corps et les immobilise. Il est placé, bien au jour, entre les jambes d'un aide, assis sur une chaise, qui le maintient solidement appuyé contre sa poitrine, et lui immobilise la tête ; ou bien un aide assis tient les bras, un autre debout tient la tête (fig. 242).

L'opérateur s'assied bien en face de lui. L'ouvre-bouche (fig. 243) est placé sans violence, entre les arcades dentaires, du côté gauche, le manche dirigé en arrière.

La bouche une fois ouverte, la tête doit être maintenue bien droite et bien directe, ni en extension, ni en flexion.

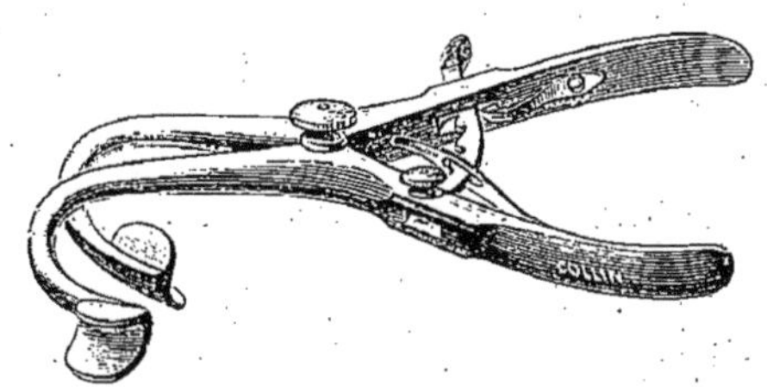

Fig. 243. — Ouvre-bouche de O'Dwyer.

L'index gauche de l'opérateur, introduit dans la bouche du malade, suit le dos de la langue, s'engage dans le pharynx et va à la recherche de l'épiglotte qu'il soulève et rabat en avant, en la maintenant appliquée contre la base de la langue. L'extrémité même de l'index repère les saillies aryténoïdiennes (fig. 244).

La main droite, armée de l'introducteur chargé du tube,

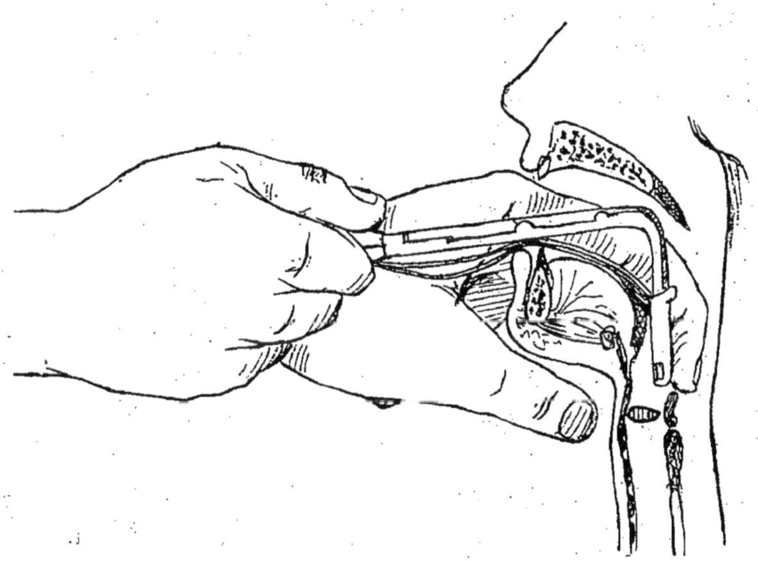

Fig. 244. — Introduction du tube.

le fait pénétrer dans la bouche, où il suit tout le temps l'index gauche qui lui sert de guide.

Le fil double passé dans l'œillet du tube est saisi en même temps que le manche de l'introducteur et maintenu parallèle à celui-ci. Le manche de l'instrument est d'abord tenu verticalement ; puis il est relevé par un mouvement de bascule, au moment où l'extrémité du tube atteint, en glissant d'avant en arrière, la première phalange de l'index gauche. A ce moment le tube doit glisser en avant de l'index gauche, en suivant la face de flexion de celui-ci, de manière à bien s'engager dans l'axe du conduit aérien (fig. 244).

En glissant ainsi, le tube arrive tout naturellement au contact de la fente glottique. Un léger temps d'arrêt permet d'attendre un mouvement d'inspiration qui entr'ouvre celle-ci, et dont on profite pour faire descendre le tube jusqu'à ce que son talon soit sous la pulpe de l'index. Celui-ci va sentir, à travers l'espace inter-aryténoïdien, si le tube est bien en place, puis revient maintenir la tête du tube pendant l'extraction de l'introducteur.

Le pouce droit agit sur la poussette qui déclanche le mandrin et le libère. L'introducteur est alors retiré par un mouvement de bascule inverse de celui qu'il avait décrit tout à l'heure ; au moment où il sort de la bouche, le manche est de nouveau vertical. Un sifflement se produit, indiquant que le tube est bien en place. Le fil du tube est abandonné à lui-même, sortant hors de la bouche ; l'index gauche, puis l'ouvre-bouche sont successivement retirés.

L'enfant respire avec plus d'aisance ; des secousses de toux surviennent, expulsant mucosités et fausses membranes, puis tout se calme ; le tube est toléré et ne sera pas rejeté.

On peut alors retirer le fil qui n'était là que par précaution, pour faciliter une extraction rapide, au cas où le tube serait expulsé dans un effort de toux et obstruerait les voies aériennes supérieures ou glisserait dans l'œsophage.

Ce fil ne serait laissé en place que dans un seul cas : si une surveillance attentive ne pouvait être exercée sur le malade. Au cas d'obstruction par une fausse membrane, ou pour toute autre cause, un membre quelconque de la famille pourrait ainsi rapidement retirer le tube.

Extraction du tube. — Le tube est généralement laissé en place pendant cinq à six jours, et ne doit, en tout cas, être enlevé que lorsqu'il n'y a plus expulsion de fausses membranes.

Pour l'extraire, deux procédés :

1° *Enucléation du tube.* — Très facile avec les tubes de Bayeux, on peut la réussir avec les tubes de Froin ; mais elle échoue quelquefois avec ces derniers.

L'enfant s'assied. La main gauche de l'opérateur lui embrasse la tête, au niveau du front, et la met en extension forcée. La main droite est placée à la base du cou, sur l'épaule gauche du petit malade, les doigts en arrière, vers le dos, le pouce allant s'appliquer sur la trachée dans le creux sus-sternal. Puis le pouce presse de bas en haut sur la trachée, comme pour la comprimer contre la colonne vertébrale. Dans ce mouvement, le tube s'échappe comme un noyau de cerise. A ce moment, la main gauche fléchit rapidement la tête, pendant que l'on commande au malade de cracher. Le tube est généralement expulsé de la sorte.

2° *Procédé de l'extracteur.* — Mêmes préliminaires que

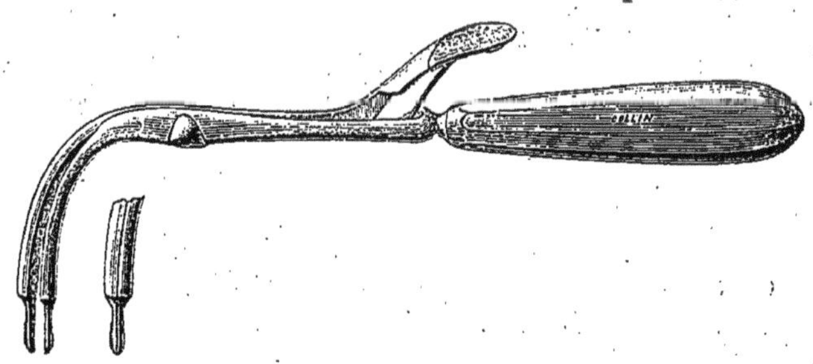

Fig. 245. — Extracteur de Collin.

pour le tubage. Même immobilisation et même attitude de

l'enfant ; ouvre-bouche mis en place. L'index gauche va repérer la tête et l'orifice du tube ; la main droite introduit l'extracteur (fig. 245) par les mêmes manœuvres que pour l'introducteur. Le bec de l'extracteur est introduit dans l'orifice du tube ; la poussette, mise en mouvement, écarte les deux parties du bec qui s'appuient de part et d'autre sur les parois du tube et le maintiennent solidement. On soulève alors le tube d'abord verticalement, le manche de l'extracteur étant horizontal, puis on le fait basculer doucement en abaissant le manche de l'extracteur, qui devient vertical. Le tube est ainsi amené très aisément hors de la bouche. Signalons encore l'extraction suivant la méthode de Froin (fig. 246).

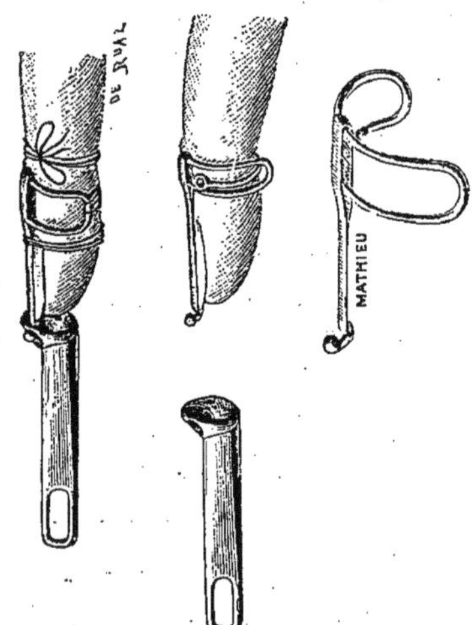

Fig. 246. — Doigtier extracteur de Froin.

Incidents et accidents. — L'introduction du tube peut amener des accès de *spasme glottique*. Ceux-ci sont habituellement très courts, et dès qu'ils cessent, on profite de l'inspiration suivante qui ouvre la glotte, pour faire passer le tube ; s'ils se prolongeaient, il faudrait avoir recours à la trachéotomie d'urgence.

Le tube, pendant l'introduction, peut *se coiffer d'une fausse membrane* qui l'obstrue. Le retirer, le nettoyer, le remettre en place.

Il peut être mal introduit et être *placé dans l'œsophage*. L'absence de sifflement au moment où l'introducteur est enlevé, et surtout la persistance de l'asphyxie, indiquent l'erreur. C'est à ce moment que le fil dont est muni le tube est utile. On n'a qu'à tirer sur lui pour ramener le tube qui est replacé sur l'introducteur et l'on recommence une tentative plus heureuse.

Le tube peut être *expulsé à diverses reprises.* C'est qu'il est d'un calibre trop faible. Le remplacer par un numéro au-dessus.

Il peut être *dégluti.* Ceci est sans importance ; il est retrouvé dans les selles dans les jours qui suivent.

L'*obstruction du tube* se produit assez souvent du fait du passage d'un débris pseudo-membraneux. Il faut détuber rapidement, nettoyer et remettre en place. Enfin le *contact prolongé* du tube avec la muqueuse laryngée peut, dans des cas très rares, provoquer des *phénomènes inflammatoires* (œdème) qui persistent après l'extraction du tube, et peuvent exiger une trachéotomie.

THORACENTÈSE

Définition. — Evacuation du contenu liquide de la cavité pleurale par ponction au moyen d'un trocart généralement relié à un appareil aspirateur.

Indications. — La *thoracentèse d'urgence* s'impose dans les pleurésies dont l'épanchement très abondant dépasse 1500 cent. cubes. Le niveau élevé de la matité, la disparition de l'espace de TRAUBE coïncidant avec le refoulement de la pointe du cœur vers le bord droit du sternum, lorsque l'épanchement siège dans la plèvre gauche, l'abaissement du foie lorsque la pleurésie est à droite, la dyspnée, etc..., sont les signes qui permettent habituellement d'évaluer l'abondance de l'épanchement.

En dehors du cas précédent, la thoracentèse s'impose dans tous les cas de pleurésie où l'épanchement persiste au delà de vingt jours sans manifester aucune tendance à la résorption spontanée.

Les pleurésies séro-fibrineuses, les pleurésies purulentes

à pneumocoques, l'hydrothorax des cardiopathies ou du mal de Bright sont tous justiciables de la thoracentèse.

Instruments. — Un trocart uni ou non à un appareil aspirateur.

Trocart simple, sans aspiration. — Ancien trocart de REYBARD, muni d'une baudruche (TROUSSEAU). Trocart de BOINET, muni à son pavillon (1) d'un drain à «valves dont l'extrémité terminale est obturée en cul-de-sac... La tension pleurale elle-même évacue liquides et gaz ; ils s'écoulent ou s'échappent en écartant les deux fentes latérales, longitudinales, longues de 1 centimètre, et parallèles, pratiquées sur les côtés du drain».

Méthode aspiratrice. — Appareils de DIEULAFOY, de POTAIN ; «toracentesio» de CAVEZZALI.

Aspirateur Dieulafoy. — DIEULAFOY, le premier, a préconisé en 1869 la méthode aspiratrice.

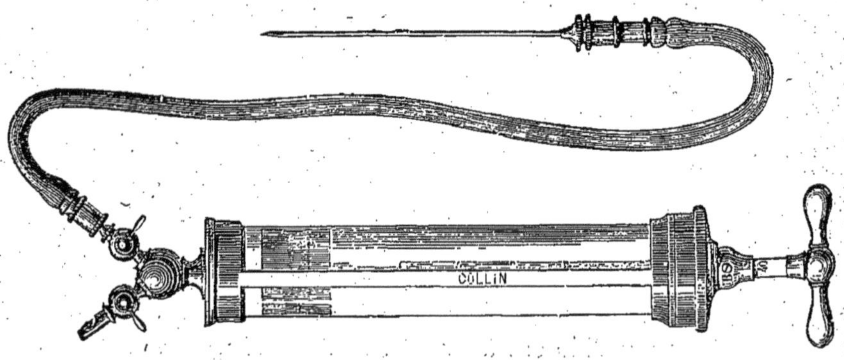

Fig. 247. — Aspirateur de Dieulafoy.

Son appareil aspirateur (fig. 247), comparable à une seringue, comprend un corps de pompe gradué, en cristal, d'une capacité de 50 à 150 cent. cubes. A sa partie inférieure, deux

(1) *Archives générales de médecine*, et Académie de médecine. *Province médicale*, t. 1, N° 5, p. 42.

ajutages munis de robinets. Ces deux robinets étant fermés, on soulève le piston au moyen d'une tige munie d'une crémaillère, maintenue par un cran d'arrêt, qui empêche le piston de redescendre, une fois le vide ainsi fait.

Le trocart (aiguille N° 2 ou 3) ayant pénétré dans la cavité pleurale est relié au moyen d'un tube de caoutchouc à l'un des robinets de l'appareil d'aspiration dans lequel le vide a été préalablement fait. On ouvre le robinet et le liquide jaillit dans le corps de la pompe. Celui-ci rempli, on ferme le précédent robinet pour ouvrir le robinet N° 2. On soulève le cran d'arrêt et on abaisse le piston pour chasser le liquide dans un récipient. On referme alors le robinet N° 2, on élève le piston pour faire le vide, on ouvre le robinet N° 1, et ainsi de suite.

Aspirateur de Potain. — D'un maniement plus délicat et

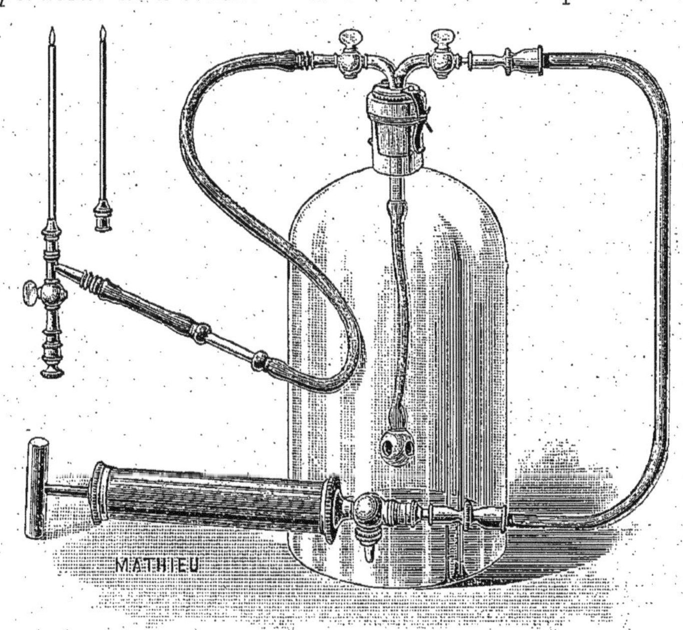

Fig. 248. — Aspirateur de Potain.

plus compliqué, nécessite une plus grande attention de la part de l'opérateur. C'est l'appareil (fig. 248) le plus généralement adopté dans les services de clinique. Il comprend :

1° *Une pompe* aspirante et foulante. L'aspiration se fait par le moyen de l'ajutage latéral de la pompe, marqué à sa base d'un A (modèles MATHIEU et COLLIN).

2° *Un récipient* constitué par un flacon gradué ou non, ou une bouteille quelconque, d'une contenance d'un litre environ, sur le goulot duquel se fixe un bouchon en caoutchouc muni de deux ajutages à robinet l'un en relation avec la pompe aspirante, l'autre avec le trocart.

3° *Un trocart*, réuni au récipient précédent par un joint en caoutchouc long de 30 centimètres environ, sur le trajet duquel est interposé un *index en cristal* permettant de surveiller le passage du liquide.

Pour manier avec précision l'appareil de POTAIN, il faut connaître très exactement la structure un peu compliquée de ce trocart, qui comprend trois pièces principales :

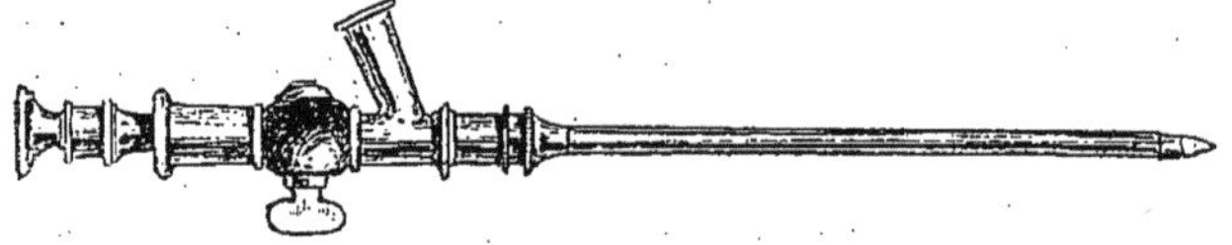

Fig. 249. — Trocart monté.

1° La canule (fig. 249, 250), dont l'une des extrémités épouse étroitement la pointe du poinçon. L'autre extrémité se termine par un pavillon muni d'un pas de vis, sur lequel est destinée à s'adapter la seconde pièce.

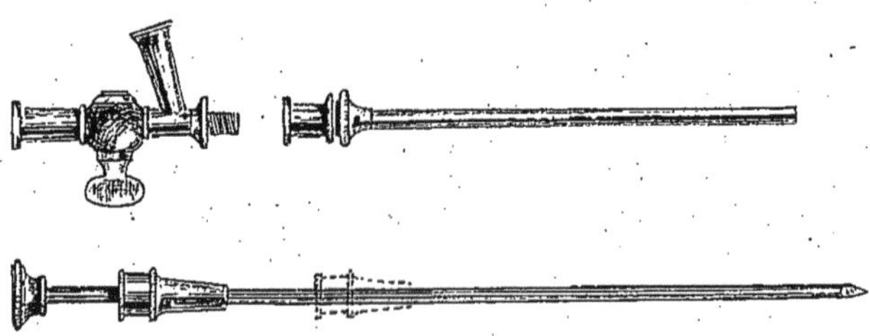

Fig. 250. — Trocart et ses trois pièces.

2° Un ajutage terminal, se vissant sur le pavillon de la canule précédente, et muni de deux embouts et d'un robinet.

Le premier embout est latéral, et se trouve au-dessous du robinet. Cet embout, creusé d'une cavité conique, reçoit à frottement dur une pièce métallique également conique fixée à l'extrémité du tube en caoutchouc qui met le trocart et la plèvre en communication avec le récipient.

Le second embout, terminal, forme le pavillon réel de l'instrument; il est destiné à laisser passer le poinçon et à recevoir, à frottement dur, un curseur conique qui assure l'étanchéité du système, pendant que l'on retire le poinçon

Le robinet situé entre les deux embouts est destiné à fermer la canule et à empêcher la pénétration de l'air atmosphérique lorsque le poinçon a été retiré pour permettre l'écoulement du liquide.

3° Le poinçon, muni d'une extrémité acérée en forme de pyramide triangulaire, légèrement renflée. Sur la tige du poinçon glisse, à frottement dur, un curseur conique destiné à obturer l'embout terminal de la canule munie de son ajutage. Le renflement terminal du poinçon vient buter contre le curseur lorsqu'on veut retirer le poinçon, qui se trouve ainsi arrêté.

Le maniement de l'appareil est le suivant :

Faire d'abord le vide dans le récipient au moyen de la pompe, *après avoir fermé le robinet* qui fait communiquer ce récipient avec le trocart.

Monter le trocart ; *s'assurer que les ajutages et les embouts* sont *serrés à fond*; s'assurer, en plongeant dans de l'eau bouillie le trocart mis en relation avec le récipient, *que l'aspiration se fait bien et qu'il n'y a pas de fuites* au niveau des divers joints. Ces fuites se reconnaissent à ce que le liquide passe au niveau de l'index en cristal, chargé de bulles gazeuses.

Le vide fait dans le récipient, fermer le robinet qui fait communiquer ce récipient avec la pompe. Plonger le trocart dans la cavité pleurale. Fixer à fond l'embout terminal du tube adducteur dans l'embout latéral du trocart et l'y maintenir de la main gauche. Maintenant commence la manœuvre délicate, qui consiste à retirer le poinçon de la canule sans laisser pénétrer d'air.

Pour cela, des doigts libres de la main gauche maintenir solidement la base filetée du curseur conique, de manière à l'appliquer hermétiquement contre l'embout ; la main droite saisit la molette qui termine le poinçon, et extrait lentement celui-ci, jusqu'à ce que l'on sente le renflement terminal venir buter contre le curseur A ce moment le poinçon n'est plus engagé dans le robinet du trocart que l'on ferme. On peut alors retirer complètement le curseur et le poinçon.

Il ne reste plus qu'à ouvrir le robinet qui fait communiquer la canule avec le récipient pour voir jaillir le liquide dans le récipient.

Toracentesio de Cavezzali. — C'est un aspirateur automatique dont le trocart est identique à celui de l'aspirateur Potain et dont l'appareil aspirateur rappelle la ventouse de Blatin (fig. 251). Un récipient en verre de 100 centimètres

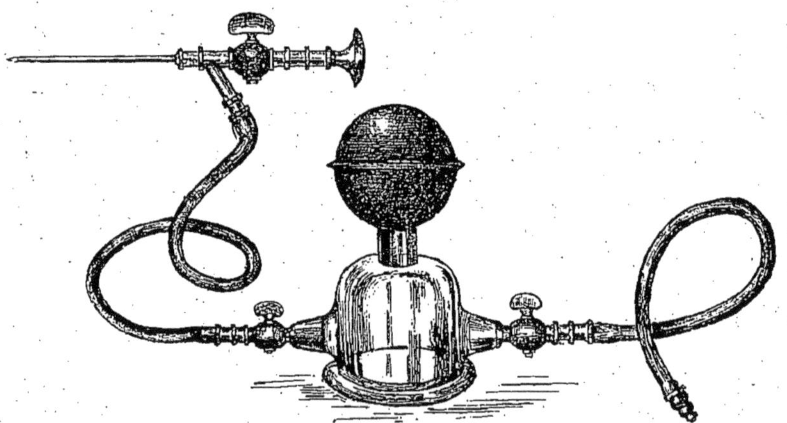

Fig. 251. — Appareil de Cavezzali.

cubes, muni à sa base de deux ajutages à robinet, porte à sa partie supérieure une tubulure sur laquelle est montée une poire automatique.

Les robinets portent chacun un tube en caoutchouc,

avec joint métallique à baïonnette ; l'un de ces tubes s'adapte au trocart, l'autre est libre et sert à évacuer le liquide soutiré dans le récipient.

Il est inutile de décrire la manœuvre de cet appareil ; elle est extrêmement simple. Le trocart se manœuvre comme celui de POTAIN ; l'aspiration se règle au contraire comme dans l'appareil de DIEULAFOY.

Opération. — Elle peut se pratiquer dans la région axillaire, au niveau du 6me ou 7me espace intercostal (TROUSSEAU). Il est préférable de la faire dans le dos, sur le prolongement de l'angle inférieur de l'omoplate, dans le 7me ou 8me espace intercostal ; on attaque ainsi le liquide dans une situation plus déclive (DIEULAFOY).

Un aide pratique l'asepsie de la région opératoire. Le trocart (de petit calibre) est stérilisé par l'ébullition ; l'opérateur désinfecte soigneusement ses mains. Le vide est fait dans l'appareil, et on n'oublie pas de s'assurer que celui-ci fonctionne normalement.

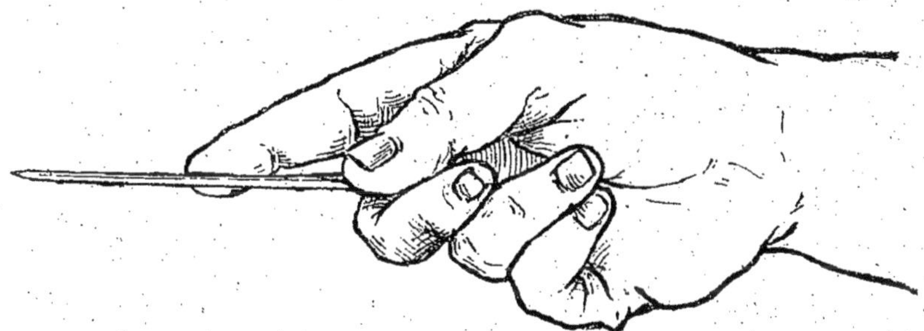

Fig. 252. — Manière de tenir le trocart.

Le malade est assis sur son lit, les bras tendus en avant.

L'index gauche du médecin repère, dans le 8me espace intercostal, au point choisi, le bord supérieur de la côte inférieure. La main droite s'arme du trocart (généralement n° 2 = 1 millimètre de diamètre) qu'elle empaume bien (pour que le poinçon ne recule pas pendant la ponction), en limitant du bout de l'index (fig. 252) la longueur dont on veut faire pénétrer la canule (3 ou 4 centimètres suivant l'épaisseur présumée de la paroi).

Le trocart ainsi maintenu, on pose la pointe immédiatement en avant de l'index gauche, sur la paroi thoracique,

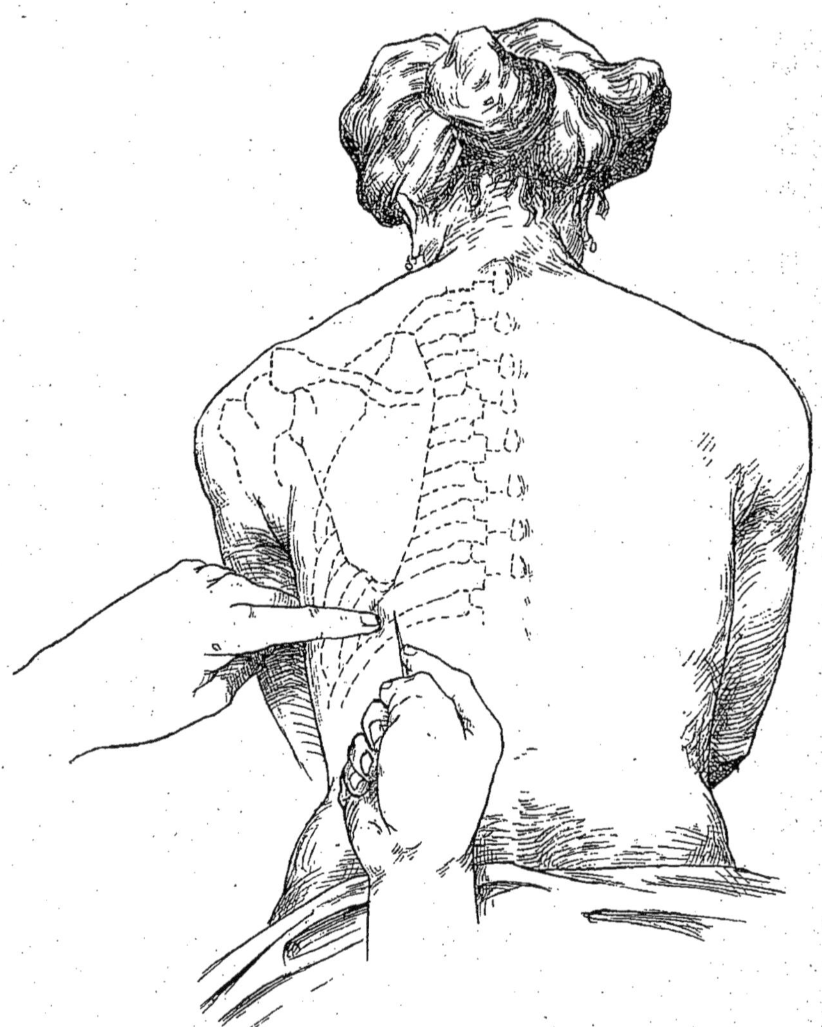

Fig. 253. — Thoracentèse.

en ayant soin de donner au trocart une direction rigoureusement perpendiculaire à cette paroi; il ne reste plus qu'à pousser le trocart, assez brusquement à travers la peau pour réduire la douleur, puis plus lentement à travers les tissus sous-jacents, en côtoyant le bord supérieur de la côte inférieure, jusqu'à ce que l'on juge, par la longueur de la canule restée en dehors des téguments, que la profondeur de pénétration est suffisante.

Il ne reste plus qu'à mettre le trocart, par son embout latéral, en relation avec le récipient aspirateur en ouvrant le robinet de communication, et qu'à retirer le poinçon en observant minutieusement la marche indiquée précédemment.

Dès que le poinçon est retiré, le liquide jaillit à travers l'index en cristal, et pénètre dans le flacon.

L'*écoulement doit être très lent*, et réglé par le degré d'ouverture du robinet appartenant au tube adducteur. De temps en temps, un aide auquel a été confiée la pompe aspirante ouvre l'autre robinet et renouvelle, à petits coups, le vide dans le récipient.

Suivant l'abondance de l'épanchement, lorsque l'on a retiré une quantité de liquide équivalente à 800 ou 1000 cent. cubes, on arrête l'opération.

La canule est retirée d'un coup sec pendant que, de la main gauche, l'opérateur pince légèrement la peau.

Un flocon d'ouate collodionnée tient lieu de pansement.

Accidents. — *Piqûre de la côte* (espace intercostal trop étroit ; paroi trop épaisse rendant le repérage difficile : faire élever le bras du sujet du côté où l'on fait la ponction).

Ponction blanche. — Trocart pas assez enfoncé, ou ayant pénétré dans des adhérences épaisses (on sent alors que l'extrémité du trocart n'est pas libre dans la cavité pleurale); pleurésie celluleuse ; fausses membranes venant obstruer la canule, etc.

Pour éviter certains de ces ennuis, s'assurer toujours, au moyen d'une ponction exploratrice capillaire, à la seringue de PRAVAZ, de la présence du liquide au point que l'on ponctionnera.

Piqûre du poumon. — Douleur violente ; hémoptysie due à des adhérences, maintenant le poumon en contact avec la paroi, ou à une erreur de diagnostic (spléno-pneumonie ou congestion pleuro-pulmonaire type POTAIN).

Toux quinteuse. — Survient vers la fin de l'évacuation et peut préluder à un coup d'œdème pulmonaire. Arrêter momentanément ou complètement l'écoulement.

Œdème pulmonaire. — Toux quinteuse, expectoration albumineuse, pluie de râles sous-crépitants, sub-asphyxie. L'évacuation a été trop rapide et trop abondante. Cesser immédiatement la thoracentèse. Ventouses ; saignée.

Syncope. — Quelquefois mortelle; elle survient parfois dans les pleurésies abondantes, avec déplacement ou compressions d'organes, et même en dehors de la thoracentèse. Celle-ci n'est qu'une cause occasionnelle.

Transformation purulente de l'épanchement. — A moins qu'elle tienne à la nature même et à l'évolution naturelle de la pleurésie, la transformation purulente ne peut tenir qu'à un défaut d'asepsie ; elle peut donc toujours être évitée.

Pénétration de l'air dans la cavité pleurale. — N'est rendue possible que par une faute impardonnable de technique. Peut se produire si, au lieu de faire le vide dans le récipient, on y a par erreur refoulé de l'air comprimé qui fait irruption dans la cavité pleurale au moment de la ponction ; accident très grave.

PARACENTÈSE DU PÉRICARDE

Définition. — Evacuation par ponction aspiratrice de collections liquides contenues dans la cavité péricardique.

Indications. — Péricardite avec épanchement abondant menaçant d'entraîner l'asphyxie ou la syncope.

Dans les grands épanchements, atteignant 600 à 800 grammes, la ligne de matité verticale (3me côte-diaphragme)

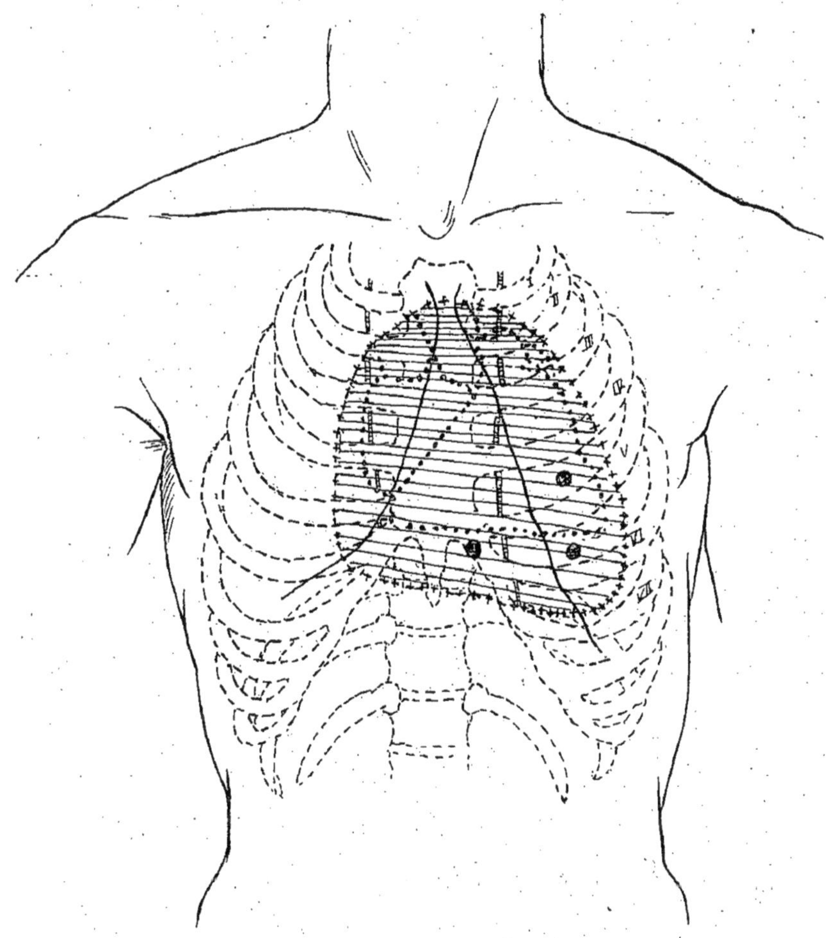

Fig. 254. — Projection du péricarde (épanchement et élargissement de l'espace interpleural).

.... cœur.
++++ péricarde.
——— plèvre.

mesure 14 à 18 centimètres, et la ligne de matité horizontale (diaphragme abaissé) mesure à peu près les mêmes dimensions.

Instruments. — Aspirateur de POTAIN ou de DIEULAFOY. Employer exclusivement l'aiguille N° 2.

Opération — *1er Procédé* — Le lieu d'élection est situé dans le 5me espace intercostal gauche, à 6 centimètres environ du bord gauche du sternum (DIEULAFOY) (en dehors des vaisseaux mammaires).

C'est dans le 5me espace intercostal que le péricarde distendu atteint son plus grand diamètre transversal et dépasse

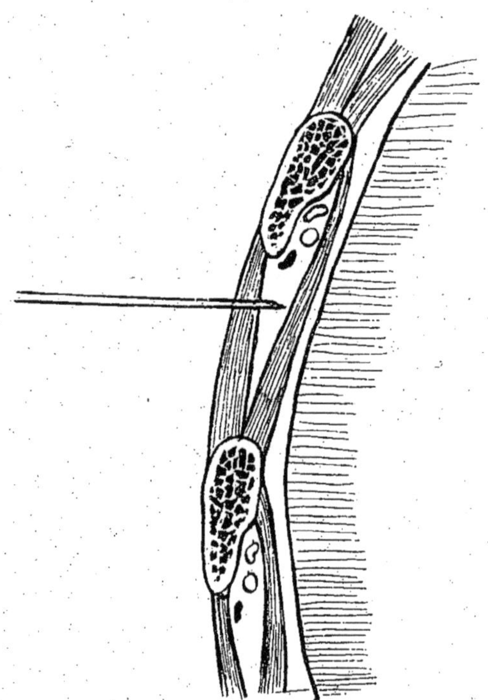

Fig. 255. — Ponction de l'espace intercostal.

le bord gauche du sternum de 8 à 12 centimètres (fig 254). A ce niveau, le péricarde n'est pas recouvert par le poumon gauche, grâce à l'encoche pulmonaire.

Technique. — Le malade sera assis de préférence, pour ›rter le liquide en avant, et soutenu par des coussins. sepsie de la région ; ébullition de l'aiguille N° 2 ; toilette ›s mains de l'opérateur.

L'aiguille est mise directement en relation avec le réci-ent aspirateur dans lequel le vide a été soigneusement fait dont les robinets ont été fermés. L'index gauche repère le ›int choisi ; la main droite saisit l'aiguille et l'enfonce tout ›ucement dans l'espace intercostal (fig. 255).

« A peine l'aiguille a-t-elle parcouru 1 centimètre dans ›paisseur des tissus, c'est-à-dire aussitôt que l'extrémité de ›iguille n'est plus en rapport avec l'air extérieur, on ouvre robinet correspondant, et le vide se fait par conséquent ›ns l'aiguille qui *devient aspiratrice.* C'est donc le *vide à la ain* qu'on avance à la recherche de l'épanchement. On ›usse l'aiguille lentement, jusqu'à ce que le liquide péri-›rdique traverse l'index en cristal de l'aspirateur » (DIEULA-›Y).

L'évacuation doit se faire très lentement. Retirer un petit ›u l'aiguille vers la fin de la ponction, pour éviter une essure du cœur, et laisser toujours une certaine quantité › liquide, 100 à 150 centimètres cubes.

La quantité de liquide que l'on désirait recueillir une fois ›acuée, retirer complètement l'aiguille en pinçant la peau. ›ansement au coton collodionné, bandage de corps.

Accidents. — Le principal est la piqûre du cœur (secousses ›ansmises à l'aiguille) ou des coronaires. Ceci sera évité si ›n s'avance le vide à la main, en cessant de pousser l'ai-›ille dès que le liquide jaillit.

Il faut aussi être certain de son diagnostic, et ne pas ›nctionner un péricarde vide, alors que le liquide est dans plèvre, comme on en connaît des exemples.

On reproche surtout à ce procédé de traverser la plèvre,

et de risquer d'infecter celle-ci si l'épanchement péricardique est purulent.

Dans ce cas il vaut mieux recourir au procédé de DELORME-MIGNON.

2me *Procédé.* — (BAIZEAU, DELORME, MIGNON). — Ponction sur le bord gauche du sternum en dedans des vaisseaux mammaires (fig. 254).

Ce procédé a le grand avantage, aux yeux de ses auteurs, de ne pas intéresser le cul-de-sac de la plèvre.

BAIZEAU ponctionne le 5me espace intercostal, sur le bord supérieur du 6me cartilage costal, tout contre le sternum.

DELORME et MIGNON mettent à nu, par une incision cutanée verticale, longeant le bord gauche du sternum, les 5me, 6me et 7me cartilages costaux.

« Dans le 6me espace (dans le 5me si celui-ci est trop étroit), ils engagent lentement l'aiguille No 2 de l'appareil DIEULAFOY, au ras du bord sternal contre lequel elle s'appuie.

» Après un parcours de 8 millimètres environ, on incline l'aiguille très obliquement en dedans de façon à raser la face postérieure du sternum ; après un parcours de 1 à 2 centimètres on est certain qu'elle ne peut plus intéresser le cul-de-sac pleural; on la redresse alors très légèrement et on la pousse en bas et en dedans jusqu'à ce que le liquide arrive dans l'appareil. Une fois le liquide évacué, on suture la plaie» (F. TERRIER et L. REYMOND).

PARACENTÈSE DU PÉRITOINE

Définition. — Evacuation par ponction simple du contenu liquide de la cavité péritonéale.

Par extension, peut s'appliquer à la ponction de kystes intra-abdominaux (méthode délaissée).

Indications. — S'applique surtout aux ascites abondantes et libres, non enkystées. Ascite des cirrhoses du foie, des cardiopathies, du mal de Bright, de certaines péritonites chroniques alcooliques ou tuberculeuses.

Indiquée par l'abondance de l'épanchement: abdomen distendu, diaphragme refoulé et immobilisé, gêne respiratoire, oligurie.

Instruments.— On peut se servir des appareils aspirateurs décrits à propos de la thoracentèse ; mais leur usage est plutôt réservé aux collections enkystées.

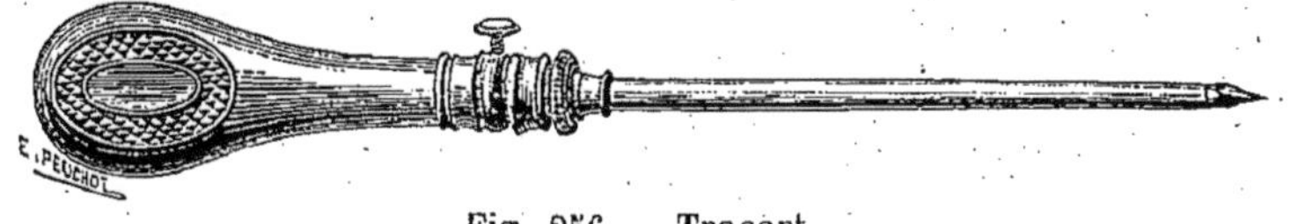

Fig. 256. — Trocart.

Le plus ordinairement, on pratique la ponction simple, au moyen d'un trocart (fig. 256), composé d'une canule d'un calibre de 3 millimètres environ, et d'un poinçon taillé d'un côté de manière à former une pyramide triangulaire acérée, terminée de l'autre par une poignée métallique destinée à maintenir solidement l'instrument. La canule est quelquefois munie d'un robinet qui permet de graduer l'écoulement du liquide.

Opération. — *Région.* — La région d'élection est la fosse iliaque gauche, sur le milieu de la ligne joignant l'ombilic à l'épine iliaque antéro-supérieure (fig. 257). On évite ainsi le cæcum.

Lorsque le malade ne peut s'allonger et doit rester assis, la ponction peut se faire sur la ligne blanche, à égale distance entre le pubis et l'ombilic. Vider préalablement la vessie par cathétérisme. Dans certains cas particuliers, la ponction peut se faire dans le côté droit de l'abdomen, et même dans tous les points de l'abdomen, au cas d'ascite cloisonnée, à la condition que l'on se soit assuré de l'absence de l'intestin au niveau du point à ponctionner.

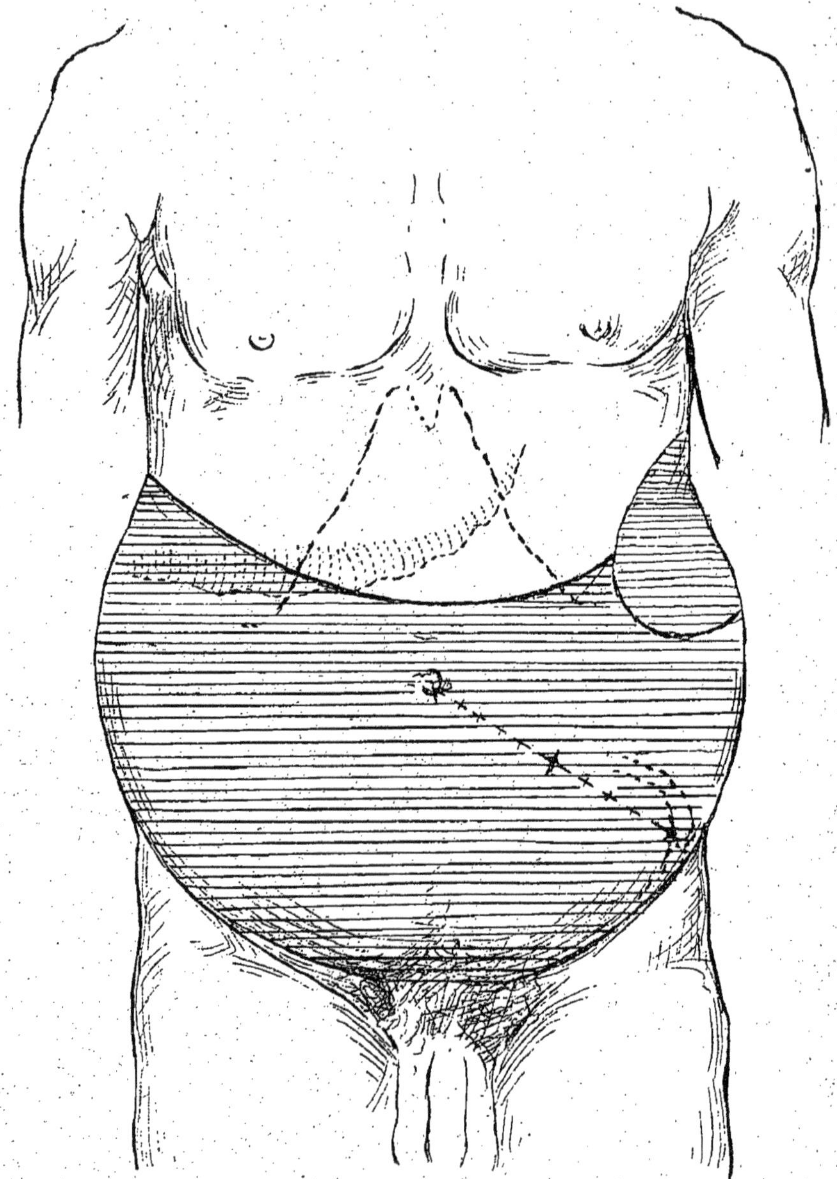

Fig. 257. — Siège de la paracentèse du péritoine.

Technique. — Le malade est allongé sur le bord gauche du lit et légèrement incliné sur le côté gauche. Une alèze, glissée sous lui, protège le matelas et le côté du lit. L'opérateur s'est préalablement assuré par la percussion de la présence du liquide au niveau du point choisi. Un aide fait l'asepsie de la région (éviter de laisser tomber ou couler de l'éther sur le scrotum ou les grandes lèvres, à cause de la sensation très pénible de brûlure qui en résulte). Le trocart a été stérilisé par ébullition. Le médecin a fait la toilette de ses mains, et s'est assuré que le poinçon joue bien dans la canule du trocart.

Il se place à gauche du malade. L'index gauche repère sur la paroi le point choisi, exempt de ramification veineuse; la main droite s'arme du trocart qui est saisi à pleine main, comme le manche d'un couteau à amputation (fig. 258); le pouce solidement fixé sur la canule limite la longueur de pénétration de celle-ci.

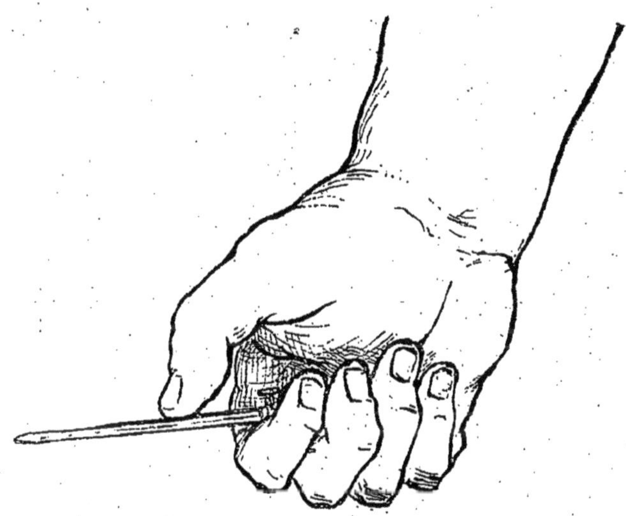

Fig. 258. — Manière de tenir le trocart.

D'un coup brusque comme un coup de poignard, l'opérateur fait pénétrer le trocart au point choisi, puis il l'accompagne en le poussant doucement, jusqu'à ce qu'il juge la pénétration suffisante. Il ne lui reste plus qu'à retirer le poinçon. Un jet de liquide citrin s'élance à l'extérieur; il est recueilli dans un seau ou un baquet disposé près du lit à cet effet.

Vers la fin de l'opération, il est bon de faire incliner davantage le malade sur le côté et de relever en même temps le pavillon de la canule de manière à ce que l'autre extrémité plonge au contraire davantage dans les parties déclives de la cavité péritonéale. Pour aider à l'expulsion des dernières portions du liquide, on peut presser doucement sur la paroi abdominale afin d'augmenter la pression, ou faire exécuter de profondes inspirations au malade.

On peut aussi adapter au pavillon de la canule un tuyau de caoutchouc qui, amenant le liquide dans le seau situé en contre-bas, agit comme siphon et assure une évacuation plus complète du liquide.

Lorsqu'on juge l'opération terminée, la canule est retirée d'un coup sec, pendant que la main gauche pince et retient la peau.

Le pansement se compose d'un flocon d'ouate collodionnée, ou mieux de quelques compresses stériles, et d'un bandage de corps, assez serré.

Le malade, après la ponction, doit se coucher à plat dos ou sur le côté droit, pour éviter le suintement de liquide ascitique qui se fait quelquefois par la petite plaie et l'empêche de se refermer.

Accidents. — Hémorragie veineuse ou capillaire (cède à la compression locale). Syncope.

Infection de la paroi : lymphangite (défaut d'asepsie). Suintement consécutif, par défaut de cicatrisation du trajet de la canule.

Ponction blanche (œdème de la paroi).

Enfin, il arrive fréquemment, surtout vers le milieu de l'évacuation, que l'intestin ou l'épiploon vient brusquement faire clapet en s'appliquant sur l'orifice interne de la canule qu'il obstrue hermétiquement. A partir de ce moment, la suite et la fin de l'opération deviennent un jeu d'adresse et de patience : changements de position imprimés au malade et à la canule, qui froisse l'intestin et provoque parfois de vives douleurs, manœuvres diverses suggérées par l'ingéniosité de l'opérateur. Aussi a-t-on adjoint à la plupart des trocarts un stylet ou mandrin mousse que l'on introduit dans la canule pour repousser l'intestin. Mais il arrive généralement aussi que, aussitôt le mandrin retiré, l'intestin reprend sa situation de couvercle ; tout est à recommencer.

C'est pour obvier à ces inconvénients que l'un de nous (1) a imaginé l'emploi d'un mandrin mousse évidé de trois cannelures longitudinales, à la manière d'une baïonnette Lebel, destiné à être introduit dans la canule lorsque l'intestin vient faire clapet. L'extrémité mousse du mandrin refoule l'intestin et le maintient éloigné de l'orifice de la canule, cependant que le liquide continue à s'écouler librement grâce aux cannelures longitudinales.

PONCTION EXPLORATRICE

Définition. — Consiste à faire pénétrer dans une cavité ou des tissus où l'on soupçonne l'existence d'une collection liquide, une aiguille capillaire, de longueur appropriée, et à aspirer quelques centimètres cubes au moyen d'une seringue de Pravaz, ou mieux de tout autre modèle stérilisable.

Indications. — La ponction exploratrice est pratiquée dans un but uniquement diagnostique : constater l'absence ou la présence de liquide ; rechercher la nature séreuse, hémorragique ou purulente de celui-ci ; permettre d'en faire une culture, un examen bactériologique, cytologique, chimi-

---

(1) Ardin-Delteil. — *Modification du trocart pour ponction d'ascite.* Société des Sciences médicales de Montpellier, janvier 1904 ; et *Montpellier médical.*

que, telles sont ses principales indications ; c'est dire qu'elle s'adresse aux collections liquides des cavités naturelles : pleurésies totales ou partielles, enkystées ; péricardites ; ascites ; hydarthroses ; kystes hydatiques et abcès du poumon, du foie, de la rate, du rein, etc., etc. Cette ponction doit toujours précéder l'opération de l'empyème.

La ponction lombaire, que nous décrirons plus loin, n'est le plus souvent qu'une ponction exploratrice permettant l'examen et l'analyse du liquide céphalo-rachidien.

Instruments. — Une aiguille plus ou moins longue selon la profondeur où elle doit parvenir ; une seringue parfaitement étanche, à corps de pompe en cristal pour surveiller l'opération, stérilisable, et d'une capacité de 1 à 5 centimètres cubes, tels sont les instruments nécessaires.

Opération. — La région choisie est soigneusement aseptisée. L'aiguille et la seringue sont stérilisées par ébullition ; l'opérateur fait la toilette de ses mains.

On procède à la vérification de l'étanchéité parfaite de la seringue ; on règle le piston.

Ceci fait, l'aiguille est enfoncée perpendiculairement, de la main droite, à travers les téguments du point choisi, et poussée profondément jusqu'à ce que l'on sente son extrémité devenir libre. A ce moment, le pouce et l'index gauches maintiennent le pavillon de l'aiguille, pendant que la main droite y adapte hermétiquement la seringue.

Il n'y a plus qu'à tirer doucement le piston. S'il y a du liquide, celui-ci remplit la seringue. Si le liquide manque, le corps de pompe reste vide, ou bien l'on y voit perler une goutte de sang.

Sa conviction établie, l'opérateur retire tout à la fois aiguille et seringue, et dépose une goutte de collodion sur la petite plaie.

Accidents. — Douleur par piqûre d'un organe profond (poumon par exemple).

Infection et transformation purulente d'un épanchement par défaut d'asepsie.

Défaut d'ascension du liquide dans la seringue. C'est que l'aspiration se fait mal, qu'il y a une fuite, que le piston n'est pas assez serré, ou que le liquide, purulent, est trop consistant pour passer à travers l'aiguille ; recommencer avec une aiguille d'un calibre plus fort.

De même, dans les pleurésies à épanchement en lamelle très faible, il peut arriver que l'ouverture de l'aiguille ne rencontre pas exactement la lamelle liquide. Ce n'est qu'en retirant lentement l'aiguille adaptée à la seringue, dont le piston est resté soulevé, que l'on peut voir quelques gouttes de liquide sourdre dans le corps de pompe au moment où l'orifice de l'aiguille traverse la mince lame liquide.

Enfin, au cas de kystes hydatiques du foie ou de la rate, le liquide hydatique sous pression dans le kyste peut sourdre dans le péritoine, à travers le minuscule orifice de la ponction et produire de très graves accidents d'intoxication, parfois rapidement mortels. Aussi DIEULAFOY (1), s'il accepte la ponction aspiratrice totale comme mode de traitement de ces kystes, repousse complètement les ponctions incomplètes, et les ponctions exploratrices sont le type de ces dernières.

PONCTION LOMBAIRE OU RACHICENTÈSE

Définition. — Consiste à faire pénétrer une aiguille entre les vertèbres lombaires, jusque dans l'espace sous-arachnoïdien, dans le but soit de soustraire du liquide céphalo-rachi-

(1) G. DIEULAFOY. — *Clinique médicale de l'Hôtel-Dieu*, t. III, 1898-99, p. 100, et pp. 192-199.

dien pour l'examiner, soit d'injecter des solutions médicamenteuses, généralement de cocaïne ou de stovaïne. (Proposée par QUINCKE, de Kiel, en 1890).

Indications. — Soustraction d'une certaine quantité de liquide céphalo-rachidien dans un but diagnostique ou thérapeutique.

a) *Diagnostic.*— Examens cytologique, bactériologique et chimique : méningites aiguës ; méningite cérébro-spinale épidémique (polynucléaires, méningocoque, albumine) ; méningite tuberculeuse, paralysie générale, tabes, zona (lymphocytose plus ou moins abondante suivant le cas) ; hémorragie cérébrale, hémorragies méningées (coloration rouge ou jaune du liquide céphalo-rachidien ; chromodiagnostic).

b) *Thérapeutique.* — Dans les méningites cérébro-spinales épidémiques, des ponctions réitérées ont paru donner parfois des résultats favorables, mais inconstants. Résultats momentanés plus heureux dans l'hydrocéphalie.

Soulagement marqué de la céphalée gravative qui survient dans certains traumatismes crâniens, ou qui accompagne certaines fractures de la base du crâne, de même pour la céphalée syphilitique ; même soulagement des crises gastriques du tabes, de certains vertiges auriculaires, de certains délires des alcooliques, des cardiaques, de certains comas ; elle s'est montrée utile dans l'urémie convulsive.

Anesthésie médullaire dans un but chirurgical : *rachicocaïnisation*, ou *rachistovaïnisation*.

On injecte 1 ou 2 centimètres cubes d'une solution de cocaïne à 1 pour 100, soit 1 ou 2 centigrammes. Cette solution doit être rigoureusement stérilisée. On trouve dans le commerce des ampoules spéciales offrant toutes garanties à cet égard.

La cocaïne, ayant donné lieu à des accidents, est avantageusement remplacée par la stovaïne. Celle-ci, beaucoup moins toxique, peut être injectée à doses plus considérables ; elle n'a point donné de mécomptes. Les doses à injecter sont de 4 à 6 centigrammes.

L'anesthésie débute de 5 à 8 minutes après l'injection ; elle commence par les pieds ou les organes génitaux et atteint l'ombilic et même l'épigastre ; sa durée est de 1 heure à 1 h. 1/2.

Instruments. — Une seringue stérilisable de 1 ou 2 centimètres cubes (Lüer, Collin, modèle Roux, etc.).

Une aiguille dite *aiguille de Tuffier* (fig. 259). Elle est en *pla-*

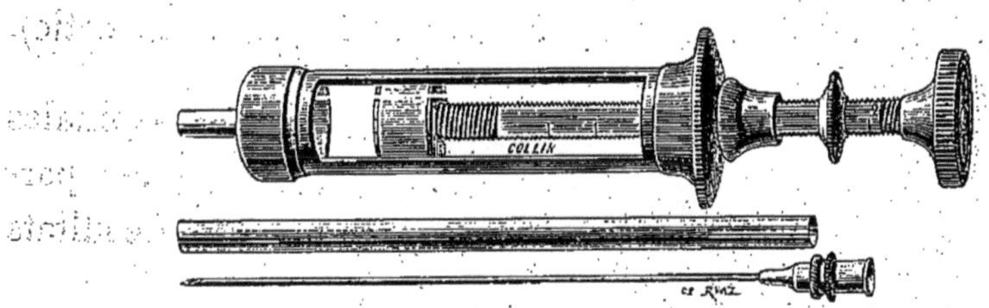

Fig. 259. — Seringue et aiguille de Tuffier pour injection sous-arachnoïdienne.

tine iridié, malléable par conséquent, pour éviter qu'elle se brise entre les vertèbres, longue de 8 centimètres, pour arriver à pénétrer profondément jusqu'à l'espace sous-arachnoïdien, son calibre est de 1 millimètre environ ; son biseau est court afin que l'orifice de l'aiguille ne reste jamais à cheval sur la dure-mère après ponction de celle-ci et soit en entier contenu dans le sac arachnoïdien.

Dans la lumière de l'aiguille, court un fil métallique qui peut servir, le cas échéant, à désobstruer l'aiguille.

Juvara (1) a fait construire un trocart capillaire « dont le poinçon se dégage spontanément de sa canule, sous l'action

---

(1) *Semaine médicale*, 1902, p. 67.

d'un ressort en spirale prenant point d'appui sur le pavillon de cette canule : pendant la ponction, on suspend l'action du ressort en appuyant avec la pulpe du pouce ou de l'index sur l'extrémité du poinçon, muni de ce côté d'un large bouton». Il préfère ce trocart à l'aiguille simple, parce que sa canule ne peut être obstruée d'une manière quelconque.

Région. — Pour pénétrer dans la portion lombaire du sac arachnoïdien, l'aiguille n'a qu'une voie : elle doit pénétrer à travers l'un des espaces interlamaires séparant, en arrière, les vertèbres l'une de l'autre. « Ces *espaces interlamaires* se présentent comme des découpures dans la paroi postérieure du canal rachidien, constituée, comme on le sait, par les arcs lamaires. Ces espaces, de forme triangulaire ou

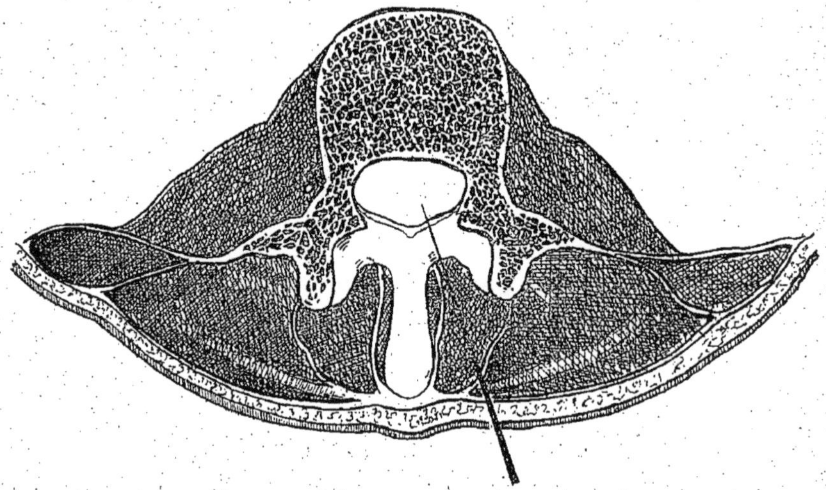

Fig. 260. — Coupe de la région lombaire au niveau de la ligne bi-iliaque ; trajet de l'aiguille.

losangique, ont leur grande largeur au niveau du plan médian, où ils s'unissent avec les espaces interépineux ; c'est à ce point qu'il faut viser pour que l'aiguille pénètre facilement dans le canal rachidien » (1).

(1) *Semaine médicale*, 1902, p. 65.

Les espaces interlamaires sont fermés par les ligaments jaunes, épais de plusieurs millimètres, tendus du bord et de la partie inférieure de la face antérieure de l'arc supérieur, au bord et à la partie supérieure de la face postérieure de l'arc inférieur (JUVARA).

Les divers plans que l'aiguille doit traverser avant d'arriver dans l'espace sous-arachnoïdien sont les suivants (fig. 260) :

Peau ; fascia superficialis ; aponévrose sacro-lombaire ; masse masculaire sacro-lombaire ; ligaments jaunes ; espace épidural ; dure-mère ; espace sous-dure-mérien (virtuel) ; espace sous-arachnoïdien.

Le *lieu d'élection* de la ponction lombaire est le 4me espace interlamaire (fig. 261).

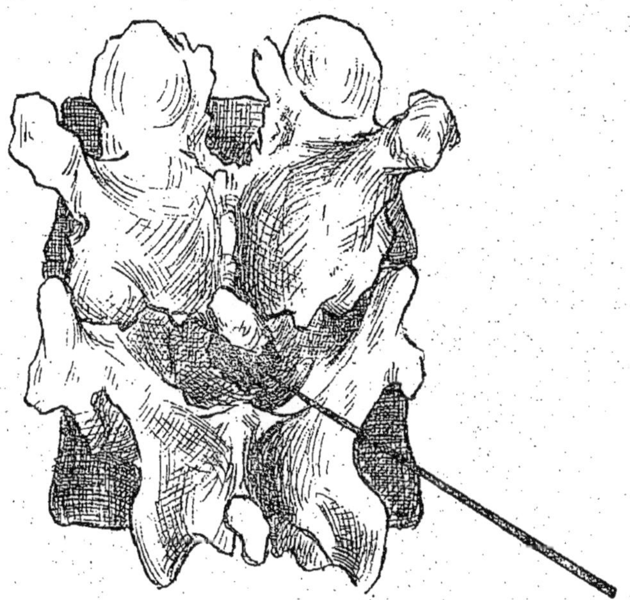

Fig. 261. — Deux vertèbres lombaires.

Assez bas pour éviter à coup sûr la blessure de la moelle, surtout chez l'enfant, il est un peu plus large que les autres espaces ; à ce niveau, l'espace arachnoïdien est à son maximum de développement, et l'interstice qui sépare les deux moitiés de la queue de cheval est assez large pour que l'on n'ait pas à craindre de toucher, à droite ou à gauche, les nerfs qui la constituent (JUVARA).

Cet espace est, de plus, facile à repérer (sauf peut-être chez les personnes corpulentes), grâce à la constance des

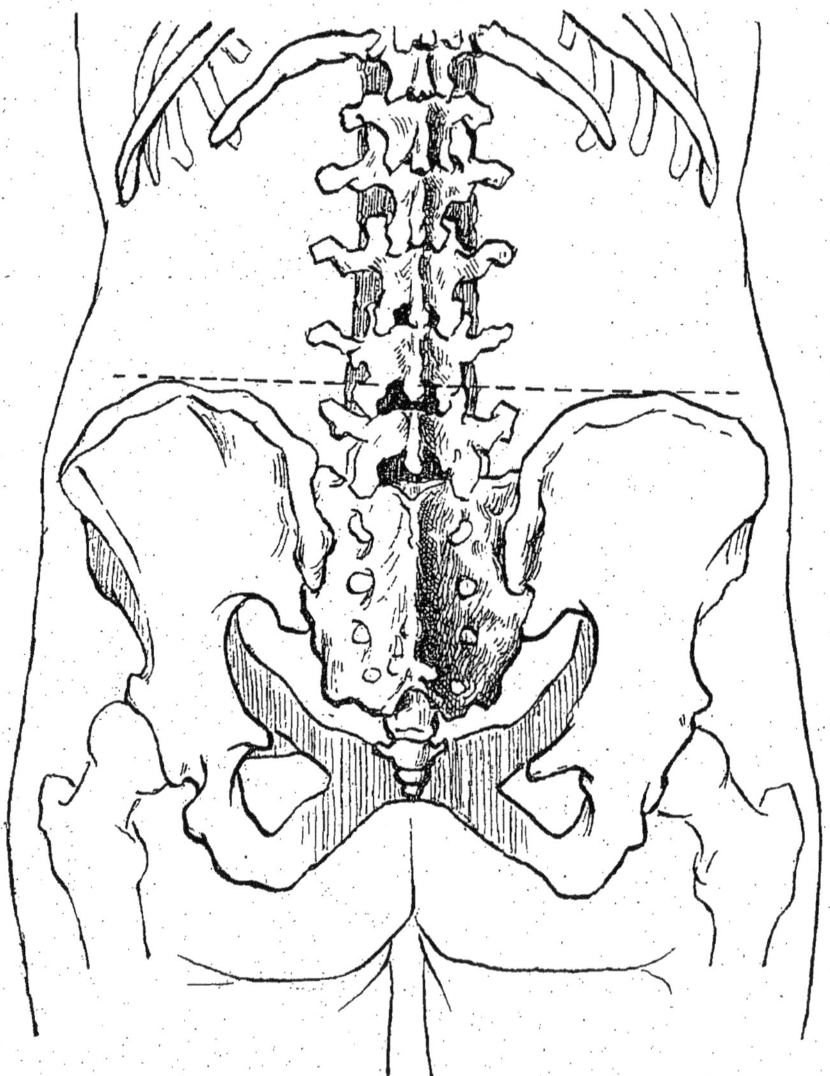

Fig. 262. — Ligne bi-iliaque.

rapports de la 4me apophyse épineuse lombaire avec la ligne transversale réunissant la partie la plus culminante des deux crêtes iliaques. *Cette ligne bi-iliaque rencontre la colonne vertébrale juste au niveau de l'apophyse épineuse de la 4me lombaire* (fig. 262).

La palpation digitale, faite avec l'index gauche, permet de repérer l'apophyse et l'espace sous-jacent. Mais encore faut-il préciser rigoureusement le point exact où il faut ponctionner. Si l'on se contente de la palpation, très souvent l'aiguille ne rencontrera l'espace interlamaire qu'après une série de tâtonnements aussi pénibles pour le patient que pour l'opérateur, qui va à l'aveuglette. JUVARA (1) a proposé d'avoir recours à l'artifice suivant :

« La 4me apophyse étant reconnue et, en dessous, le 4me espace interépineux, j'applique *transversalement* à son niveau l'un des bords d'une pince à disséquer tenue par ses mors, de la main gauche. En appuyant un peu, le bord de la pince, déprimant les tissus, se place exactement entre les deux apophyses épineuses et se cale, pour ainsi dire, entre ces deux saillies. La pince détermine ainsi, et très exactement, sur la peau, le niveau de l'espace interépineux et jalonne du même coup, le siège de l'espace interlamaire».

Le même auteur a fait aussi construire, pour remplacer la pince, un instrument spécial, qu'on a mieux en main ; il ressemble à un couteau de table dont la lame serait émoussée sur ses deux bords.

Opération. — Peut se pratiquer le malade étant assis ou couché sur le côté.

Faire l'asepsie rigoureuse de la région lombaire (brossage au savon, lavage à l'alcool ou à l'éther, puis à l'eau bouillie ou, mieux, au sublimé tiède).

Stériliser par l'ébullition (sans sels de potasse ou de soude qui précipitent la cocaïne) la seringue et l'aiguille ; avoir toujours une aiguille de rechange.

---

(1) *Semaine médicale*, 1902, p. 68.

L'opérateur nettoie minutieusement ses mains.

Le malade est assis au bord de son lit, ou de la table d'opération, les jambes pendantes, les coudes sur les genoux. Dans cette attitude, son dos s'incurve naturellement faisant bâiller au maximum l'espace interlamaire (fig. 263).

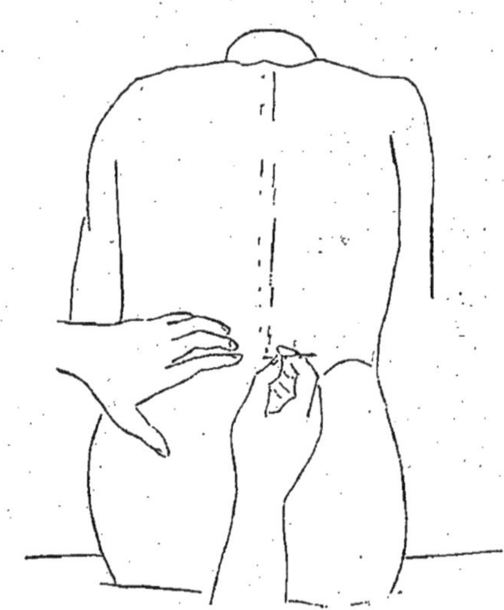

Fig. 263. — Ponction lombaire.

Si le malade est couché, on lui fera prendre, sur le côté, la position dite en chien de fusil, rapprochant les genoux du menton, pour obtenir la même incurvation favorable du rachis.

Le malade faisant ainsi le «gros dos», le chirurgien, repérant l'espace interépineux de son index gauche, saisit l'aiguille de la main droite, comme une plume à écrire, le pavillon de l'aiguille peut même prendre appui, à la racine de l'index, contre la tête du métacarpien. Le malade est prévenu qu'on va le piquer, et de ne point se redresser.

L'aiguille, placée bien normalement à la région, est enfoncée brusquement à travers la peau, tout à côté de l'index gauche ou immédiatement au-dessous de la pince marquant l'interstice, à quelques millimètres de la ligne médiane.

L'aiguille est ensuite poussée lentement, d'un mouvement continu, à travers les plans sous-jacents. Elle doit être maintenue dans un plan transversal, et obliquer très légèrement en dedans, pour rencontrer, à quelques centimètres de profondeur, le ligament jaune fermant l'espace interlamaire.

A ce moment, la main qui pousse l'aiguille éprouve une résistance spéciale, un peu cartilagineuse. On pousse alors tout doucement; encore quelques millimètres et l'aiguille perfore la dure-mère. On éprouve quelquefois à ce moment une sensation de parchemin perforé toute spéciale, et l'on voit, immédiatement après, sourdre, par gouttes claires et cristallines, le liquide céphalo-rachidien.

Dans les cas pathologiques, l'aspect et le mode de sortie de celui-ci diffèrent. Il peut s'élancer en jet dans les méningites, et d'une façon générale, toutes les fois qu'il y a compression intra-cranienne (hémorragies, méningites, tumeurs, hydrocéphalie, etc.) Au lieu d'être clair comme de l'eau, il peut être louche, trouble, franchement purulent, parfois jaunâtre ou franchement sanguin (hémorragies cérébrales ou méningées).

Si l'on doit se contenter de recueillir une certaine quantité de liquide céphalo-rachidien pour un examen clinique, ou encore pour obtenir une décompression des centres nerveux, on laisse celui-ci s'écouler lentement, goutte à goutte, dans un tube dont on connaît la capacité, et où l'on récolte le volume désiré.

Si l'on doit injecter une solution médicamenteuse, cocaïne, stovaïne, etc., on adapte la seringue, préalablement chargée par un aide, au pavillon de l'aiguille, maintenu de la main gauche, et l'on pousse *très lentement* l'injection, *en une minute environ.*

Selon CHAPUT, l'injection brusque de doses élevées, pratiquée dans le décubitus latéral, favoriserait la diffusion de l'agent anesthésique vers les régions élevées de la moelle et les racines nerveuses supérieures Mais c'est là un procédé dangereux.

Le liquide céphalo-rachidien une fois recueilli ou l'injection une fois achevée, on retire l'aiguille d'un mouvement brusque, on obture l'orifice avec du collodion, et on fait allonger le malade, qui doit conserver pendant quelques heures la position horizontale. S'il s'est agi de rachianalgésie, on attend quelques minutes, au bout desquelles les premiers signes d'anesthésie se manifestent au niveau des extrémités inférieures.

ACCIDENTS. — Il faut distinguer les accidents de la ponction lombaire simple des accidents de la rachicocaïnisation.

a) **Incidents et accidents de la ponction lombaire.** — *Ponction blanche.* — On n'a pu pénétrer dans le canal par défaut de repérage, par imbrication trop accentuée des lames vertébrales, par ossification des ligaments jaunes, par exostose ; ou bien quelque anomalie des enveloppes médullaires a soustrait le cul-de-sac à l'aiguille. En général, quand l'aiguille ayant pénétré dans l'espace sous-arachnoïdien, le liquide ne s'écoule point, c'est que l'aiguille a été bouchée, pendant son passage à travers les tissus, par un fragment musculaire ou conjonctif. On désobstrue la canule en aspirant avec la seringue ou en y introduisant un fil métallique.

On peut aussi faire la ponction avec l'aiguille chargée de son fil métallique, amené au ras du biseau, ce qui empêche l'obstruction de se produire, ou en se servant du trocart de JUVARA.

Des filets nerveux flottant dans le liquide arachnoïdien peuvent aussi amener l'obstruction de l'aiguille. Un simple déplacement en avant, ou en arrière, ou un demi-tour de spire imprimés à l'aiguille par l'intermédiaire de son pavillon, suffisent à rétablir la perméabilité.

Piqûre des nerfs de la queue de cheval. — Sans conséquence grave, mais provoque sur le moment une vraie douleur fulgurante comparable à un éclair, à une secousse électrique, et qui parcourt tout le membre inférieur.

Ce sont parfois des *crampes douloureuses* qui sont accusées dans les cuisses par le patient, et indiquent la compression ou le tiraillement de quelque filet nerveux de la queue de cheval.

Hémorragie. — Du sang pur s'écoule, au lieu de liquide

céphalo-rachidien. Ceci est dû à la blessure de veinules intra-dure-mériennes, et bien plus souvent à ce que «l'aiguille trop profondément enfoncée par une main inexpérimentée traverse de part en part la dure-mère, et bute sur un corps vertébral, après avoir piqué une des veines du plexus pré-dure-mérien » (JUVARA).

Il suffit de retirer légèrement l'aiguille pour la ramener dans la cavité sous-arachnoïdienne, et d'attendre quelques secondes, pour voir le sang s'éclaircir et faire place au liquide céphalo-rachidien, d'abord teinté en rose, puis tout à fait normal.

On peut observer aussi, consécutivement à la ponction lombaire avec extraction d'une assez grande quantité de liquide, de la céphalalgie, des vomissements, du vertige, etc.

On peut, dans des cas plus rares, observer des phénomènes alarmants ou graves, tels que : accidents méningitiques, ictus apoplectiformes, hémorragie cérébrale ou spinale mortelle, mort subite (1).

b) **Accidents de la rachicocaïnisation.** — Paraissent dus à l'action de la cocaïne sur le bulbe rachidien

Etat lipothymique, avec pâleur des téguments, sueur froide, tremblements, nausées, vomissements ; céphalée, élévation de température ; assez communément observés, ces accidents cèdent à quelques injections de caféine.

Mais on observe aussi des accidents foudroyants, presque tous mortels, que ne conjurent pas toujours les tractions rythmées de la langue et la respiration artificielle.

L'association de la morphine à la cocaine et surtout la substitution de la stovaïne, infiniment moins toxique, à la cocaïne ont permis de supprimer la plupart de ces accidents.

---

(1) Pour tout ce qui concerne les accidents de la ponction lombaire, consulter l'excellente thèse de MAYSTRE : *Des accidents de la ponction lombaire*. Montpellier, 1903.

PONCTION LOMBO-SACRÉE (DE CHIPAULT) (1)

Cette ponction se fait entre la 5me lombaire et la 1re pièce sacrée. L'espace lombo-sacré est plus large, plus accessible, moins profondément situé, plus facilement repérable, immédiatement au-dessous de l'apophyse épineuse de la 5me lombaire. PAUL SAINTON, FURBRINGER, MAYSTRE, lui donnent la préférence, comme plus simple et moins dangereuse que la ponction lombaire proprement dite Cette dernière a cependant prévalu.

INJECTIONS ÉPIDURALES

Définition. — Consistent à injecter des solutions médicamenteuses dans le canal sacré, partie la plus inférieure du canal rachidien, immédiatement au-dessous du cul-de-sac terminal de la dure-mère.

Le liquide injecté reste toujours extérieur aux méninges rachidiennes, d'où le nom d'injections extra-durales ou épidurales.

Préconisées presque simultanément par SICARD (2) et CATHELIN (3).

Indications. — Purement thérapeutiques, celles-ci sont exclusivement d'ordre médical, jamais d'ordre chirurgical, l'anesthésie obtenue par injection épidurale de cocaïne étant insuffisante pour permettre une opération.

Dans certaines affections médicales douloureuses, on

(1) CHIPAULT. — *De la ponction lombo-sacrée*. Académie de médecine, 6 avril 1897.

(2) SICARD. — *Soc. de Biologie*, 1901, 20 avril et 4 mai.

(3) CATHELIN. — *Soc. de Biologie*, 1901, 27 avril.

obtient au contraire, sans faire courir *aucun danger* au malade, la guérison ou, tout au moins, une amélioration considérable.

La méthode a donné d'excellents résultats dans nombre d'affections : névralgies lombaires (SICARD) ; névralgie sciatique (SICARD, SOUQUES, BROCARD, COLLEVILLE, etc.); lumbago (BROCARD); douleurs fulgurantes et crises gastriques du tabes (BROCARD) ; zona et névralgie intercostale (WIDAL); crises douloureuses de l'ulcère gastrique (WIDAL).

On peut, par cette voie, injecter un grand nombre de médicaments solubles (CATHELIN). Cet auteur préconise encore les injections épidurales de *sérum physiologique*, à la dose de 15 cent. cubes environ, dans les cas de névropathie génito-urinaire (incontinence nocturne d'urine, impuissance, pollutions, etc.).

Instruments.— Une seringue stérilisable ; une aiguille assez longue : aiguille de PRAVAZ, aiguille de TUFFIER ou aiguille de CATHELIN, d'un calibre et d'une longueur moindres que la précédente.

Solution aseptique de cocaïne au 1/100e ou au 1/200e, ou de stovaïne.

Région. — Au moment où le sacrum va se souder au coccyx, le canal sacré s'évase subitement au niveau de sa paroi postérieure, et donne naissance à l'*hiatus sacro-coccygien*, de forme triangulaire, rappelant un V renversé (fig. 264).

Cet hiatus est limité par trois tubercules : l'un, le médian supérieur, termine la crête sacrée et forme la pointe du V, les deux autres, inférieurs, forment l'extrémité des branches du V et répondent à l'extrémité renflée des cornes du sacrum. C'est par cet espace que l'aiguille doit pénétrer dans le canal sacré, à travers le ligament qui le ferme.

Opération. — Le *lieu d'élection* est le centre du triangle formé par l'hiatus.

On repère ce dernier soit par l'inspection, chez les gens

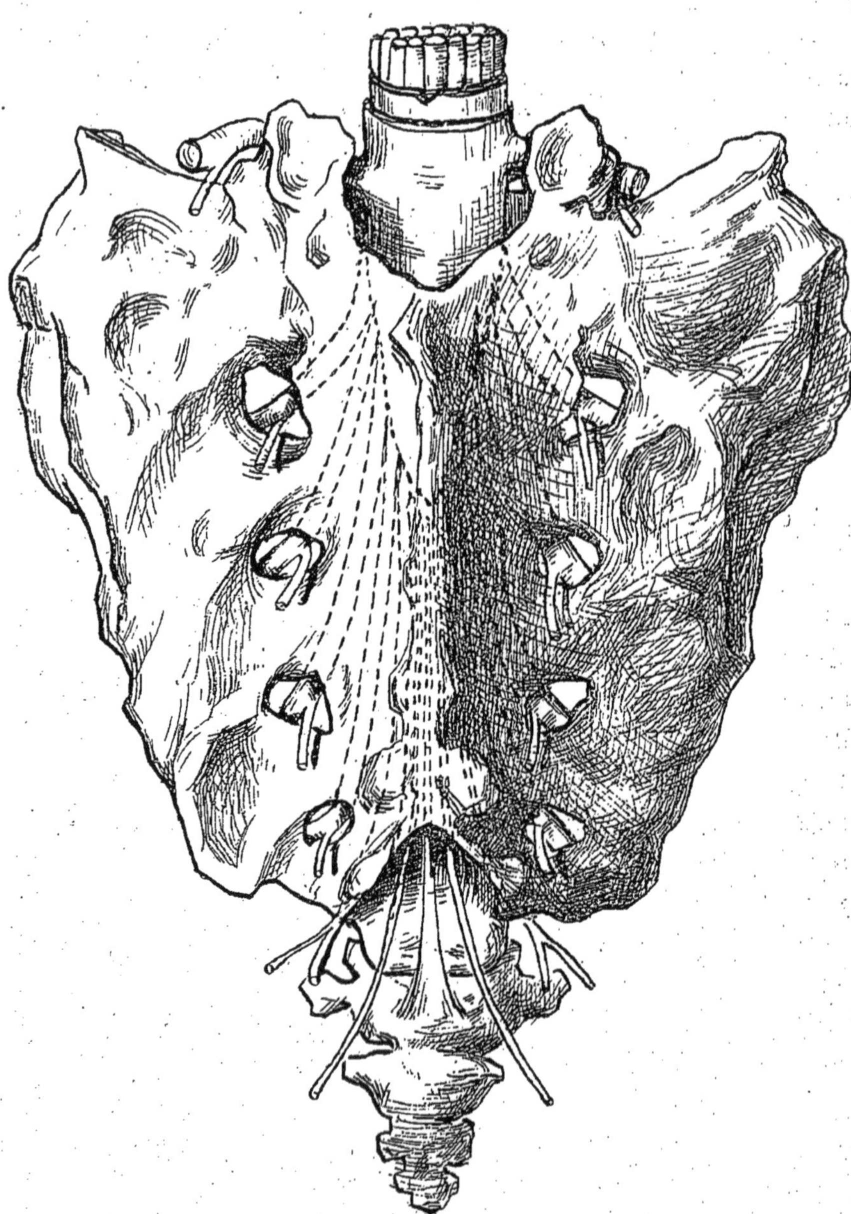

Fig. 264. — Canal sacré ; son contenu ; hiatus sacro-coccygien.

maigres, soit par la palpation digitale qui permet de reconnaître une dépression entre les deux tubercules sacrés, que l'on recherche à un travers de doigt de l'origine du pli interfessier.

Chez les gens gras, on mesurera 7 centimètres à partir de la pointe du coccyx vers le sacrum, pour déterminer assez exactement la ligne bi-tuberculeuse (BROCARD) (1).

Attitude. — Le malade peut être placé en «chien de fusil», sur le côté (SICARD), ou prendre la position génu-pectorale (CATHELIN). CHIPAULT, pour favoriser la diffusion des solutions le long du canal rachidien, préfère la position dite de TRENDELENBURG, dans laquelle la tête est notablement plus basse que le bassin.

Technique. — Asepsie du champ opératoire, de l'opérateur, des instruments, des solutions à injecter.

L'index gauche repère l'hiatus, comme il a été dit précédemment; la peau mobile de la région est ensuite fixée et étalée entre le pouce et l'index gauches écartés l'un de l'autre; la main droite, armée de l'aiguille, enfonce vivement celle-ci au point choisi, bien sur la ligne médiane. L'aiguille doit être dirigée obliquement de bas en haut et d'arrière en avant pour pénétrer à coup sûr dans le canal sacré sans en piquer le plancher. On la pousse alors doucement; on la sent traverser le ligament «comme une peau de tambour qu'on crève» (CATHELIN). On la fait pénétrer de 2 à 5 centimètres (fig. 265).

Il ne reste plus qu'à adapter la seringue, chargée, à l'embout de l'aiguille, et à pousser lentement la solution choisie, cocaïne, stovaïne, gaïacol orthoformé (COLLEVILLE). La

---

(1) BROCARD. — Les injections épidurales par la méthode de Sicard. *Presse médicale,* 1901, 19 juin, N°49, p. 287.

cocaïne s'injecte à la dose de 2 centigrammes. L'injection terminée, l'aiguille est retirée d'un seul coup. On panse au collodion.

Le malade reste allongé pendant quelques minutes, au bout desquelles, après un engourdissement qui lui gagne les reins et les fesses, il constate la disparition des phénomènes douloureux qu'il éprouvait auparavant. On peut alors le laisser se lever.

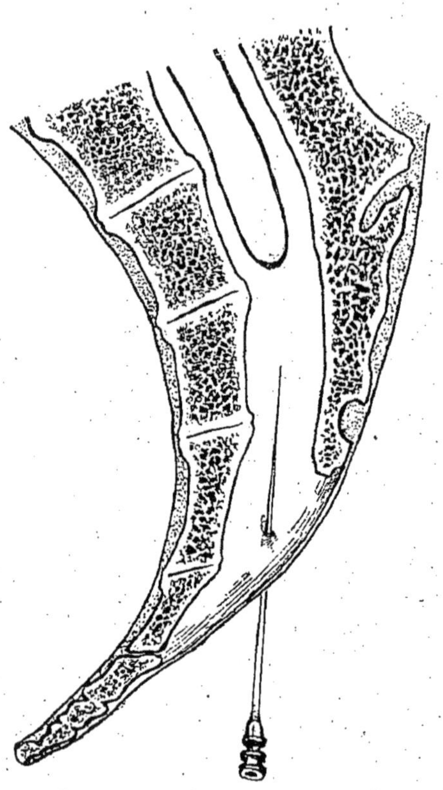

Fig. 265. — Ponction du canal sacré.

Quelques heures après l'injection, le malade éprouve dans la région lombaire une sensation de meurtrissure qui persiste, en s'atténuant, jusqu'au lendemain.

L'analgésie, qui débute de deux à cinq minutes après l'injection, dure de deux à trois jours, au bout desquels les douleurs reparaissent quelquefois, pour céder plus complètement à des injections ultérieures.

Incidents. — Se réduisent à des difficultés de pénétration de l'aiguille dans l'hiatus sacro-coccygien, soit qu'elle bute contre la crête sacrée, ou, au contraire, contre le plancher du canal sacré.

CATHÉTÉRISME ET LAVAGE DES VOIES LACRYMALES

Le cathétérisme des voies lacrymales a pour but de modifier ces voies (dilatation, instillations...).

Instruments. — Stylet conique dilatateur des points lacrymaux (fig 266); stylet double plein de Bowmann (fig. 267); sonde creuse de Weber; seringue d'Anel ou de Galezowzki; le couteau de Weber est souvent nécessaire pour inciser les canalicules lacrymaux rétrécis.

Fig. 266. — Stylet conique dilatateur.

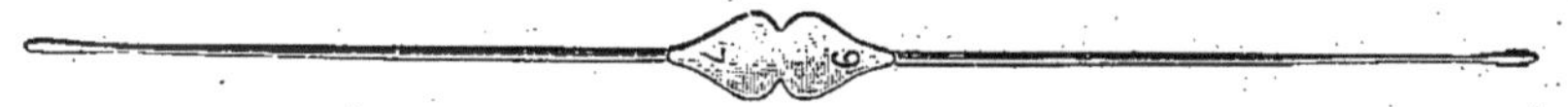

Fig. 267. — Stylet double de Bowmann.

Technique. — Cathétérisme. — Le malade est assis la tête soutenue; l'opérateur est placé devant lui ou sur le côté; les paupières sont nettoyées avec un tampon de coton humide et la conjonctive anesthésiée avec quelques gouttes de cocaïne.

La paupière inférieure est attirée en dehors et éversée avec la pulpe du pouce gauche, afin de découvrir le point lacrymal inférieur. Ce point est *dilaté* avec le stylet conique (fig. 266) flambé et introduit verticalement pendant 2 millimètres, puis poussé horizontalement en dedans à l'aide de mouvements de vrille.

Pour pratiquer le *cathétérisme*, il faut :

1° Introduire dans les canalicules le stylet de Bowmann (flambé et vaseliné) verticalement pendant 2 millimètres, puis le pousser horizontalement en dedans, dans le sac lacrymal jusqu'à ce qu'on sente une paroi rigide (os unguis); pendant ce temps, la paupière inférieure est maintenue tendue en dehors et l'on recommande au malade de regarder en haut.

2° Sans perdre le contact osseux, la sonde est relevée verticalement (fig. 268) et dirigée *en bas*, en arrière et un peu en dehors (trajet du canal nasal). Ce temps doit être accompli avec douceur ; on doit tâtonner et revenir en arrière si l'on sent quelque résistance

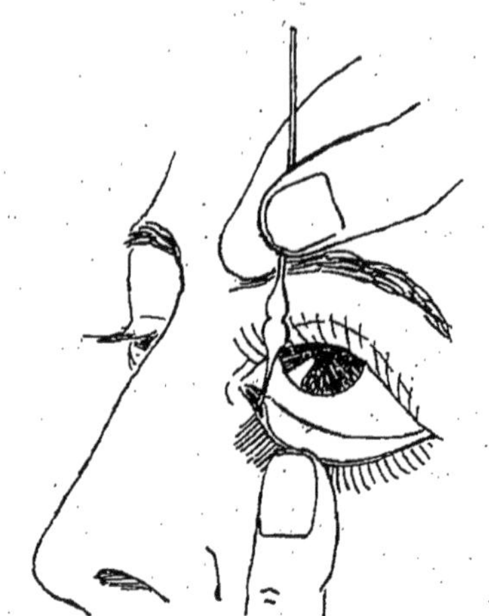

Fig. 268. — Cathétérisme du canal nasal (2e temps).

Complications. — Il est parfois nécessaire de passer par les points lacrymaux supérieurs ; l'incision des canalicules avec le couteau de WEBER (fig. 271) est indiquée s'ils sont rétrécis; les fausses routes se traduisent par l'hémorragie ; dans certains cas, le cathétérisme est impossible.

LAVAGE. — La conjonctive est anesthésiée et les points ainsi que les canalicules lacrymaux sont dilatés avec le stylet conique si c'est nécessaire. Une seringue (fig. 269) est introduite à l'aide d'une fine canule dans le canalicule, d'abord verticalement, puis horizontalement jusqu'au sac (sans buter contre l'os), tandis qu'on recommande au malade de regarder en

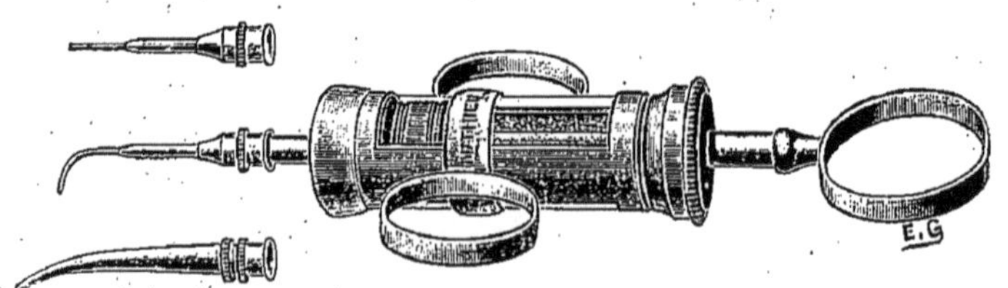

Fig. 269. — Seringue de Galezowski.

haut ; on pousse alors le piston et le liquide pénètre dans le sac, puis dans les fosses nasales si le canal est pérméable

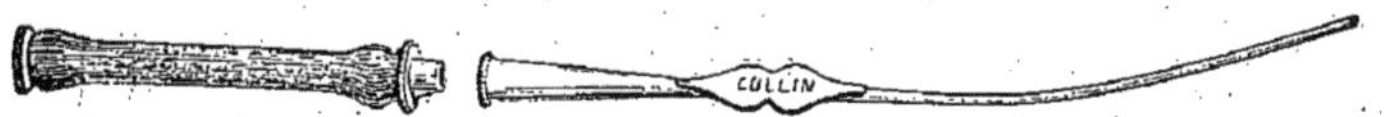

Fig. 270. — Sonde de Weber.

(eau boriquée à 3/100, sublimé au 1/2000e). S'il y a blennorrhée du sac : protargol, nitrate d'argent à 1 pour 100, 1 pour 50.

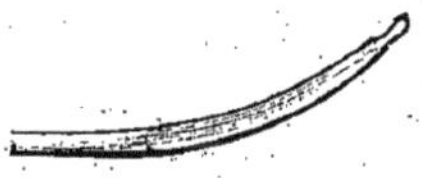

Fig. 271. — Couteau boutonné de Weber courbe.

On peut encore laver les voies lacrymales avec la sonde creuse de WEBER (fig. 270) introduite dans les voies lacrymales, comme le stylet de BOWMANN ; on injecte en retirant lentement la sonde.

CATHÉTÉRISME DE L'ŒSOPHAGE

Le cathétérisme de l'œsophage peut être :

explorateur, c'est-à-dire destiné à apprécier un rétrécissement ou la présence de corps étrangers, et l'on utilise alors le résonnateur métallique (fig. 272) ; si l'on soupçonne un

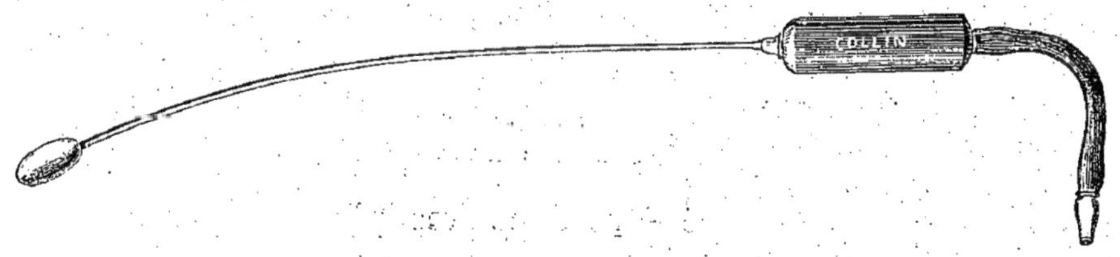

Fig. 272. — Résonnateur de Collin avec six olives.

néoplasme, la sonde en gomme (fig. 279) percée d'un œillet latéral suffit pleinement;

curateur, soit qu'il s'agisse de dilater un rétrécissement avec des bougies en gomme ou d'enlever un corps étranger. (Voir : *Corps étrangers de l'œsophage*) ;

nutritif ; c'est celui que nous aurons surtout en vue ici, en y joignant le *lavage de l'estomac*. On ne saurait trop insister sur l'extrême douceur qu'il faut apporter dans ces manœuvres, l'état de la paroi est souvent tel que des accidents très graves surviennent (perforations, hémorragies, mort subite...).

Généralités. — Il existe deux *voies*, la voie buccale et la voie nasale.

Voie buccale. — L'opérateur se tient vis-à-vis du malade, dont la tête est renversée en arrière la bouche ouverte (ou tenue ouverte par un bouchon mis entre les molaires), l'index gauche qui sert de conducteur tient la langue abaissée et va au-devant de l'épiglotte ; la sonde lubréfiée, tenue comme une plume de la main droite, est poussée le long de l'index jusque contre la paroi postérieure du pharynx ; elle se recourbe, pénètre dans l'œsophage et est lentement poussée dans l'estomac (on sait que l'estomac est à 45 centimètres des arcades dentaires).

Voie nasale. — Elle est indiquée chez les aliénés qui refusent tout aliment, après les opérations sur la bouche et quand il y a du trismus.

La sonde doit parcourir le plancher des fosses nasales et le pharynx; le malade étant placé comme précédemment, la sonde est introduite dans l'une des narines, elle glisse sur le plancher, bute contre la paroi postérieure du pharynx, se recourbe en bas et pénètre dans l'œsophage ; pour faciliter la descente, on peut dire au malade d'avaler sa salive.

(Pour suivre ces diverses manœuvres, se reporter aux figures 133 et 244).

LAVAGE DE L'ESTOMAC

Définition. — Introduction dans l'estomac, par le moyen d'un tube spécial, d'une certaine quantité de liquide qui est ensuite évacué, pour neutraliser ou modifier, et expulser ensuite le contenu de l'organe.

Indications. — 1° *D'urgence* : empoisonnement par ingestion de toxiques chimiques ou d'aliments suspects (champignons, moules, viandes en conserve). Ingestion trop abondante de boissons alcooliques.

2° Dilatation de l'estomac, sténoses pyloriques ; gastrites chroniques ; stase gastrique aiguë après gastro-entérostomie ; embarras gastrique chronique (épilepsie, migraine, etc.) ; obstruction intestinale.

Contre-indications. — Ulcère de l'estomac, cancer de l'estomac (à cause de l'état de fragilité de la paroi), cardiopathies, tuberculose.

Instruments. — Un tube en caoutchouc dont une extrémité se termine par deux yeux latéraux, l'autre par une sorte de pavillon évasé où l'on adapte un entonnoir.

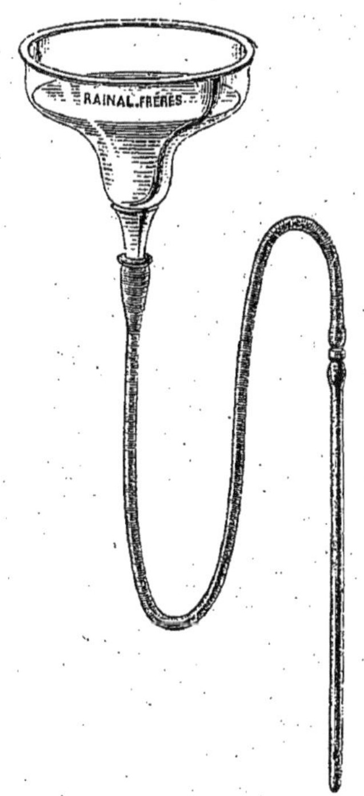

Fig. 273. — Tube de Faucher.

Tube de Faucher. — En caoutchouc souple, long de 1 m. 50; 10 à 12 millimètres de diamètre (fig. 273).

Tube de Debove. — Plus gros et plus rigide; 1 centimètre

de diamètre, porte à 45-50 centimètres de son bec un point de repère (index circulaire noirâtre) limitant la longueur du tube à faire pénétrer.

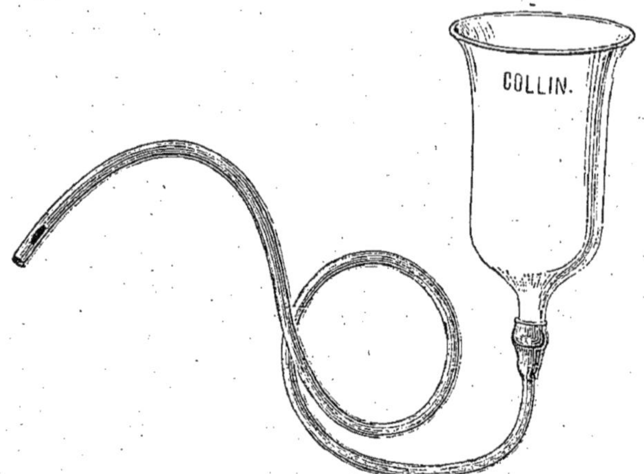

Fig. 274. — Tube de Debove.

Un entonnoir en verre, de la contenance de 500 gr. environ.

Liquides employés. — Eau de Vichy naturelle ou artificielle (bicarbonate de soude 3 ou 4 o/oo), eau bouillie, solutions savonneuses, eau albumineuse, lait au cas d'empoisonnement.

Opération. — Aseptiser le tube par ébullition. Faire asseoir le malade sur une chaise, une serviette ou une alèze autour du cou.

Badigeonner le fond de la gorge avec une solution de cocaïne. (On peut aussi donner, un quart d'heure à l'avance, un gargarisme au bromure de potassium à 15 p. 300 ; l'anesthésie pharyngée s'obtient également en faisant absorber, la veille, une solution bromurée (2 gr. de bromure) ou une dose de 3 à 4 gr. de salicylate de soude).

On évitera ainsi le réflexe nauséeux et les efforts de vomissements.

Le malade penche légèrement la tête en avant, pour éviter

que la salive, sécrétée en abondance pendant les manœuvres d'introduction, ne s'écoule dans le larynx. L'opérateur se place en face du malade, qui ouvre la bouche.

Le tube, dont on a pu enduire l'extrémité de glycérine pour en faciliter le glissement, est introduit doucement par l'opérateur ou par le malade lui-même. Il glisse sur le dos de la langue, est poussé doucement à travers l'isthme du gosier (c'est à ce moment que surviennent les efforts de vomissement), puis plus rapidement vers le pharynx et l'œsophage. Le malade doit alors exécuter une série de mouvements de déglutition qui aident la sonde à descendre pendant que l'on continue à la pousser doucement.

Quand l'index marqué sur la sonde arrive au niveau des incisives, on s'arrête ; si le tube ne porte pas d'index, on en laisse pénétrer 45 ou 50 centimètres environ.

On adapte alors l'entonnoir au pavillon du tube. L'entonnoir, tenu au niveau de la poitrine du malade, est rempli du liquide de lavage, légèrement tiédi. Ceci fait, on élève lentement l'entonnoir au-dessus de la tête du malade, de manière à ce que son contenu s'écoule dans l'estomac (fig. 275, 276, 277).

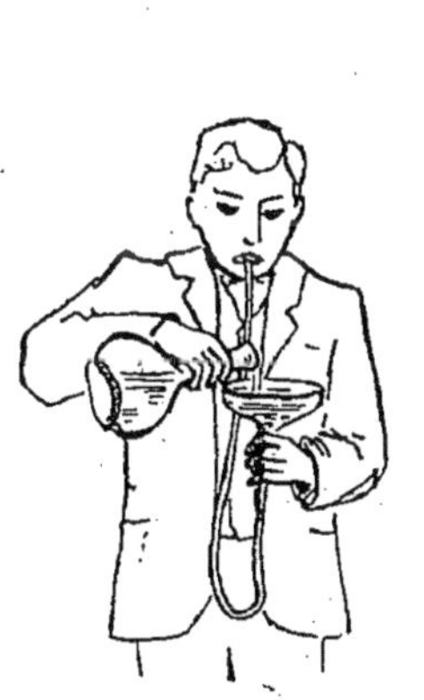

Fig. 275.
Entonnoir rempli.

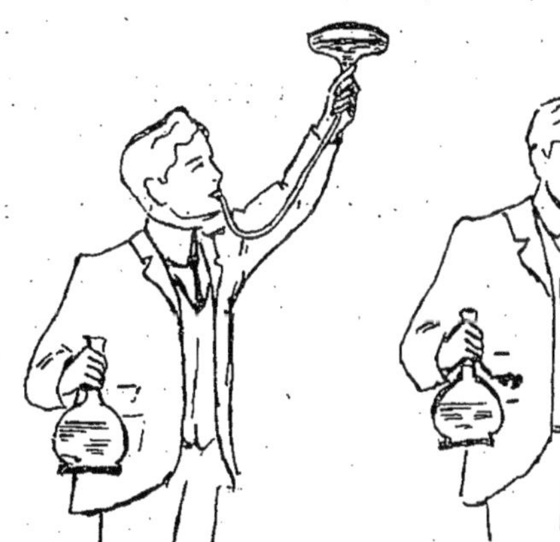

Fig. 276.
Entonnoir élevé.

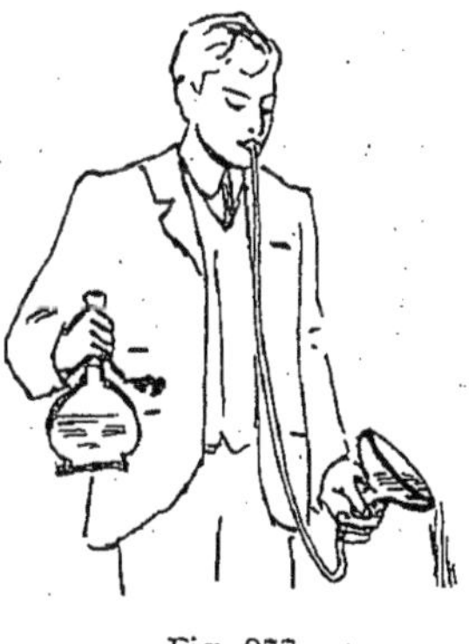

Fig. 277.
Entonnoir abaissé et vidé.

Lavage de l'estomac.

Au moment où les dernières gouttes de liquide vont disparaître de l'entonnoir dans la sonde, abaisser brusquement l'entonnoir, et le placer au-dessous du niveau de l'estomac du malade; on *amorce ainsi le siphon* constitué par le tube, et le contenu stomacal vient remplir l'entonnoir, que l'on vide dans un récipient *ad hoc.*

On verse une nouvelle quantité de liquide laveur, et on renouvelle la même opération, un certain nombre de fois, de manière à faire passer de 2 à 5 litres de liquide dans l'estomac.

Incidents et accidents. — *Passage du tube dans le larynx.* — Exceptionnel, vu la grosseur du tube. Il se produit des secousses de toux et un sifflement spécial.

Dyspnée par compression légère de la face postérieure de la trachée ; survient seulement dans les premières séances et ne se reproduit plus lors des lavages ultérieurs.

Impossibilité d'introduction par nausées, vomissements, chez un sujet trop nerveux. Patienter, attendre, anesthésier le pharynx, ou, s'il y a urgence, faire passer une sonde par les fosses nasales.

GAVAGE

Définition. — Procédé d'alimentation forcée consistant à introduire des aliments liquides directement dans l'estomac par le moyen d'une sonde.

Le plus souvent, cette sonde est introduite par les fosses nasales.

Indications. — Toutes les fois qu'un malade ne peut ou ne veut s'alimenter par les voies ordinaires.

Dans les cas de *trismus* (constriction des mâchoires), ou après des *opérations graves sur la bouche* (résection de la langue au cas de cancer, résection des maxillaires, etc.), l'alimentation par voie buccale est impossible.

Les aliénés refusent souvent de s'alimenter ou de prendre leurs médicaments, sous l'influence d'une idée délirante (idées d'empoisonnement, de suicide, stupeur), et opposent une résistance opiniâtre aux tentatives faites pour leur entr'ouvrir la bouche. Aussi rejette-t-on l'emploi du *mors* (fig. 278), sorte de coin en bois, que l'on appliquait entre les arcades dentaires écartées par force. Ce mors était percé d'un orifice à travers lequel on faisait passer la sonde œsophagienne.

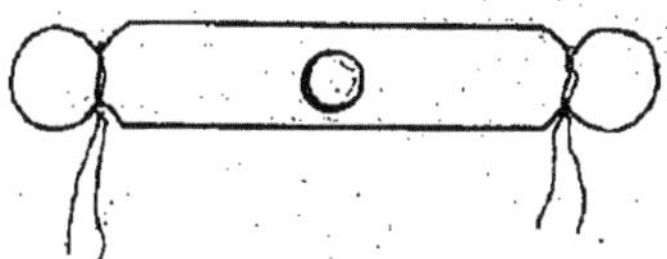

Fig. 278. — Mors percé.

Fig. 279. — Sonde œsophagienne.

Instruments. — Une *sonde en gomme*, de calibre moyen souple et flexible, tout en présentant une certaine rigidité, longue de 40 à 50 centimètres (fig. 279). Son extrémité stomacale se termine par un bec mousse, arrondi, et présente un œil latéral. Son autre extrémité est évasée en un pavillon conique destiné à recevoir un *entonnoir*.

Aliments. — On ne peut utiliser que des aliments liquides : lait, bouillon, chocolat, café, vin, ou des médicaments solubles

On donnera le matin un déjeuner composé de café au lait ou de chocolat au lait.

Puis, à midi et le soir, un repas composé de :

Lait.	1 litre
Jaune d'œuf	N° 2

ou encore de:

Bouillon	1 litre
Jaune d'œuf.	N° 2
Peptone liquide	15 gr.

En ce qui concerne les médicaments insolubles ou peu solubles, tels que le sulfonal, le trional, il faudra les donner en suspension dans une potion gommeuse, dans un looch ; ceux-ci seront versés par petites doses successives dans l'entonnoir et la sonde, et entraînés par quelques cuillerées de lait que l'on versera en même temps. Si l'on n'agit pas de la sorte, il y a beaucoup de chance pour que la sonde soit obstruée.

Technique. — Le malade est couché sur un lit ou sur une table, la tête légèrement soulevée par un coussin. S'il s'agite, il sera maintenu par un nombre suffisant de personnes. Trois ou quatre aides peuvent être nécessaires.

Un aide à chaque bras, une main pesant sur l'épaule correspondante du malade, pour l'empêcher de se redresser, l'autre main tenant solidement le poignet du malade.

Un troisième aide pèse sur la partie inférieure des cuisses, un peu au-dessus des genoux, pour empêcher le malade d'agiter ses jambes et de donner des coups de pied.

S'il en est besoin, un quatrième aide, placé à la tête du lit, immobilisera la tête du malade solidement saisie entre les deux mains.

Le plus souvent, le médecin suffira pour immobiliser la tête. Placé à droite du malade, il appuiera la *main gauche* largement ouverte sur le front du patient, le pouce sur la tempe droite, les autres doigts sur la tempe gauche.

L'extrémité de la sonde a été lubréfiée (vaseline boriquée, huile de vaseline).

Le médecin saisit la sonde de la main droite ; il la tient

comme une plume à écrire, à 8 ou 10 centimètres de son extrémité stomacale ; il l'introduit dans une des narines du malade, en lui donnant une direction rigoureusement antéro-postérieure.

Il la fait glisser, dans le méat inférieur, le long du plancher des fosses nasales, jusqu'à ce qu'il sente le bec buter contre la paroi du pharynx.

Ici commence la partie délicate de l'opération.

Procéder avec douceur, ne pas s'impatienter, ne pas forcer, sans quoi on coude la sonde qui devient inutilisable. Plusieurs cas peuvent se présenter.

1° La sonde, poussée avec douceur, continue à descendre; la main ne sent aucune résistance et la sonde arrive sans encombre jusque dans l'estomac.

2° La sonde ne veut pas avancer. Ne pas forcer. Retirer la sonde, recourber légèrement son extrémité pour lui permettre d'épouser plus facilement la concavité du pharynx, et recommencer l'introduction, plus lentement encore que précédemment.

Si un nouvel arrêt se produit, essayer les manœuvres suivantes :

a) Placer la tête du malade en extension forcée. La sonde rencontre la paroi postérieure du pharynx suivant un angle plus aigu, et sa réflexion s'opère plus facilement.

b) Si cette manœuvre échoue, essayer au contraire la flexion exagérée de la tête, qui ramène le bec de la sonde vers l'orifice supérieur de l'œsophage.

Il est bien rare que l'une des manœuvres précédentes ne soit pas couronnée de succès.

3° La sonde pénètre dans le larynx. On est aussitôt averti par des secousses de toux, par un bruit spécial, produit par le passage de l'air à travers la sonde, par les modifications de la voix du malade, qui présente d'abord une voix de polichinelle, puis ne peut plus parler du tout. Retirer la sonde avec précaution et opérer le mouvement de flexion exagérée de la tête que nous venons d'indiquer. Ce mouvement rejette le bec de la sonde (trop porté en avant vers le larynx) contre les plans profonds et l'orifice œsophagien.

4° La sonde ayant pénétré dans l'œsophage, et sur le point d'arriver à l'estomac, peut être arrêtée par un spasme du cardia. Arrêter le mouvement de descente, continuer une douce pression, et attendre un moment ; le spasme cesse bientôt et donne libre accès à la sonde.

La sonde une fois parvenue dans l'estomac, élever son pavillon au-dessus de la tête du malade, adapter l'entonnoir et verser par petites fractions successives le liquide alimentaire, qui doit arriver lentement dans l'estomac pour ne pas dilater brusquement celui-ci.

Ici encore, il arrive quelquefois que le liquide ne veut pas descendre de l'entonnoir dans l'estomac. Ceci peut tenir à ce que le malade, par une sorte d'effort, élève la pression intra-abdominale, qui équilibre la pression du liquide. Attendre un moment, causer au malade pour tâcher de le distraire, faire exécuter à la sonde une série de petits mouvements de va-et-vient, qui effectuent une sorte de massage et font cesser la contre-pression.

Le repas une fois administré, retirer l'entonnoir, *appliquer le pouce sur l'orifice du pavillon*, et retirer la sonde d'un mouvement régulier et doucement en l'attirant verticalement hors des fosses nasales, au-dessus de la tête du malade. Le pouce obturant le pavillon empêche le liquide encore contenu dans la sonde de refluer dans le pharynx, le larynx ou les fosses nasales, pendant l'extraction de la sonde.

Bien laver la sonde au moyen d'un courant d'eau bouillie après chaque opération. La secouer, la bien sécher.

Incidents et accidents. — En dehors des accidents relatés plus haut, il peut en survenir quelques autres qu'il faut bien connaître.

La sonde peut ne pas pouvoir pénétrer dans une narine

au méat trop étroit. Essayer l'autre narine ; si celle-ci est également trop étroite, prendre une sonde de calibre inférieur.

Malgré ces précautions, il arrive parfois que l'on fracture un cornet On sent une résistance assez faible ; on croit pouvoir pousser, on entend un craquement et la sonde glisse facilement ; on a fracturé un cornet. Cette fracture est sous-muqueuse, ne s'accompagne pas d'hémorragie, et n'a aucune suite fâcheuse.

L'*épistaxis* est assez fréquente, par érosions de la muqueuse. Signalons les *fausses routes* (région cervicale, médiastin), les phlegmons du cou consécutifs à des érosions de la muqueuse pharyngée.

Enfin, quelquefois (nerveux, inanitiés), on a vu survenir une *syncope réflexe*, parfois mortelle, dès les premières manœuvres d'introduction de la sonde.

CATHÉTÉRISME DE L'URÈTRE. ÉVACUATION DE LA VESSIE

Le cathétérisme de l'urètre (qui consiste à introduire des instruments dans l'urètre et la vessie) peut être *évacuateur*, *explorateur*, *modificateur*.

Précautions à prendre.— Le cathétérisme de l'urètre doit être aseptique, la stérilisation des sondes nous est connue (voir : *Antisepsie urinaire*), ainsi que les autres manœuvres indispensables : désinfection des mains, du gland, du méat, lavage de l'urètre avec une seringue et de l'eau boriquée ou avec un bock, enfin la verge est passée dans une compresse stérilisée où l'on a fait un trou central.

Instruments. — Les principaux sont : l'explorateur en gomme (fig. 280), l'explorateur à boules métalliques qui se vissent sur une tige souple (fig. 281), des bougies pleines

Fig. 280. — Bougie exploratrice à bout olivaire.

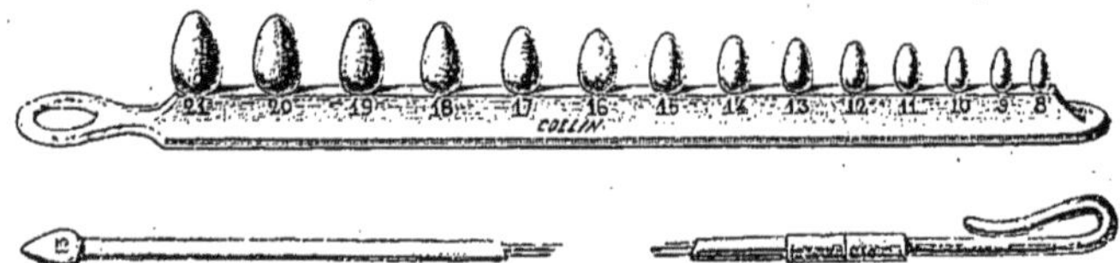

Fig. 281. — Olives exploratrices de Guyon.

Fig. 282. — Bougie en gomme.

Fig. 283. — Sonde en caoutchouc rouge.

Fig. 284. — Sonde à bout olivaire.

Fig. 285. — Sonde à bout coupé (introduite sur une fine bougie filiforme conductrice).

Fig. 286. — Sonde à béquille.

(fig. 282) dont quelques-unes sont filiformes, des sondes en caoutchouc rouge (de NÉLATON) (fig. 283), des sondes en gomme à bout olivaire (fig. 284), des sondes à bout coupé (fig. 285) et à béquille (fig. 286) dont la coudure est variable.

Ces sondes sont graduées par 1/3 de millimètre ; en pratique, il suffit d'avoir la série du N° 10 au N° 20.

Cathétérisme évacuateur

L'évacuation de la vessie est indiquée quand il y a rétention d'urine; mais elle doit toujours être précédée d'une exploration de l'urètre avec l'explorateur à boules, afin d'être renseigné sur sa perméabilité et sur la cause de la rétention (rétrécissement, etc.). Plusieurs cas peuvent se présenter : l'urètre est normal, il est rétréci ou il est déformé par une prostate hypertrophiée.

URÈTRE NORMAL. — On doit se servir d'une sonde molle de NÉLATON (N° 16 à 18) (fig. 283) dont l'extrémité a été lubréfiée avec de l'huile ou de la vaseline stérilisée (1).

Introduction de la sonde molle. — L'opérateur, à droite du malade qui est allongé les jambes écartées et un peu fléchies, tient la verge de la main gauche et entr'ouvre le méat par pression des doigts (fig 287); l'autre main tient la sonde près de son extrémité, comme une plume, la fait pénétrer dans le méat et la pousse peu à peu en la saisissant très près du méat, pendant que la main gauche attire fortement la verge en haut pour déplisser le canal.

---

(1) GUYON emploie le savon suivant :

Poudre de savon..............................	āā 33 gr.
Glycérine....................................	
Eau..	
Phénol absolu................................	1 gr.

Evacuation. — Dès que la sonde pénètre dans la vessie, l'urine coule dans un bassin placé entre les jambes du malade et on abaisse le pavillon.

La sonde ne doit pas être trop enfoncée pour que la muqueuse vésicale ne vienne pas en boucher les yeux; on ne

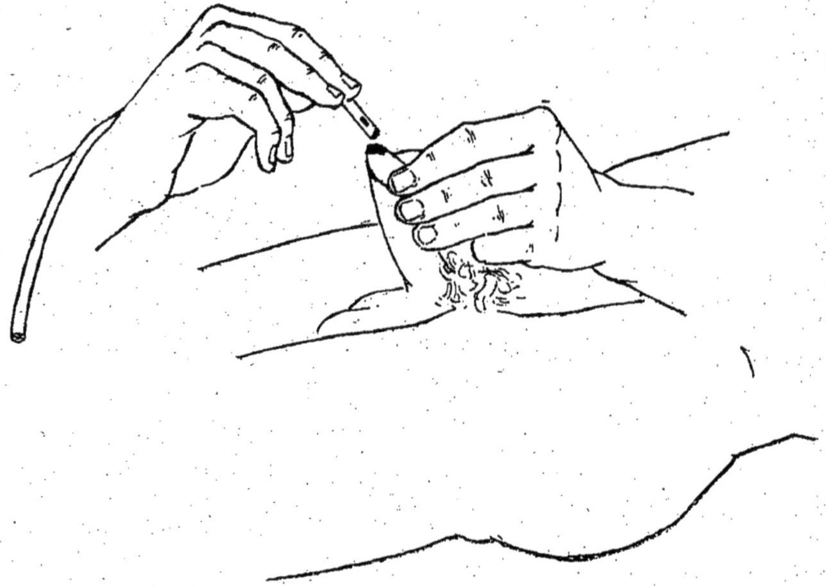

Fig. 287. — Cathétérisme de l'urètre avec une sonde molle.

doit pas hâter l'évacuation par des pressions abdominales ni vider complètement s'il y a retention aiguë d'urine. Si le jet s'arrête, c'est que la sonde est trop enfoncée: il suffit de la retirer; ou bien un caillot l'obture: pousser brusquement une injection d'eau boriquée.

Remarque. — Les sondes *métalliques*, celles de trousse surtout, ne seront pas employées, car elles peuvent être dangereuses; la plus recommandable est la sonde à grande courbure de GÉLY : elle est introduite en manœuvrant comme pour l'introduction d'un Béniqué.

URÈTRE RÉTRÉCI. — Si le rétrécissement est peu *accentué*, passer une sonde de NÉLATON, ou à bout olivaire de petit calibre (indiqué par l'exploration préalable). Quand le rétrécissement est *très serré*, il faut employer des bougies filiformes (fig. 285), droites, puis coudées en baïonnette, on doit s'armer de patience, tâtonner, introduire en faisceau plusieurs bougies qui arrêtées sur l'obstacle permettent à une autre bougie d'enfiler l'étroite lumière excentrique. On peut s'aider d'injections d'huile retenues dans le canal.

Quand la bougie a franchi la sténose, on doit la laisser 48 heures en place pour assouplir le canal et le dilater, l'urine filtrera tout autour. Si l'on échoue, il reste la ponction de la vessie.

Urètre déformé par l'hypertrophie prostatique. — Les sondes de NÉLATON réussissent souvent à passer ; mais l'instrument de choix est la *sonde à béquille* (fig. 286). Elle est introduite comme la précédente, le bec dirigé en haut doit suivre la paroi supérieure ; ce bec est destiné à franchir le trajet déformé et coudé de l'urètre prostatique. S'il est arrêté, on doit tâtonner, faire quelques mouvements de rotation, ou bien introduire un *mandrin* (tige de fer coudée, fig. 296) dans la sonde pour en augmenter la coudure : ces manœuvres seront faites avec douceur ; en cas d'échec, ponction.

Il est prudent chez les prostatiques de ne pas vider complètement la vessie de crainte d'hémorragie ; si le cathétérisme est facile les sondages seront répétés, s'il est difficile on mettra une sonde à demeure.

Cathétérisme explorateur

Ce cathétérisme sert à reconnaître l'état de l'urètre et celui de la vessie.

Exploration de l'urètre. — On se sert de l'explorateur à boules métalliques (bouillies) ou de l'explorateur en gomme conservé dans un tube à formol (fig. 280, 281). Mêmes précautions et position que pour le cathétérisme évacuateur.

L'opérateur prend une boule assez forte (N° 20) et il l'introduit après l'avoir lubréfiée dans le canal, la verge étant tenue de la main gauche, tandis que la droite fait progresser la boule. Si l'urètre est *normal*, la boule arrive au sphincter membraneux, d'où légère douleur et petite résistance vaincue par un moment d'appui et elle passe dans le col de la vessie.

S'il est *rétréci*, la boule est arrêtée dans la portion pénienne ou bulbaire ; après avoir essayé de franchir l'obstacle par une légère pression, on essaye si l'on échoue des explorateurs de numéros de plus en plus faibles jusqu'à ce que l'on passe ; au retour, des ressauts indiquent que le talon accroche des points rétrécis ; le siège, le nombre, la consistance, le calibre des rétrécissements sont ainsi connus ; de plus, à travers la paroi du canal, la main peut percevoir la boule arrêtée, jusqu'au niveau de la région bulbaire. Lorsqu'aucune boule ne passe, il faut recourir aux bougies filiformes.

Si le canal est *déformé par l'hypertrophie prostatique*, ce que nous a appris l'interrogatoire et le toucher rectal, l'urètre postérieur est allongé, la boule change de direction (sensation transmise à la tige), ou bien elle est arrêtée.

Un *calcul*, un corps étranger seront facilement décelés.

S'il existe de l'*urétrite chronique*, on constate de la douleur au passage de l'instrument, de l'induration du canal, le talon de la boule ramène du pus.

Exploration de la vessie. — *Instruments.* — On se sert habituellement de l'explorateur creux de THOMSON ou de celui de GUYON ; ces instruments, bien connus, comprennent une poignée, une tige et un bec coudé.

Introduction. — Les précautions habituelles d'asepsie urétrale sont prises ; une injection boriquée est faite dans la vessie ; la position du malade et celle de l'opérateur sont les mêmes que précédemment.

1er *Temps.*— L'instrument est introduit verticalement dans le canal, la verge étant verticale et tendue, de façon que son bec soit maintenu *transversalement* dans l'urètre (la concavité regardant l'opérateur). En l'enfonçant on ramène la tige parallèlement à l'aine, puis à la ligne blanche. Pour éviter que le bec ne s'encapuchonne dans le cul-de-sac du bulbe, on le pousse transversalement (GUYON) jusqu'à ce cul-de-sac, dont il se coiffe (fig. 288) et qui se tend ; il s'arrête alors et on fait décrire une rotation d'un quart de cercle au bec qui le mène à l'orifice de l'urètre membraneux où il pénètre de lui-même.

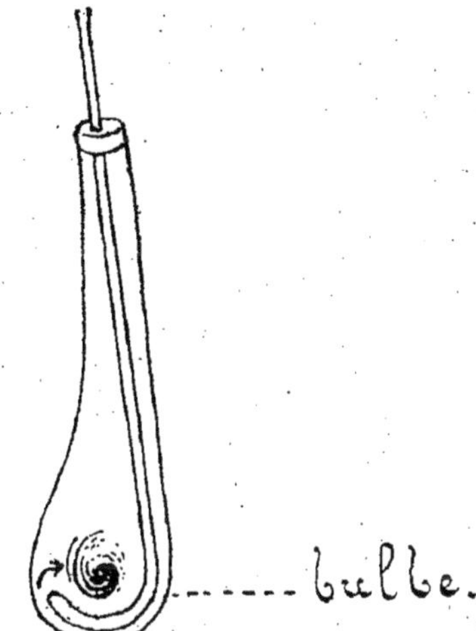

Fig. 288. — Manière d'éviter l'encapuchonnement dans le cul-de-sac du bulbe.

2me *Temps.*— L'instrument pénétrant dans l'urètre postérieur, la poignée s'abaisse sans qu'aucune pression soit nécessaire et la pénétration dans la vessie se fait ainsi. Quand le canal est déformé par l'hypertrophie prostatique, il faut alors pousser et s'aider parfois d'un doigt mis dans le rectum.

Exploration vésicale. — La poignée étant délicatement tenue, la vessie est explorée ; l'instrument est d'abord poussé vers la paroi postérieure, sur la ligne médiane ; puis une rotation d'un quart de cercle permet d'explorer chaque côté en repoussant et en attirant l'instrument vers le col ; enfin le bec tourné en bas explore le bas-fond.

Cathétérisme modificateur

INSTILLATIONS. — Les instillations avec une sonde en gomme et une seringue faites dans l'urètre et la vessie nous sont déjà connues. (Voir : *Antisepsie urinaire*, p. 33).

DILATATION. — Indiquée dans le cas de rétrécissement de l'urètre, la dilatation se pratique avec des *bougies* en gomme coniques olivaires, graduées par 1/3 de millimètre (fig. 284), ou avec des cathéters métalliques appelés *Béniqué*, gradués

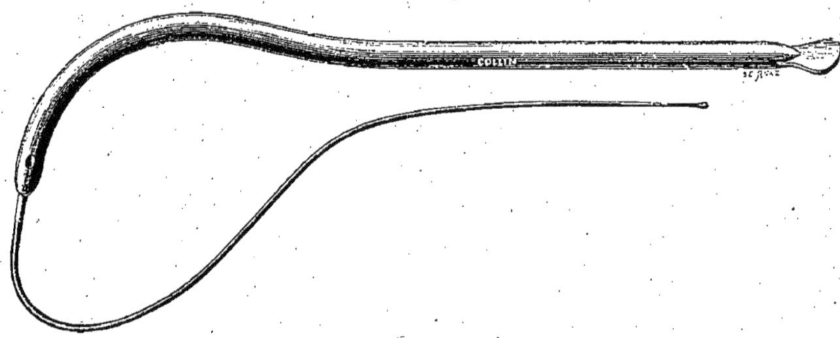

Fig. 289. — Cathéter métallique muni d'une bougie conductrice vissée.

par 1/6 de millimètre, auxquels peuvent s'adapter des bougies conductrices introduites préalablement, puis vissées sur le cathéter ; ces derniers sont préférables (fig. 289) (1).

Dilatation avec les bougies. — Toutes les précautions aseptiques ordinaires étant prises, une bougie du numéro correspondant au numéro fourni par l'exploration est introduite lubréfiée dans le canal sans *jamais forcer*; lorsqu'elle a franchi le rétrécissement, elle est laissée une minute en place, puis le numéro au-dessus est passé jusqu'à ce qu'on

(1) Signalons encore les *divulseurs*, dilatables très facilement à l'aide d'un ingénieux mécanisme ; celui de KOLLMANN peut se combiner à l'irrigation.

arrive à une bougie délicate à introduire qui est laissée un quart d'heure; on retire et on lave le canal.

Quand le cathétérisme est impossible, une bougie filiforme est passée et laissée à demeure pendant 48 heures, puis on la remplace par une bougie plus forte, et, quand on arrive au N° 6, on commence les séances de dilatation tous les deux jours, jusqu'au N° 21; il est bon de continuer ensuite avec des Béniqué.

Dilatation avec les Béniqué. — C'est la méthode de choix; le numéro des Béniqué correspond au double du numéro des bougies en gomme.

1er Temps. — La verge tendue est tenue verticalement de la main gauche, la droite introduit dans le méat le Béni-

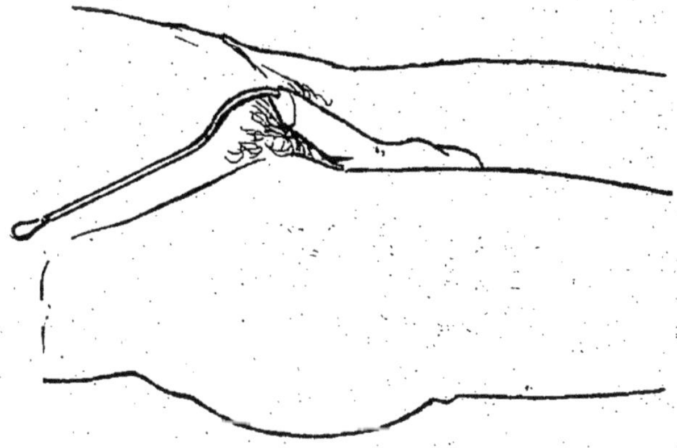

Fig. 290. — Passage d'un Béniqué. 1er temps.

qué tenu parallèlement au pli de l'aine et le pousse jusqu'au bulbe (fig. 290).

2e Temps. — Le Béniqué est alors ramené sur la ligne médiane avec la verge, toujours tendue et inclinée vers le ventre (fig. 291); l'instrument pénètre dans l'urètre membraneux.

3e Temps. — La verge est abaissée entre les jambes du

malade et le Béniqué s'enfonce de lui-même (fig. 292) ; il faut s'abstenir de toute manœuvre de force ; si l'on éprouve quel-

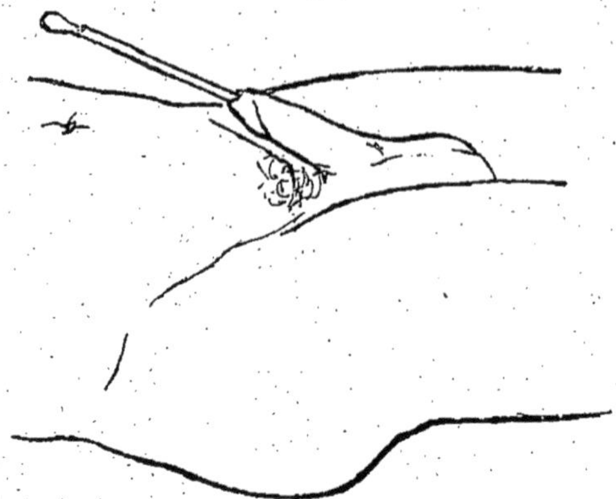

Fig. 291. — Passage d'un Béniqué. 2me temps.

que difficulté, une main mise sur le périnée ou un doigt mis dans le rectum dirigeront le bec. Le Béniqué est laissé deux

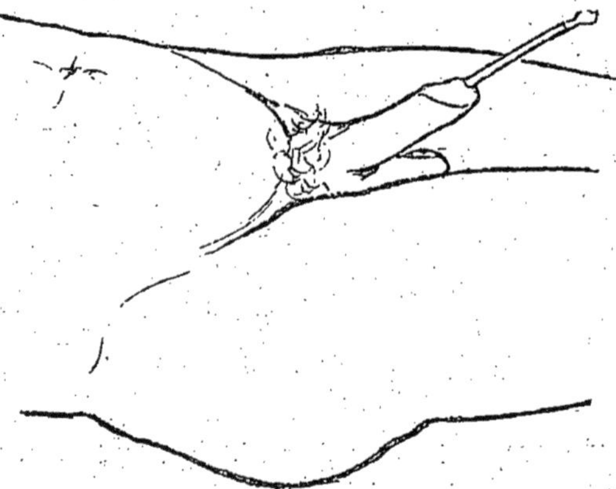

Fig. 292. — Passage d'un Béniqué. 3me temps.

minutes, et à chaque séance on gagnera seulement 2 ou 3 numéros : on doit aller jusqu'au No 58 ou 60.

Difficultés du cathétérisme de l'urètre. — *Méat petit* : on doit le débrider.

Spasmes du sphincter membraneux : appuyer sur le sphincter avec l'instrument tenu immobile, il cède bientôt.

Fausses routes : la sonde se coiffe de la muqueuse et pénètre dans les tissus, d'où arrêt, douleur, émission de sang; il faut donc procéder toujours avec douceur, et si la vessie demande à être vidée, on doit se servir d'une sonde à béquille qui suit la paroi supérieure, ou faire la ponction.

Cathétérisme de l'urètre chez la femme

Ce cathétérisme est très facile; on emploie une sonde courte (15 centimètres) en métal, en verre, ou une sonde molle quelconque.

La femme est découverte, les petites lèvres sont écartées et on repère le méat au niveau du tubercule urétral; la sonde est introduite sa concavité étant dirigée en haut.

PONCTION DE LA VESSIE

Dans la *rétention d'urine*, lorsqu'on ne peut évacuer la vessie par le cathétérisme de l'urètre, on a recours à la ponction sus-pubienne de la vessie, qui doit être capillaire et aspiratrice.

On se sert habituellement de l'aspirateur de Potain.

Position. — Le malade est dans le décubitus dorsal, la région hypogastrique est rasée et désinfectée. Le chirurgien est à la droite du malade et il s'assure par la percussion que la vessie est distendue.

Technique. — Sur la ligne *médiane*, l'index gauche marque le rebord de la symphyse pubienne (fig. 293). La main droite saisit le trocart N° 2 de l'aspirateur (qui a été bouilli), l'index tenu à 5-6 centimètres de la pointe (plus si la paroi est grasse). Le trocart est mis au contact de l'ongle de l'index gauche, à 1 centimètre environ de la symphyse et on l'enfonce perpendiculairement avec vigueur jusqu'au point marqué par le doigt.

La pointe doit se mouvoir librement; on retire l'aiguille du trocart et on adapte le tuyau.

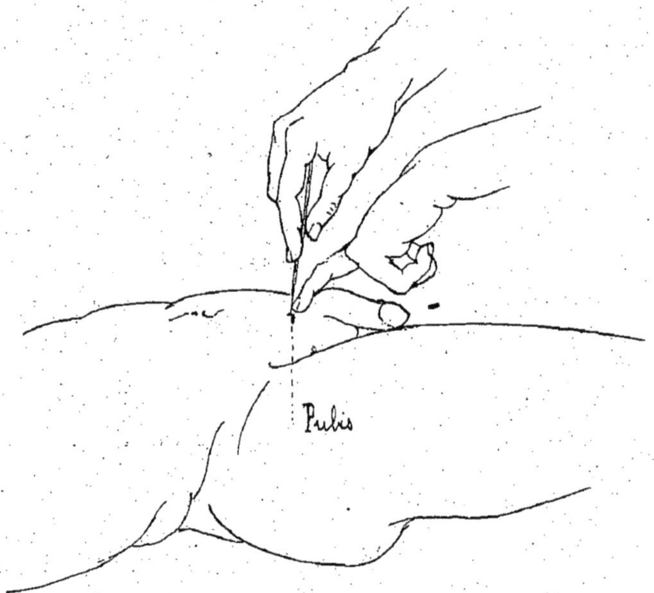

Fig. 293. — Ponction de la vessie.

L'urine doit couler lentement et sans pressions sur le ventre; pour ne pas provoquer d'hémorragie *a vacuo*, la vessie ne sera pas complètement vidée.

L'aiguille est retirée brusquement après avoir enlevé le tube, et l'orifice est fermé avec une lamelle d'ouate collodionnée.

La blessure du péritoine et l'infection de la plaie sont des *accidents* rares.

SONDE A DEMEURE

La sonde à demeure, c'est-à-dire le cathétérisme permanent de la vessie, assure l'écoulement de l'urine sans que la vessie intervienne

Elle est *indiquée* chez les prostatiques infectés, dans certaines cystites, dans les cas de rétrécissement serré, après une fausse route, après certaines opérations (urétrotomies).

Instruments. — Les sondes molles (de NÉLATON) sont à rejeter, car elles sont difficiles à maintenir dans le canal. Les instruments de choix sont les sondes en gomme (à bout coupé ou à béquille) qui possèdent deux yeux (fig. 285, 286); chez les rétrécis, ce sont les bougies filiformes.

Sondes auto-fixatrices. — Dans la sonde de MALÉCOT (fig. 294) qui est en caoutchouc ou en gomme, la fixation se fait

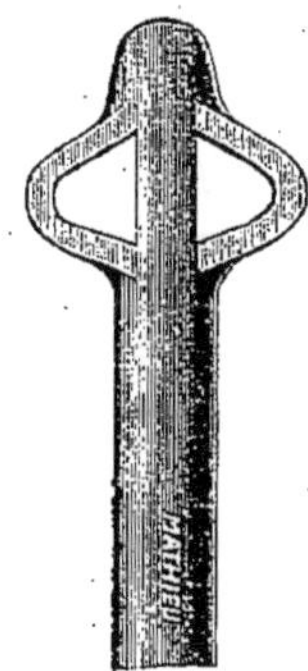

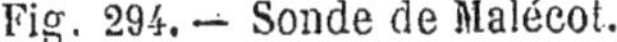

Fig. 294. — Sonde de Malécot.

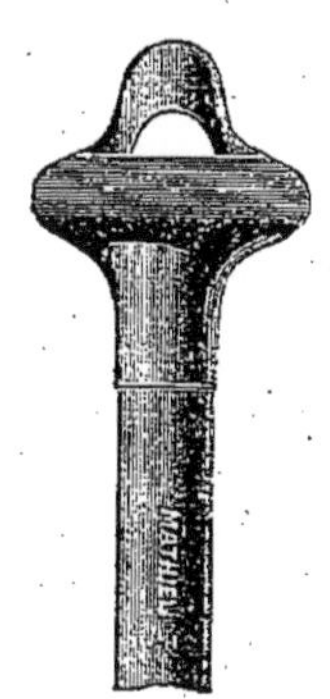

Fig. 295. — Sonde de Pezzer.

à l'aide de deux ailerons redressés sur un mandrin pendant l'introduction et qui, reprenant leur forme dans la vessie, empêchent la sonde de sortir. La sonde de PEZZER (en caoutchouc) porte un disque étirable percé de deux orifices (fig. 295).

Introduction. — Les sondes *en gomme* (stérilisées et lubréfiées) sont introduites dans la vessie par le procédé habituel ; pour les *mettre au point* (elles doivent affleurer le col pour bien évacuer la vessie), il faut les introduire en pleine vessie, l'urine coule, et on retire peu à peu jusqu'à ce que le jet soit arrêté, on repousse alors la sonde légèrement jusqu'à ce que l'urine coule goutte à goutte.

S'il existe un rétrécissement, les *bougies* peuvent nécessiter le cathétérisme en faisceau.

Les sondes auto-fixatrices sont tendues sur un mandrin qui est retiré quand elles sont dans la vessie (fig. 296).

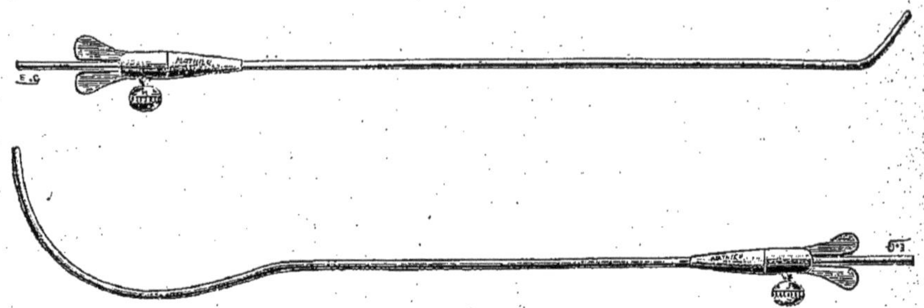

Fig. 296. — Mandrins coudé et courbe de Guyon

Fixation de la sonde. — *Procédé habituel.* — Deux anses de fil de coton (de 0^m60) viennent s'attacher par leur plein, de chaque côté de la sonde, à 1 centimètre du méat ; leurs chefs vont se fixer en arrière du gland : sur chaque anse (fig. 297) on mesure la distance qui s'étend du point d'attache sur la sonde à la couronne du gland et l'on fait un nœud à ce niveau. Les chefs sont alors séparés et noués sur le côté opposé après avoir entouré le sillon balano-préputial. L'autre anse est traitée de même façon.

Autres procédés. — On peut fixer les deux chefs d'un seul fil noué sur la sonde à une touffe de poils de chaque côté du pubis (fig. 297), à des agrafes de MICHEL posées sur la peau de la verge ; on peut encore employer une muselière de caoutchouc, des lanières de caoutchouc taillées dans un drain (ESCAT).

Chez *la femme*, il est préférable d'employer les sondes auto-fixatrices que l'on introduit tendues sur un hystéromètre.

Surveillance de la sonde. — La sonde, mise en place, pourra être fermée par un fausset, une pince, qui seront enlevés lors du besoin d'uriner.

Si on la laisse débouchée, elle est abaissée et plonge dans un urinoir mis entre les jambes du malade qui dans tous les cas reste toujours allongé; on peut adjoindre en rallonge

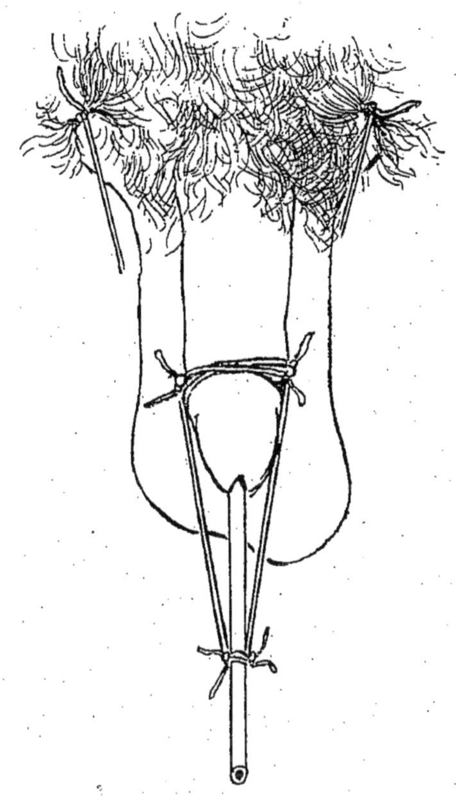

Fig. 297. — Fixation de la sonde par des fils.

un tube de caoutchouc qui permet à la verge de moins être inclinée en bas et de placer le bocal à côté du malade.

Pour *éviter l'infection*, il est bon d'encapuchonner le gland et la verge dans une compresse stérile ; le méat sera fréquemment lavé, et des lavages vésicaux avec une seringue seront faits plusieurs fois par jour (eau boriquée, nitrate d'argent à 1/1500) pour nettoyer la sonde, la déboucher, empêcher les incrustations, et aseptiser la vessie. Enfin, la sonde s'altérant vite, il faudra la renouveler de temps en temps.

ATRÉSIE DU MÉAT. MÉATOTOMIE

Le méat atrésié n'est pas dilatable ; il faut le débrider si l'on veut introduire des instruments un peu volumineux.

Après un nettoyage du gland et de l'urètre antérieur, on débride avec un bistouri boutonné, un ténotome mousse ou avec un méatotome (fig. 298) que l'on introduit dans le

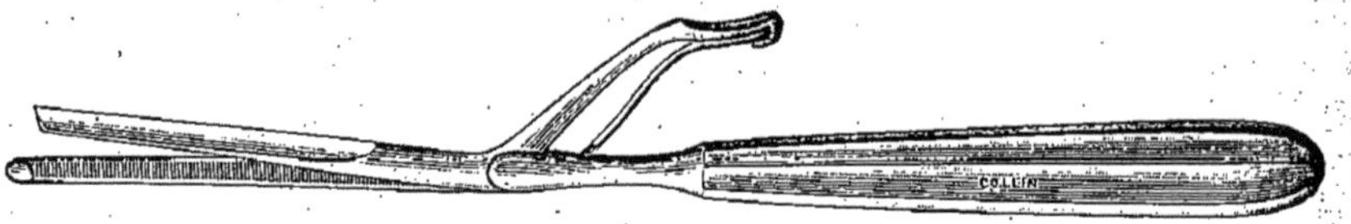

Fig. 298. — Méatotome.

canal et qu'on retire en sectionnant la paroi *inférieure* du méat.

S'il se produit un saignement un peu abondant, une sonde à demeure en gomme l'arrêtera en faisant de la compression.

En général, il suffit de faire un pansement avec une petite mèche de gaze mise entre les lèvres de la plaie.

OPÉRATION DU PHIMOSIS CONGÉNITAL (CIRCONCISION)

Instruments. — Bistouri, ciseaux, six pinces à forcipressure, pince à griffes, crins ou catgut, aiguille.

Anesthésie locale à la cocaïne injectée autour de la racine du gland ; chez les enfants, l'anesthésie générale est préférable. Nettoyage de la région.

Technique. — 1° Attirer légèrement le prépuce en avant et placer sur l'orifice préputial deux pinces tenues par un aide ; une sonde cannelée est glissée sous la peau et va détruire les *adhérences* jusqu'au sillon balano-préputial.

2° Couper d'un coup de bistouri tout ce qui dépasse le gland, tandis que le pouce et l'index gauche le protègent. Ou bien couper au ras d'une pince mise un peu obliquement au-devant du gland (fig. 299).

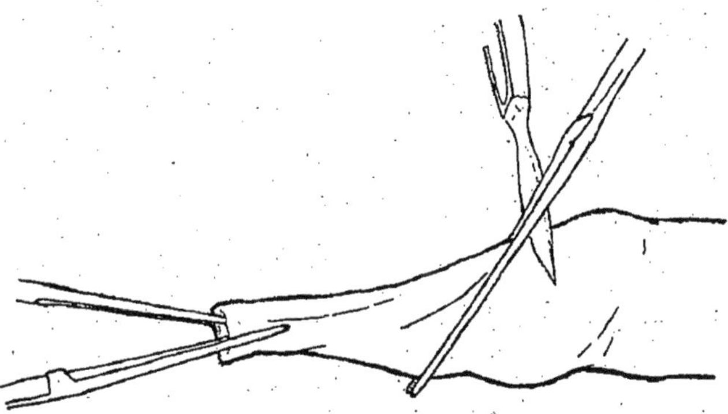

Fig. 299. — Section du prépuce.

3° La muqueuse est exubérante car la peau se rétracte, on la fend sur le dos du gland jusqu'au sillon balano-préputial (fig. 300) et chaque lambeau latéral saisi avec une pince est excisé ; si elle adhère au gland on la décolle avec une sonde cannelée.

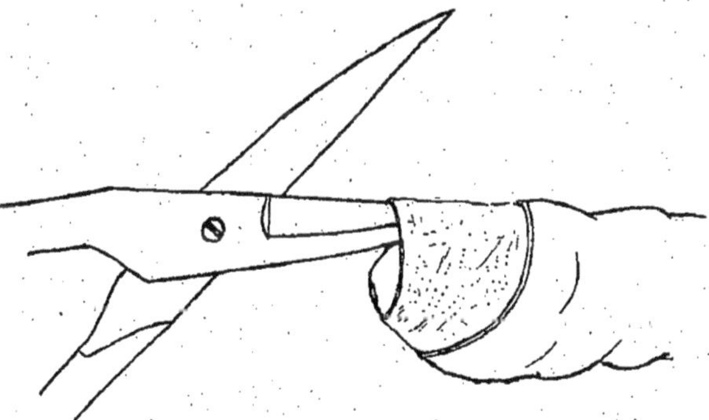

Fig. 300. — Section de la muqueuse.

4° Sutures muco-cutanées au catgut ou avec des crins (8 à 10) ; si l'artère du frein saigne, on la prend dans l'anse d'un fil, ou bien on la lie isolément (fig. 301).

5° Pansement avec de la vaseline iodoformée ou du stérésol et de la gaze entourant le gland, mais laissant libre le méat ; un mackintosh troué mis par dessus est fixé à la verge. Les crins sont enlevés au 5e jour.

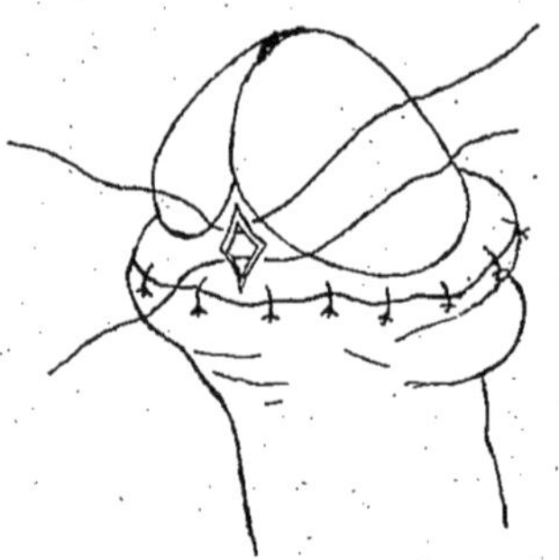

Fig. 301. — Sutures en place. Allongement du frein.

Si le *frein est trop court*, on l'incise transversalement et on le réunit longitudinalement (fig. 301) après avoir lié la petite artère du frein nécessairement incisée.

Pour le *phimosis d'origine chancreuse*, faire une simple incision médiane sur le dos du prépuce pour soigner les lésions (afin d'éviter l'inoculation de la plaie).

RÉDUCTION DU PARAPHIMOSIS

Il y a paraphimosis quand l'orifice préputial passé derrière le gland étrangle ce dernier ; on peut le réduire ou l'opérer.

Réduction. — On commence par *comprimer* lentement le gland avec la main pour diminuer son volume. Puis on

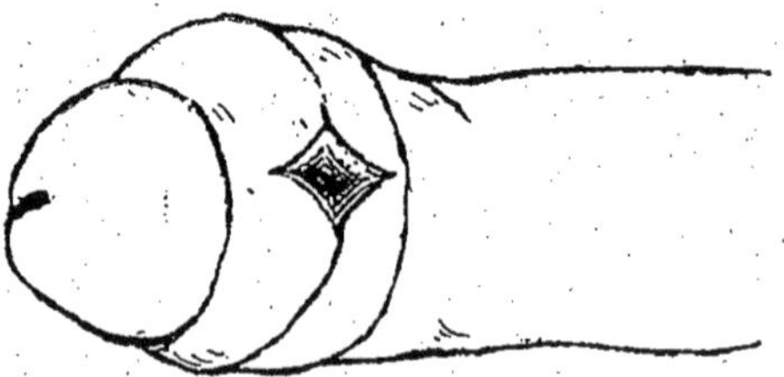

Fig. 302. — Section du paraphimosis.

réduit en embrassant la verge à pleine main avec la main gauche, tandis qu'avec les trois premiers doigts de la main droite on malaxe et on repousse le gland en arrière. Si l'on échoue, débrider.

Débridement. — On incise au bistouri, d'avant en arrière (fig. 302), en un ou plusieurs endroits, toute l'épaisseur de la bride qui enserre la verge ; cette incision libère suffisamment pour réduire ; la plaie peut être suturée transversalement.

Enfin, pour mieux faire, et pour ne pas laisser des tissus qui seront longtemps enflammés, on peut faire une véritable *circoncision d'urgence*, en commençant par la section médiane dorsale du prépuce et en réséquant ensuite les deux oreilles latérales.

PONCTION D'UNE HYDROCÈLE

Cette ponction est destinée à évacuer le liquide contenu dans la vaginale. Le scrotum sera rasé, nettoyé à la brosse et au savon et l'on déterminera la position du testicule par la transparence, afin de ne pas l'atteindre.

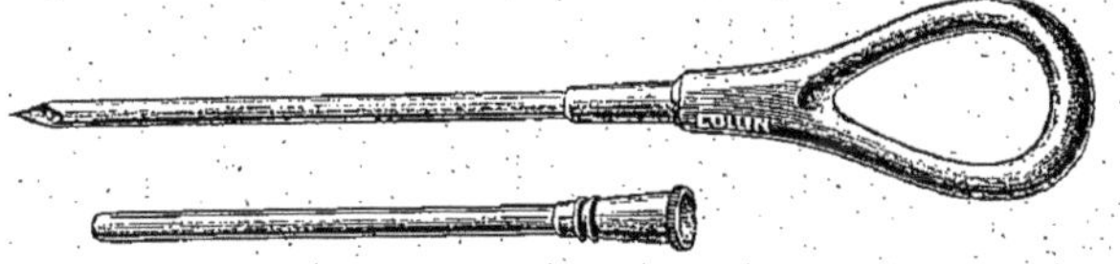

Fig. 303. — Trocart à hydrocèle.

Les instruments nécessaires sont : un trocart (fig. 303) de 3 millimètres de diamètre et une seringue de 50 grammes environ s'adaptant au trocart.

Technique. — *a)* De la main gauche, saisir la tumeur de façon à faire bomber la collection ; la main droite tient le trocart à pleine main (fig. 304), l'index limitant la pénétration de la pointe à 2 ou 3 centimètres ; l'instrument est enfoncé d'un coup sec, habituellement en avant et en dehors, son extrémité doit se mouvoir librement dans la cavité.

b) Evacuer en tirant le trocart et en maintenant la canule de façon à l'empêcher de gagner le tissu sous-cutané.

c) Injecter le liquide modificateur (50 grammes de tein-

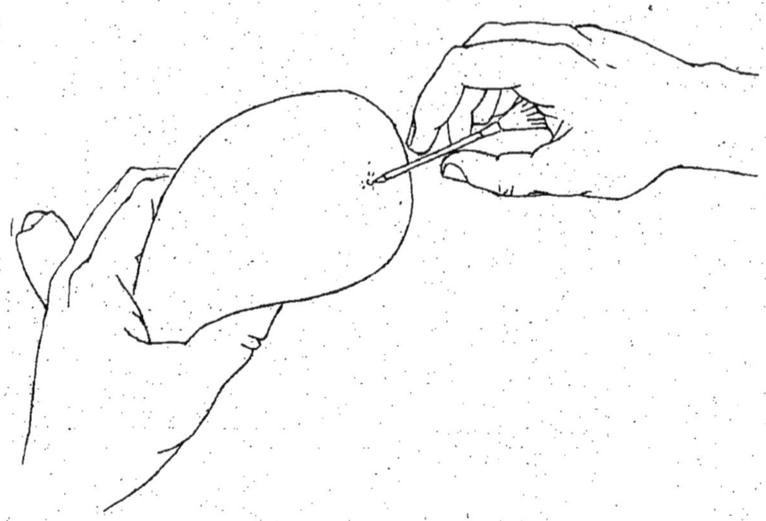

Fig. 304. — Ponction d'une hydrocèle.

ture d'iode pure) (1) à l'aide d'une seringue adaptée à la canule maintenue bien enfoncée, ou avec un entonnoir muni d'un tube de caoutchouc ; l'injection faite, on malaxera légèrement le scrotum pendant 4 à 5 minutes, tandis qu'un doigt ferme la canule ; puis on évacue la teinture d'iode. La canule est ensuite retirée et l'on ferme l'orifice avec une lamelle de coton collodionnée.

L'injection de teinture d'iode étant douloureuse, on pourra faire pénétrer préalablement soit 3 centigrammes de cocaïne dans 50 centimètres cubes d'eau, soit une solution d'antipyrine à 2 p. 100. On doit surtout éviter la pénétration de la teinture d'iode dans le tissu cellulaire. Une réaction inflammatoire avec gonflement survient après l'opération ; elle disparaît en 2 à 3 semaines ; le port d'un suspensoir ouaté compressif et le repos au lit sont nécessaires.

(1) D'autres solutions ont été proposées ; l'acide phénique à 5 p. 100, le sublimé à 1 p. 1000, etc.

PANSEMENT UTÉRIN

Le pansement utérin a pour but de désinfecter et de modifier la muqueuse utérine enflammée (métrite).

Objets nécessaires. — Ils varient suivant les indications; les plus indispensables sont : un bock avec canule pour injection vaginale (fig. 16), un spéculum (fig. 305), une pince à abaissement (fig. 306), une pince longue coudée (fig. 307), une tige porte-coton (fig. 312), un dilatateur-laveur (fig. 310), etc.

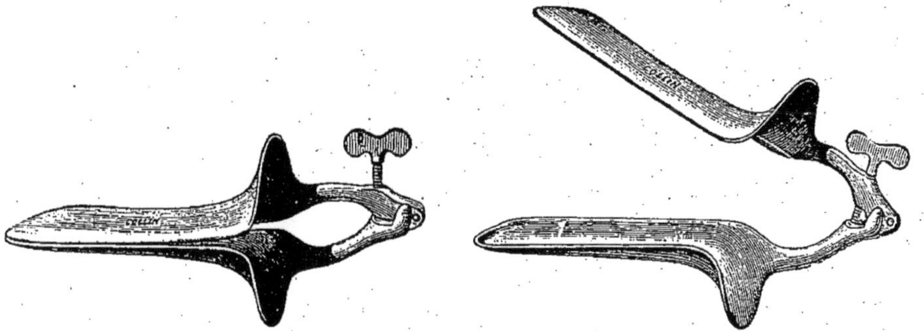

Fig. 305. — Spéculum de Collin.

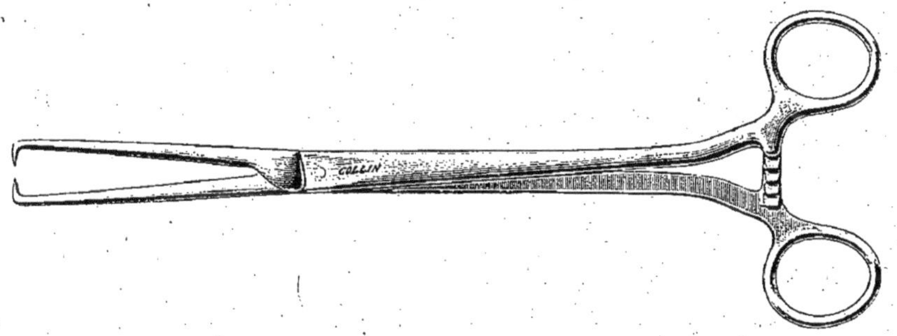

Fig. 306. — Pince à abaissement.

Position. — La malade est dans le décubitus dorsal le bassin relevé et débordant la table d'opération, les jambes écartées, fléchies et soutenues par des supports métalliques ou par deux aides ; la vulve doit être très éclairée.

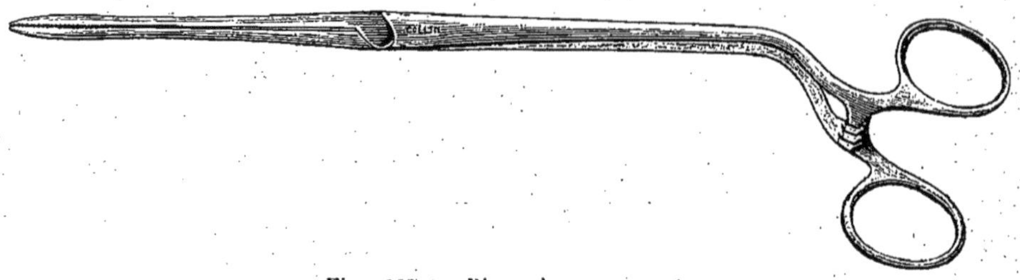

Fig. 307. — Pince à pansement.

On peut encore mettre la malade en travers de son lit, une toile cirée sous elle, plongeant en gouttière dans un seau, les pieds appuyés sur deux chaises.

Les mains de l'opérateur et les instruments seront désinfectés.

Technique. — 1° L'*orifice vulvaire* est nettoyé dans tous ses replis avec une compresse ou un tampon de coton trempés dans une solution antiseptique ; puis une *injection vaginale* chaude est donnée avec du sublimé à 1 p. 4000, ou du lysol à 2 p. 100 (2-3 litres).

2° *Introduction du spéculum.* — Le spéculum, enduit extérieurement de vaseline aseptique, est introduit fermé dans le sens du grand axe de la vulve tenue entr'ouverte avec deux doigts de l'autre main ; puis on lui fait subir un mouvement de rotation, de façon qu'une valve soit antérieure, l'autre postérieure, et on le pousse dans la direction du col, qui aura été reconnue par le toucher ; quand l'instrument a pénétré, on l'ouvre en encadrant le col entre les deux valves

3° Le col bien exposé au jour est repéré, si les manœuvres l'exigent et *en dehors de tout état inflammatoire aigu utérin ou annexiel*, avec une pince à abaissement, mise sur la lèvre postérieure (fig. 308) et l'on agit suivant les lésions soit par la *dilatation* pour effectuer un bon drainage de la cavité utérine, soit par des *lavages* ou par l'application de *topiques modificateurs*.

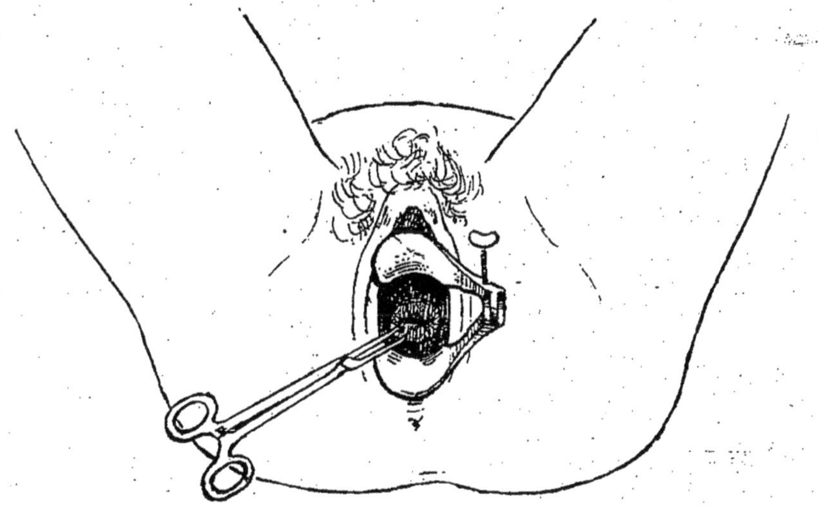

Fig. 308. — Spéculum en place ; col repéré.

a) *La dilatation du col*, indispensable pour agir sur la muqueuse, est rapide ou graduelle.

RAPIDE, elle s'exécute avec des mandrins de HÉGAR ou avec des *dilatateurs mécaniques*.

Les *mandrins de Hégar* (fig. 309) sont en métal nickelé ou

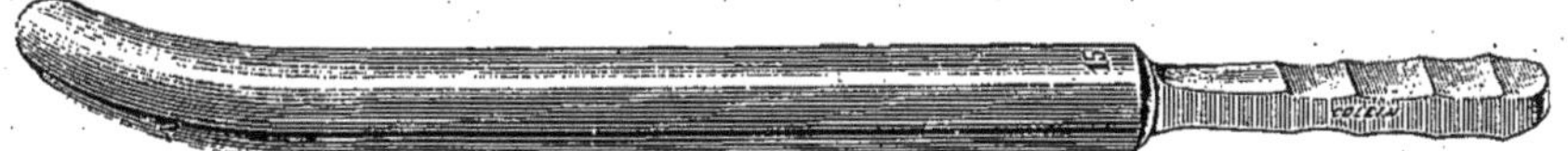

Fig. 309. — Mandrin de Hégar.

en gomme durcie ; leur diamètre augmente de 1 millimètre par bougie ; chaque numéro est introduit, après avoir été stérilisé par ébullition, sans force et laissé en place quelques secondes ; la dilatation est poussée jusqu'au N° 12 ou 15.

Il existe des *dilatateurs mécaniques* à deux ou trois branches, mais il est plus simple de se servir des *dilatateurs-laveurs* (fig. 310) ; l'instrument est introduit dans la cavité et l'on dilate à volonté sous le jet d'un liquide chaud : permanganate de potasse à 1 p. 4000, solution iodo-iodurée ; ce liquide est amené par un tube, le bock étant à 50 centimètres de hauteur ; ce mode de dilatation est le plus usité.

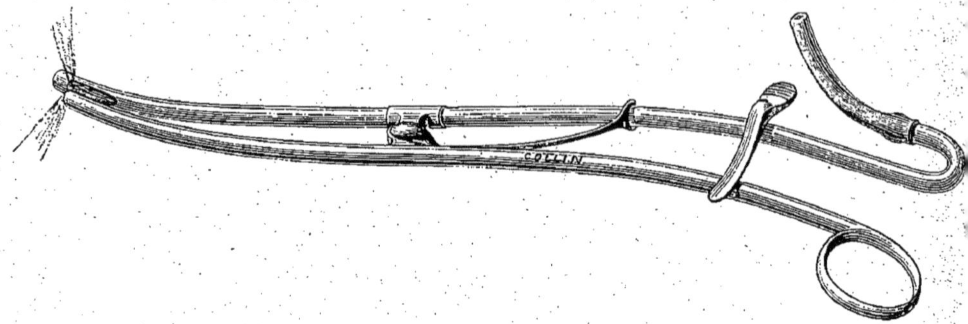

Fig. 310. — Dilatateur-laveur de Reverdin.

GRADUELLE, la dilatation s'exécute à l'aide de *laminaires*, taillées en crayons cylindriques de 6 à 7 centimètres de long et munies d'un fil pour les retirer ; la tige est introduite avec une pince longue dans le col, un tampon d'ouate la maintient en place ; la dilatation est lente et se fait en 12 ou 24 heures environ, à ce moment on les retire.

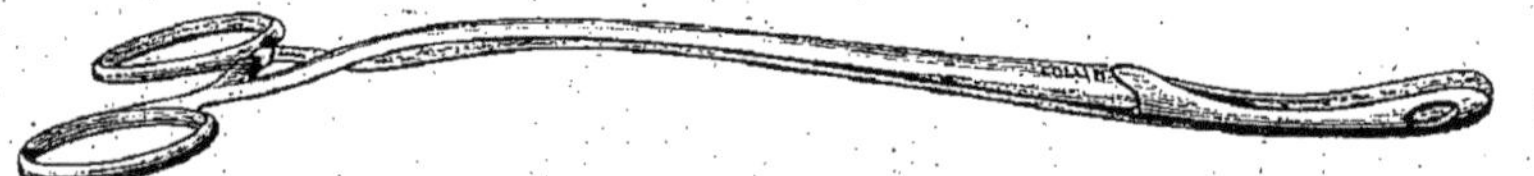

Fig. 311. — Pince pour laminaires et éponges.

b) *Les topiques modificateurs* : teinture d'iode, formol à 40 p. 100 (GERSTENBERG), liquide de BATTEY (glycérine 200, iode 20, acide phénique 100), etc..., sont portés soit sur la

Fig. 312. — Porte-coton.

surface extérieure du col à l'aide d'une pince longue tenant entre ses mors un petit tampon de coton imbibé de ces topiques, soit sur la muqueuse de la cavité utérine après dilatation du col : on utilise alors des lamelles de coton enroulées sur l'extrémité d'une tige (fig. 312) que l'on enfonce dans la cavité utérine avec un mouvement de rotation, après les avoir trempées dans la solution choisie ; pendant ce temps, le vagin est protégé par un tampon de coton placé en arrière du col.

On peut encore employer *les injections intra-utérines* (toujours après dilatation) ; l'utérus étant fixé par une pince, la canule de la seringue de BRAUN (fig. 313) bien purgée d'air est

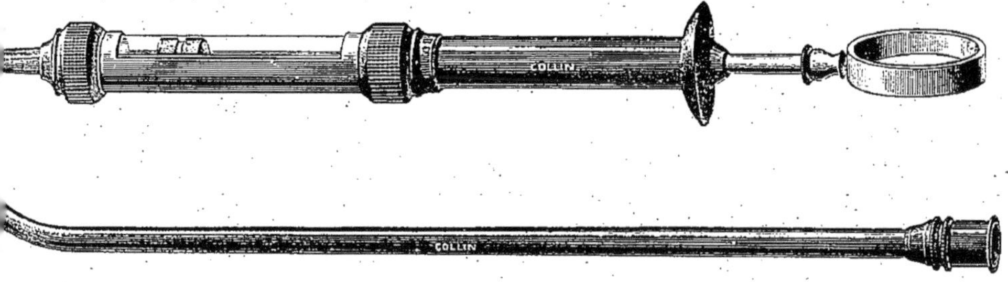

Fig. 313. — Seringue de Braun.

mise dans la cavité utérine et l'on injecte 2 à 3 grammes avec douceur (teinture d'iode, chlorure de zinc au 1/5) ; il sera prudent de faire garder le lit pendant quelques heures après ces manœuvres.

Un autre procédé consiste à introduire dans l'utérus des *crayons* qu'on laisse à demeure (iodoforme, alun, sulfate de zinc...).

Le pansement sera terminé fréquemment par le *drainage capillaire* de l'utérus à la gaze iodoformée : une mèche enduite de glycérine iodoformée sera poussée dans la cavité à l'aide de l'hystéromètre (fig. 314) et son extrémité dépas-

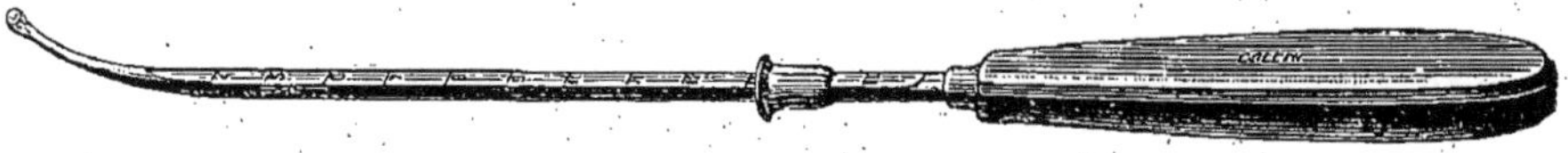

Fig. 314. — Hystéromètre.

sera largement pour la retirer facilement ; par dessus on bourre les culs-de-sac de tampons de coton ; la mèche sera laissée 24 à 48 heures. Très souvent on se contente d'un simple *tamponnement vaginal* ; des tampons de coton du volume d'une noix sont mis au contact du col, enduits d'une substance variable : ichtyol à 10 p. 100, glycérine, thiol, thigénol au 1/3 ; par dessus on tasse des tampons de coton sec et le spéculum est retiré, tandis qu'une pince les maintient.

Ces tampons doivent être enlevés le lendemain, et leur ablation sera suivie d'une grande injection vaginale. Les pansements utérins sont en général renouvelés deux ou trois fois par semaine.

CATHÉTÉRISME DE L'UTÉRUS

L'exploration de la cavité utérine se pratique avec l'*hystéromètre* (fig. 314), instrument métallique, mousse, rigide et flexible, gradué, possédant un curseur et qui pénètre sans difficulté à l'état normal.

La malade est dans la position dorso-sacrée, et il est préférable de se servir du spéculum.

L'antisepsie sera des plus rigoureuses tant pour l'opérateur que pour l'instrument et la malade qui aura pris une abondante injection vaginale ; un lavage intra-utérin précèdera et suivra l'exploration.

De plus, on doit toujours s'assurer par un examen antérieur de la vacuité de l'utérus et de sa direction par le toucher vaginal combiné à la palpation abdominale.

Le col étant fixé par une pince, l'instrument, dont la concavité est dirigée en avant, est doucement poussé dans la cavité utérine dont on apprécie la longueur soit à l'aide du curseur, soit à l'aide d'une pince qui saisit la tige au niveau du col (6 à 7 centimètres représentent les dimensions normales).

Les mouvements de latéralité exécutés permettent d'apprécier l'étendue transversale de la cavité utérine ; les changements de direction de l'utérus, la sensibilité seront aussi étudiés.

Les *obstacles* sont dus aux *sténoses* du col, de l'isthme, aux flexions de l'utérus et aux tumeurs de sa paroi.

Les *accidents* sont la douleur, l'infection, l'avortement, les hémorragies, les perforations utérines.

TAMPONNEMENT VAGINAL

Tamponnement hémostatique. — Ce tamponnement est un moyen d'urgence employé contre les hémorragies d'origine utérine graves.

La malade est dans la position gynécologique ordinaire, une valve antérieure et une valve postérieure écartent les parois vaginales qui sont nettoyées par une injection abondante et très chaude ; de petits gâteaux de coton stérilisé sont préparés et plongés dans une solution concentrée d'alun (1) ; on les exprime et avec une pince on les applique sur le museau de tanche et dans les culs-de-sac ; on les superpose de façon à constituer une colonne vaginale en retirant les valves peu à peu ; un tampon volumineux sur la vulve et un bandage en T maintiennent le pansement (2). Ces tampons doivent rester en place 24 heures, il faut d'ailleurs s'empresser de rechercher la cause de l'hémorragie pour la traiter (rétention placentaire, polypes, pseudométrites, fibromes, etc...).

Tamponnement antiphlogistique (Columnisation). — Ce tamponnement est destiné à soutenir et à immobiliser l'uté-

(1) La gélatine à 5 p. 100, l'eau oxygénée sont de bons agents hémostatiques. Pozzi emploie des bandelettes de soie pour faire ce tamponnement.

(2) On usera des injections vaginales très chaudes (50 degrés) ; à l'intérieur : digitale, hydrastis, hamamelis. Dans les cas graves : lavages intra-utérins hémostatiques, tamponnement intra-utérin avec de la gaze trempée dans une solution gélatinée, sérum artificiel.

rus afin de combattre sa congestion. De petits tampons de coton glycérinés et exprimés sont disposés méthodiquement d'abord dans le cul-de-sac postérieur, puis tout autour du col bien exposé à l'aide du spéculum ; on achève de remplir le vagin avec des mèches de gaze ou du coton non perméable pendant que le spéculum est peu à peu retiré. Ce pansement est renouvelé tous les deux ou trois jours.

PÉRINÉORRAPHIE D'URGENCE

Lorsque le périnée est déchiré après l'accouchement, il faut *immédiatement* faire une périnéorraphie d'urgence.

Précautions à prendre. — Pour procéder à cette opération, il n'est pas indispensable d'anesthésier la malade, mais on peut lui donner quelques gouttes de chloroforme.

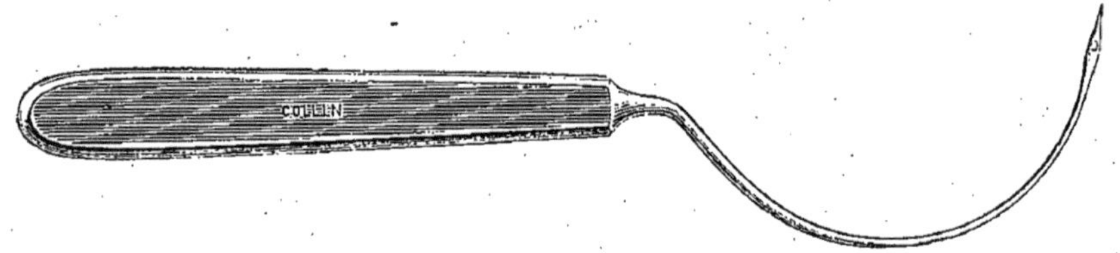

Fig. 315. — Aiguille d'Emmet.

Les *instruments* nécessaires sont: une aiguille courbe (Reverdin courbe, aiguille d'Emmet (fig. 315), aiguille d'Hagedorn à grande courbure), une pince à griffes, des ciseaux, des fils (crins, fils métalliques, catgut).

Opération. — La malade est mise en travers du lit, les jambes écartées et soutenues par des aides, le siège sur le bord.

La plaie est lavée à l'eau bouillie chaude et avec une solution antiseptique (sublimé à 1 p. 4000).

La technique varie suivant que:

la déchirure est *incomplète* (vagin et périnée déchirés, anus intact) (fig. 316) ;

la déchirure est *complète* (vagin, périnée, cloison ano-recto-vaginale intéressés) (fig. 317).

Déchirure incomplète. — Enfoncer l'aiguille courbe à un centimètre de la lèvre de la plaie située à droite de l'opérateur, traverser les tissus *sans faire paraître* l'instrument à leur surface et ressortir sur la lèvre opposée en un point symétrique (fig. 316), passer le fil (crin, fil métallique) et reti-

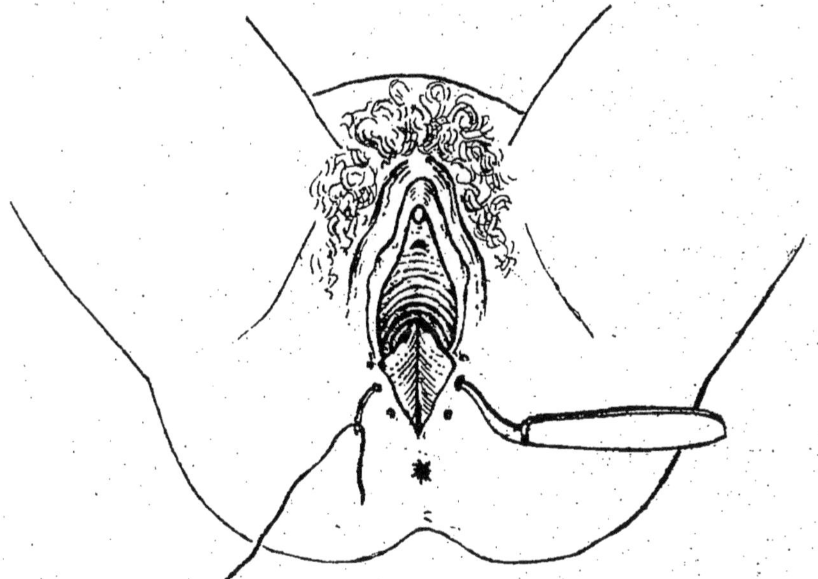

Fig. 316. — Déchirure incomplète du périnée.

rer. Il suffit de placer ainsi 2 ou 3 fils *profonds* en commençant par les fils inférieurs, puis on les noue successivement; quelques points vaginaux superficiels pourront compléter la suture. L'affrontement doit être exact. Le vagin est ensuite tamponné à la gaze iodoformée; ouate, bandage périnéal. Tous les jours, la vulve et le vagin seront lavés au sublimé à 1 p. 4000 et la gaze sera changée; les jambes seront rapprochées à l'aide d'un lien fixé au-dessus des genoux. Les fils seront enlevés du 10e au 12e jour.

Déchirure complète. — 1° *Réparer la cloison ano-recto-*

vaginale. Mener un surjet de catgut débutant dans la profondeur, qui adosse la cloison ano-recto-vaginale sans perforer la muqueuse rectale (fig. 317).

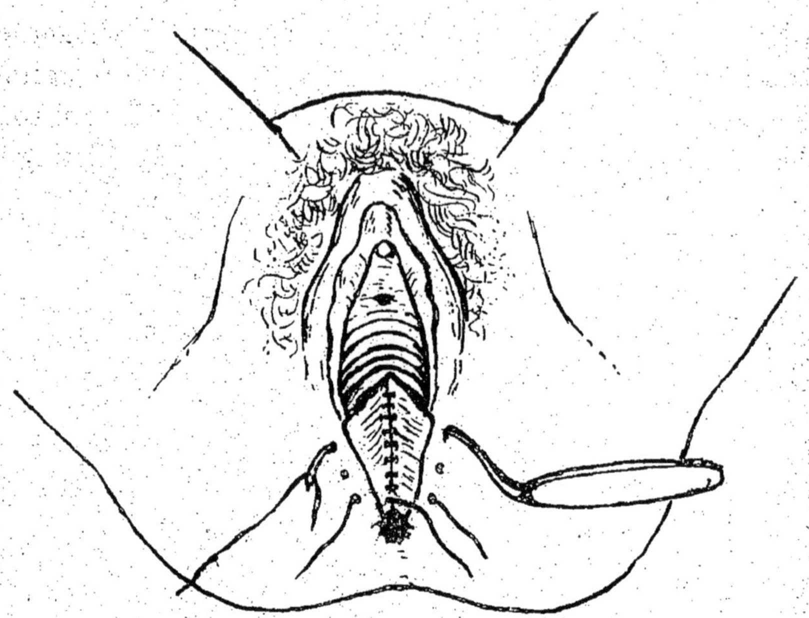

Fig. 317. — Déchirure complète du périnée; surjet rectal, pose des fils périnéaux.

2° Au-devant de ce surjet, passer des fils *profonds* prenant l'épaisseur du périnée comme dans le cas de déchirure incomplète.

3° Quelques points adossent la muqueuse vaginale, puis on noue les fils profonds.

A la suite de cette opération, on doit constiper la malade pendant 5 à 6 jours pour empêcher la plaie d'être souillée.

S'il y a de la température, si la plaie s'infecte, enlever les fils et désinfecter la plaie.

Lorsque la suture échoue, on doit attendre trois mois avant de réparer la déchirure.

FISTULES A L'ANUS

Nous prendrons les fistules les plus simples; délaissant les fistules extra-sphinctériennes (ischio-rectales, pelvi-rectales), nous aurons en vue les fistules *intra-sphinctériennes* qui sont sous-cutanéo-muqueuses (fig. 318 et 319) ; on y distingue

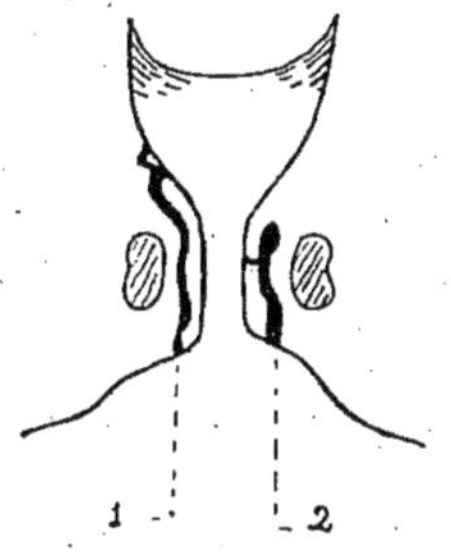

Fig. 318. — *1*, Fistule complète ; — *2*, Fistule borgne externe.

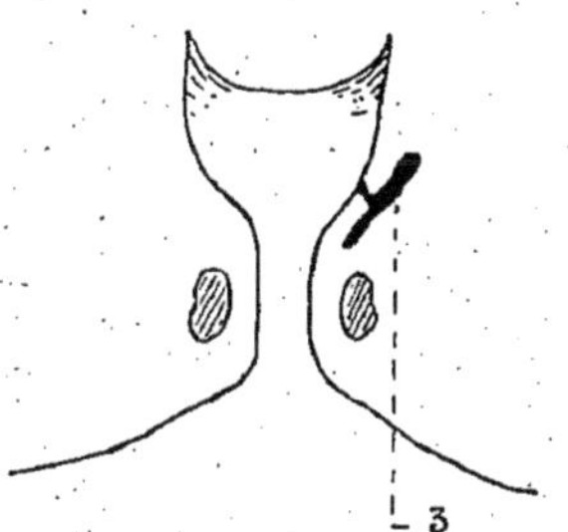

Fig. 319. — *3*, Fistule borgne interne.

Fistules intra-sphinctériennes.

des fistules *complètes (1)*, *borgnes externes (2)*, *borgnes internes (3)*.

Soins pré-opératoires. — Le malade aura été purgé la veille et aura pris plusieurs lavements, dont un le matin même; l'anus sera rasé, savonné et on donnera 5 centigrammes d'opium avant l'opération.

Les *instruments* nécessaires sont : un bistouri, des ciseaux courbes, une sonde cannelée, une pince à griffes, quelques pinces à forcipressure, un thermocautère.

Technique. — L'anesthésie générale est le plus souvent inutile ; on pourra se servir utilement de la narcose produite par le chlorure de méthyle ; l'anesthésie locale à la cocaïne est préférable (injections intra-dermiques et sous-cutanéo-muqueuses.

Il s'agit en somme de transformer la fistule en une plaie simple qui sera pansée à plat. La dilatation forcée de l'anus n'est pas indispensable.

Fistule complète. — Le malade est dans le décubitus dorsal, les cuisses fléchies sur le ventre ; on peut aussi le faire mettre sur le côté, une cuisse seule fléchie.

1° On pratique d'abord le cathétérisme de la fistule avec une sonde cannelée.

2° L'index gauche mis dans l'anus va chercher l'extrémité de la sonde qui a pénétré dans le rectum (fig. 320).

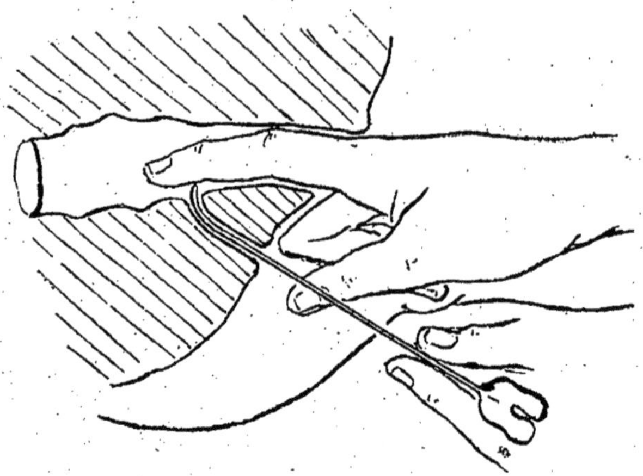

Fig. 320. — Cathétérisme de la fistule.

3° L'index accroche le bec de la sonde, le fait basculer et l'amène au dehors.

4° Inciser le pont cutanéo-muqueux sur la sonde au bistouri ou au thermocautère (fig. 321).

On doit ensuite s'assurer avec la sonde, et en écartant les deux lèvres de la plaie avec des pinces de Kocher, qu'il n'existe pas de trajets secondaires : il faudrait les mettre à nu en les incisant sur la sonde.

5° Traiter les parois du trajet ; on peut les curetter ou les cautériser (teinture d'iode, thermocautère) ; ou, enfin, exciser les tissus malades avec les ciseaux courbes.

Pansement. — Bourrer de gaze iodoformée la plaie, mettre un gros drain entouré de gaze dans l'anus ; ouate, bandage périnéal.

Soins post-opératoires.— Constiper, les jours suivants, avec

5 à 6 centigrammes d'extrait gommeux d'opium par jour; nourriture légère; changer le pansement vers le 4e jour, puis tous les jours ; purger le 6e jour. La cicatrisation doit se

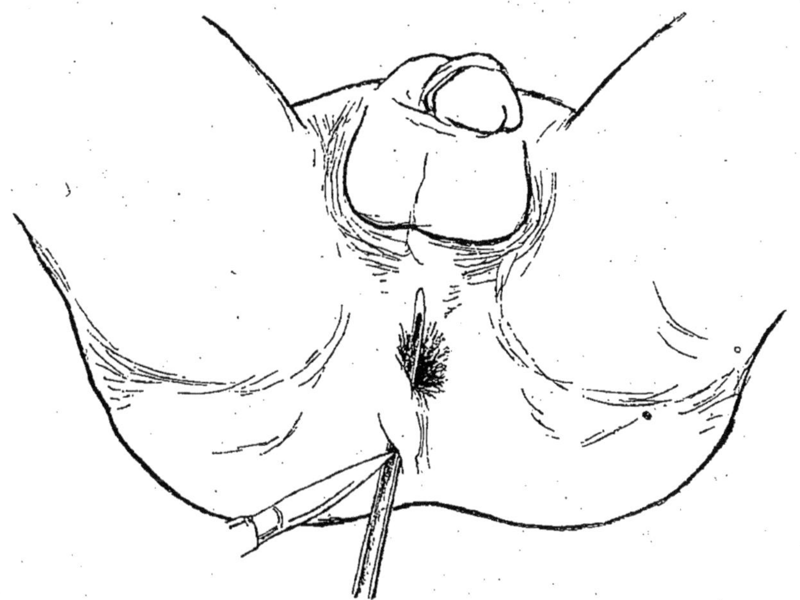

Fig. 321. — Ouverture de la fistule.

faire par la profondeur, aussi les pansements seront-ils faits avec beaucoup de soin, tout comme le premier.

Autre méthode. — La fistule est *excisée* en bloc autour de la sonde, avec ses parois; puis *suture* de parois avivées.

Variétés. — *Fistule borgne externe.* — On doit la rendre complète en poussant la sonde le plus haut possible jusqu'à la partie supérieure du décollement, perforer la muqueuse avec la sonde sur le doigt et inciser le pont comme précédemment.

Fistule borgne interne. — Il faut découvrir l'orifice (le voir en s'aidant d'une valve mise dans l'anus après dilatation ou le sentir avec le doigt), puis le cathétériser avec un stylet recourbé amené sous la peau et inciser sur lui.

DILATATION DE L'ANUS

Cette opération est pratiquée surtout dans la cure de la fissure à l'anus à forme intolérante. Le malade, purgé la veille, sera anesthésié au chloroforme *à fond et avec beaucoup de prudence* (1). On peut utiliser le spéculum de Trélat.

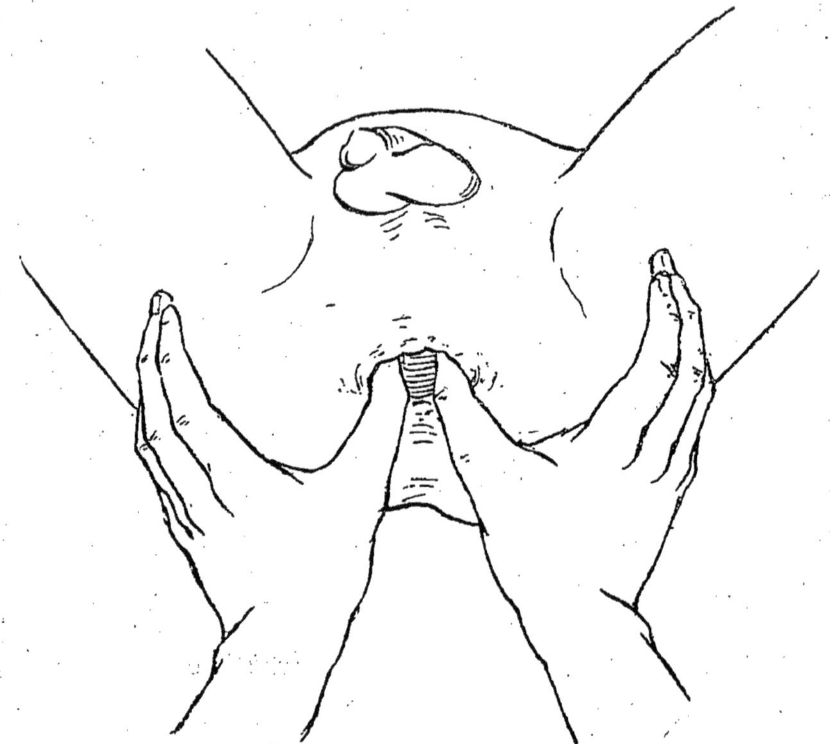

Fig. 322. — Dilatation digitale de l'anus.

La dilatation *digitale* est le plus ordinairement employée. Le malade est couché sur le dos, les cuisses fléchies ; le chirurgien introduit les deux pouces recouverts d'un doigt en caoutchouc vaseliné, dos à dos, dans l'anus et il les écarte

(1) Reclus se contente de l'anesthésie à la cocaïne ; il injecte cet anesthésique d'abord sous la muqueuse, puis dans le sphincter.

fortement jusqu'au contact des ischions, tandis que les autres doigts prennent un point d'appui sur la face externe de ces os (fig. 322). Les tractions se font aussi dans le sens antéro-postérieur.

Une mèche de gaze iodoformée enduite de pommade à la cocaïne (I p. 30) sera mise dans l'anus afin de supprimer les douleurs toujours vives ; le malade est purgé deux jours après.

ONGLE INCARNÉ

On doit opérer tous ceux qui ne peuvent s'astreindre à des soins minutieux de propreté et d'hygiène, et ceux chez lesquels ce traitement a échoué.

L'opération comprend deux temps essentiels : 1° l'ablation de l'ongle ; 2° l'ablation ou la destruction de sa *matrice.*

La *matrice* de l'ongle (fig. 323, 324), qui est l'organe pro-

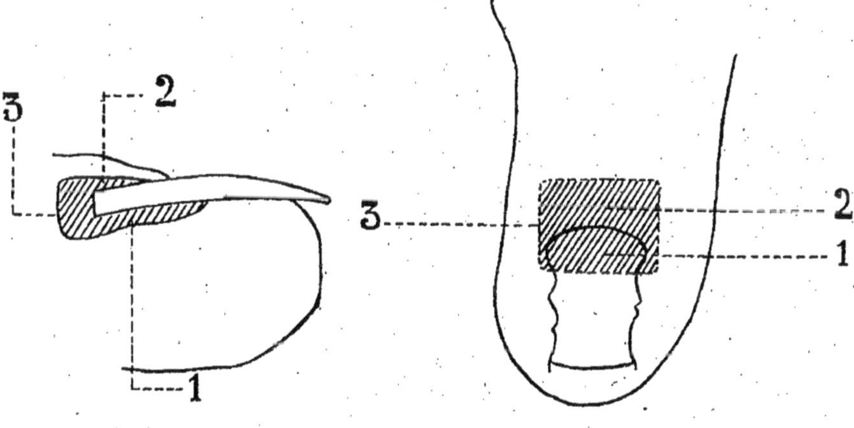

Fig. 323. Fig. 324.

Fig. 323. — Coupe de la région unguéale. Matrice de l'ongle : **1**. Derme sous-unguéal (lit de l'ongle). — **2**. Derme sus-unguéal (manteau). — **3**. Derme de la rainure unguéale.
Fig. 324. — Projection de la matrice de l'ongle.

ducteur, comprend : le derme sous-unguéal qui correspond à la lunule (**1**), le derme du repli sus-unguéal (**2**), le derme de la rainure unguéale (**3**) ; en avant, la matrice ne dépasse pas la lunule, en arrière elle s'étend un peu au delà de la racine de l'ongle.

De nombreux procédés ont été proposés, ceux qui n'enlèvent pas la matrice dans sa totalité exposent à des récidives. Voici un des plus simples :

1° *Anesthésie locale* à la cocaïne par quatre injections faites à la racine de l'orteil, une sur chaque face ; attendre cinq minutes avant d'inciser. Mettre un tube élastique (drain) serré à la base par une pince à forcipressure.

2° Faire une incision sur le repli sus-unguéal longue de 8 millimètres et décoller un peu les deux lèvres obtenues avec une spatule pour dégager l'ongle (fig. 325).

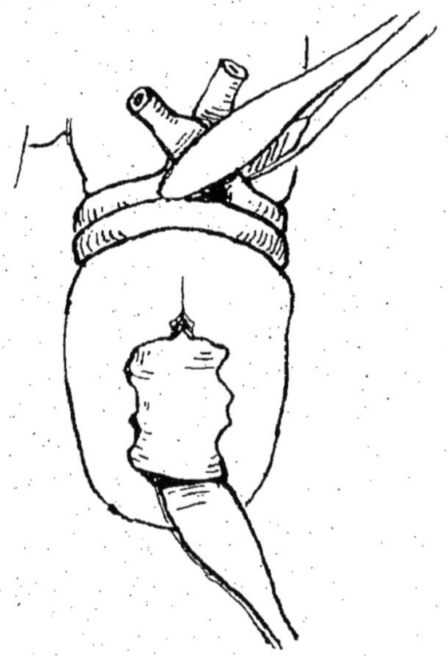

Fig. 325. — Incision postérieure ; l'ongle est soulevé à l'aide d'une spatule.

3° Ablation de l'ongle soit en glissant au-dessous une spatule qui le soulève et en l'arrachant ensuite avec une pince ; soit avec un ciseau dont une lame a été introduite à plat, poussée vivement en arrière et relevée : il ne reste qu'à fendre l'ongle et arracher chaque moitié avec une pince.

4° Détruire avec le thermocautère la matrice sur toute l'étendue ombrée de la figure 324 en insinuant la lame sous les petits replis relevés (fig. 326).

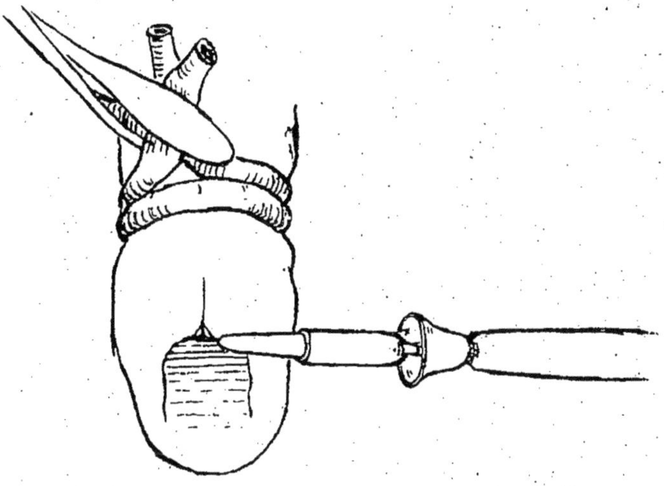

Fig. 326. — L'ongle étant enlevé, la matrice est détruite.

5° Pansement avec de la gaze iodoformée, après avoir enduit de vaseline stérilisée pour éviter les adhérences.

PRÉPARATIFS D'UNE OPÉRATION

Les données antérieures exposées au sujet de l'antisepsie et de l'asepsie suffisent pleinement à définir les termes exacts des préparatifs d'une intervention ; nous nous contenterons d'en donner une vue d'ensemble et nous prendrons les deux cas habituels : *a)* il s'agit d'une opération qui doit être exécutée dans un hôpital ou dans une maison de santé, avec une installation chirurgicale suffisante ; — *b)* il s'agit d'une opération faite au domicile du malade, nécessitée par un cas d'urgence, par exemple.

I. OPÉRATION FAITE A L'HOPITAL OU DANS UNE MAISON DE SANTÉ. — Il n'est pas dans notre intention de décrire l'installation et le fonctionnement d'une salle d'opérations construite d'une façon moderne, avec tous ses perfectionnements journaliers. Nous nous contenterons d'esquisser sa tenue générale au moment d'une intervention.

Matériel. — La table d'opérations est placée dans un bon éclairage ; le jour venant d'en haut à 45° est le meilleur.

Deux tables seront placées de chaque côté de la précédente, l'une pour l'opérateur, l'autre pour les aides ; elles supporteront chacune une cuvette avec une solution antiseptique pour les mains, des boîtes à compresses, des plateaux pour les instruments et les fils. Ces tables seront simples, lisses, en métal, verre ou marbre. Les compresses, les fils, les instruments auront été stérilisés préalablement dans une salle spéciale, située à côté de la salle d'opérations.

Malade. — La préparation antérieure du malade comprendra le relèvement de ses forces pour le mettre en état de supporter l'opération (toniques, sérum, lavements salés) ; la veille, il sera purgé et la région opératoire sera désinfectée et protégée par un pansement humide. (Voir : *Désinfection du malade*, p. 23).

Au moment de l'intervention (malade à jeun s'il doit être anesthésié), un aide désinfecté prépare soigneusement le *champ opératoire* (voir ce mot) dans une pièce à côté pour éviter au patient la vue des préparatifs ou sur la table d'opérations, et on commence l'anesthésie.

Derniers préparatifs. — Déjà l'opérateur et ses aides (réduits au minimum nécessaire), revêtus de blouses et les manches relevées, ont commencé la *désinfection des mains* dans des lavabos à pédale placés dans la salle d'opérations.

Les *plateaux* sont flambés et les instruments y sont disposés méthodiquement à l'aide d'une pince stérilisée.

Le *malade*, bien fixé sur la table (sangle passant au-dessus des genoux, poignets attachés latéralement ou derrière la tête), est mis dans la position jugée nécessaire par l'opérateur; on évitera qu'il ne se refroidisse en le laissant partiellement couvert et en tenant la température de la salle suffisamment élevée.

Un dernier nettoyage de la région est effectué et l'aide se place en face de l'opérateur, ayant à sa portée quelques pinces à forcipressure, les fils et les compresses éponges ; à ce moment il entoure le champ opératoire de vastes compresses stérilisées.

L'opération est exécutée aussi rapidement et aussi aseptiquement que possible, les mains sont plongées de temps en temps dans des cuvettes renfermant des solutions antiseptiques ; et après le pansement le malade est mis dans un lit chauffé, la tête basse.

II. Opération faite au domicile du malade.

A) Supposons qu'il s'agisse d'une opération urgente ou d'une intervention que l'on se décide à pratiquer à domicile (hernie étranglée, amputation, cure radicale d'une hernie, etc...), mais que **l'on ait le temps** et les moyens de réaliser les préparatifs indispensables.

On fera préparer au domicile du malade : de l'eau qui aura bouilli pendant une heure (5 à 10 litres) dans des récipients couverts (marmites) et qui sera conservée, en partie chaude et en partie refroidie, dans *ces mêmes récipients* ; de l'alcool à brûler, du savon de Marseille, trois tables étroites, cinq à six cuvettes métalliques, douze mouchoirs lessivés et bouillis pendant une heure dans une solution de borate de soude à 2 pour 100; une chambre claire, grande, dépourvue de meubles, de rideaux, de poussières, et bien chauffée.

On formulera : deux flacons de chloroforme de 30 grammes, ou de la cocaïne, des paquets de sublimé (N° 6) :

Sublimé . . . . 1 gr.
Acide tartrique . . . . 4 gr.
Carmin d'indigo . . . . . . 5 milligr. pour colorer.

ou bien, pour ne pas altérer les instruments :

Cyanure de mercure . . . . 1 gr.
Borate de soude . . . . 2 gr.
Chromate de potasse . . . . . Q. S. pour colorer.

Ces paquets serviront à faire les solutions antiseptiques ; on marquera encore : du coton aseptique, du coton ordinaire, de la gaze aseptique pour le pansement ; des fils (crins, catgut, soie) ; des drains s'ils sont nécessaires ; des compresses éponges stérilisées en boîtes bien fermées ; des champs opératoires stérilisés ; des bandes en flanelle et en gaze pour fixer le pansement.

Le *malade* est purgé la veille si c'est nécessaire, il sera également rasé, lavé, savonné et tenu à jeun le matin de l'opération.

Au moment de l'intervention, le chirurgien ne doit compter que sur *lui seul* pour préparer tout le matériel opératoire, et il doit interdire aux personnes présentes de toucher aux objets stérilisés.

Il procède : 1° à la stérilisation des instruments (ébullition dans un bouilleur portatif) ; il peut aussi les apporter stérilisés à l'avance dans des boîtes ;

2° à la disposition du matériel : deux tables sont disposées une de chaque côté de la table d'opérations, mise bien au jour ; elles supportent les plateaux, les cuvettes (flambées et agitées sans mettre les pouces à l'intérieur) pour les solutions antiseptiques, les boîtes à compresses ; une autre table mise un peu à l'écart porte les cuvettes où l'on se lavera les mains ;

3° à la désinfection des mains dans des cuvettes flambées,

avec des brosses, des cure-ongles bouillis et de l'eau tirée des récipients où elle a bouilli avec une louche flambée; cette eau sera renouvelée deux ou trois fois. On peut aussi apporter de l'eau autoclavée dans une boîte à eau, que l'on munit, comme nous l'avons réalisé, d'un long robinet mobile qui permet de se laver au-dessous de lui, en mettant la boîte sur une cheminée par exemple, pendant qu'au-dessous d'elle se trouve une large cuvette placée sur une chaise ;

4° à la désinfection du champ opératoire qui est faite par un aide aseptisé. Les plateaux sont flambés, les instruments y sont disposés (pinces, ciseaux, fils, du côté de l'aide) avec une pince stérilisée.

Le malade est alors *anesthésié* (on peut aussi commencer l'anesthésie dans une chambre à côté), les membres sont fixés à la table ; une dernière désinfection du champ opératoire (alcool, lavage antiseptique, teinture d'iode), qui est circonscrit avec des compresses stériles, et l'opération commence après que l'on a fait sortir les personnes qui sont de trop.

B) **Absence de moyens; urgence immédiate** (hernie étranglée à la campagne, empyème...).

Dans certains cas il faut *aller vite*, et tout manque ! C'est alors que le médecin doit déployer toute ses qualités : énergie, méthode, rapidité.

a) *Stérilisation.* — 1° Un premier récipient (marmite, bassine) servira à faire bouillir les instruments (borate de soude à 2 p. 100). DOYEN recommande l'eau phéniquée et boratée à 2 pour 100 pendant 5 minutes. Les brosses, les fils (crins, lin), sont mis dans ce même récipient ou à part.

2° Un deuxième récipient renferme des compresses (deux douzaines de mouchoirs lessivés) et des *tampons* de coton ou de gaze qui seront soumis à l'ébullition pendant 3/4 d'heure.

3° Un troisième récipient (ou plusieurs autres) sera destiné à l'eau bouillie pour les lavages des mains et du champ opératoire.

b) Chambre et tables. — Pendant que ces récipients seront sur le feu, on improvisera une table d'opérations avec une ou plusieurs tables *étroites*, solides, recouvertes d'un matelas et d'un drap ; des cuvettes et des plateaux seront mis sur deux autres tables pour les instruments et les objets nécessaires à l'opération et au pansement.

La chambre sera préparée comme précédemment et chauffée.

c) Dans les plateaux ou les cuvettes flambés, disposer les instruments avec une longue pince stérilisée ; mettre les compresses et les récipients à leur place définitive.

d) L'opérateur, ceint d'un tablier, procédera ensuite à la désinfection de ses *mains* dans les cuvettes flambées; si l'on manque d'antiseptique, se servir, après le savonnage et lavage à l'alcool, de la solution de sel ou de borate de soude ; puis le *malade* sera désinfecté, et l'on se comportera comme dans le cas précédent.

Pendant l'opération, on recommandera de faire préparer et chauffer un lit pour l'opéré.

SOINS GÉNÉRAUX A DONNER A L'OPÉRÉ

L'opération terminée, la surveillance du patient ne doit pas se relâcher, l'anesthésieur accompagne le malade dans son lit préalablement chauffé, garni de boules d'eau chaude, et dépourvu d'oreiller afin que la tête soit basse, et il attend le réveil.

Soins immédiats. — L'éclairage de la chambre est fort atténué ; une garde reste auprès du malade pour surveiller sa respiration, sa coloration ou son état de faiblesse.

Si le malade tarde à se réveiller, si son facies reste pâle, si le pouls est petit et si la perte de sang pendant l'opération a été abondante, on n'hésitera pas à injecter du *sérum artificiel*, sous la peau ou dans une veine s'il y a urgence; la caféine, l'éther ne seront pas négligés s'il y a collapsus, on fera aussi respirer de l'oxygène ; si la situation s'aggrave, on pratiquera les tractions linguales et la respiration artificielle.

Dès que le malade a repris connaissance, le plus grand calme est de rigueur ; une bonne précaution pour éviter les vomissements post-opératoires est de mettre devant le nez et la bouche du malade une compresse imbibée de vinaigre.

Après une opération abdominale, le malade se trouvera bien d'avoir les jambes maintenues demi-fléchies par un traversin glissé sous les genoux : les muscles de l'abdomen sont ainsi relâchés.

Le *régime* est facile à formuler : la diète, même à l'égard des liquides, est de rigueur après toute anesthésie générale ; vers le soir du premier jour seulement, on pourra donner avec modération quelques gorgées de grog, de champagne, d'eau de Vichy, quelques pastilles de glace.

Le second jour l'on peut faire avaler, toujours avec mesure, un peu de lait, de l'eau de Vals ou de Vichy. Le troisième : lait et bouillon si des gaz ont été rendus par l'anus.

Surveillance de l'état général. — L'état général de l'opéré attirera toute l'attention du médecin, surtout pendant les premiers jours qui suivent l'intervention ; on notera l'*état de la face*, sa coloration, l'aspect des traits (facies grippé, cerné, pincé des infections post-opératoires). La *température* axillaire sera prise au moins deux fois par jour (matin et soir) et notée avec soin : son élévation indique en général l'infection ; on surveillera l'état mental (affaiblissement, délires post-opératoires) ; si les douleurs sont vives et si le malade s'agite, on injectera 1/4 à 1/2 centigrammes de morphine (solution au 1/100e).

Surveillance des principaux appareils. — *Appareils circulatoire et respiratoire.* — L'état du *pouls*, sa fréquence, doivent être notés la veille de l'opération, car de précieuses indications sont fournies par son examen. On relèvera le nombre de pulsations (70 pulsations normalement à la minute) et leurs caractères ; le pouls peut en effet être : ralenti ou accéléré, fort ou faible (pouls filiforme), irrégulier, intermittent, dicrote si le battement est dédoublé.

Un pouls qui bat 100 à 110 à la minute et qui est plein, bien frappé, malgré une assez forte élévation de la température à 39° ou 40°, est rarement d'un pronostic grave. Au-dessus de 120 pulsations, le pronostic s'aggrave, surtout si le pouls est faible et dépressible. Le sérum artificiel, la caféine, la spartéine, l'huile camphrée au 1/10e seront les meilleurs agents de soutien.

Le *cœur*, le *poumon* seront surveillés dès la moindre alerte, on notera de la *dyspnée* s'il y a une infection grave.

Urines. — La *rétention d'urine*, assez fréquemment observée après les opérations abdominales et périnéales, nécessitera un cathétérisme aseptiquement conduit. On conservera dans un bocal les urines et on notera leur quantité, leur coloration et leur composition si c'est nécessaire. Le sérum artificiel injecté sous la peau ou pris en lavement augmentera leur quantité.

Appareil digestif. — Les *nausées et les vomissements* post-opératoires constituent parfois, par leur ténacité, une véritable complication ; les inhalations de vinaigre, la glace, l'eau chloroformée, la potion de RIVIÈRE les combattront.

La *bouche* sera souvent désinfectée par des rinçages antiseptiques pour éviter la septicité du milieu buccal (eau de

Botot, lysol, acide thymique, etc); le malade en éprouvera un grand bien-être.

Mais c'est l'*émission par l'anus des gaz et des matières fécales* qui préoccupera surtout le médecin après les opérations abdominales, car leur suppression indique une complication extrêmement grave : l'*occlusion intestinale post-opératoire*. On s'informera donc de l'apparition des premiers gaz par l'anus, et une bonne pratique consiste, dès le matin du troisième jour, à donner un lavement glycériné ; s'il n'amène rien, on donne aussitôt un purgatif léger, comme l'huile de ricin ; certains chirurgiens préfèrent l'eau de Janos : un verre à bordeaux est donné, puis un second et même un troisième si c'est nécessaire.

Si l'occlusion intestinale survient (absence de gaz et de matières fécales, vomissements, hypothermie, ballonnement, pouls petit), on essayera les grands lavements avec une longue sonde rectale, le lavement électrique, les lavages de l'estomac ; l'ouverture du ventre pour lever l'obstacle, l'anus contre-nature restent les derniers et graves moyens.

Surveillance de la plaie opératoire et de ses complications. — Le pansement qui recouvre la plaie sera regardé et surveillé fréquemment (sans le défaire) afin qu'il ne se déplace pas, qu'il ne se relâche pas et qu'il assure une bonne contention de la plaie. On veillera aux deux grandes complications de la plaie opératoire : l'hémorragie et l'infection.

L'*hémorragie*, qui résulte le plus souvent d'une hémostase imparfaite, sera *interne* si le sang s'épanche dans une cavité de l'organisme telle que le péritoine : le facies pâlit, l'état général s'affaiblit, le pouls devient fréquent et petit ; il faut se hâter d'enlever les sutures, de rouvrir la plaie et d'aller mettre une pince et un fil sur le vaisseau qui donne. L'*hémorragie externe* se traduit par l'écoulement du sang dans le pansement qui rougit ; on ajoutera de nouvelles couches d'ouate et des bandes pour faire de la compression si le saignement est peu abondant, et s'il s'agit d'une opération ayant porté sur un membre, on élèvera ce dernier ; mais si l'hémorragie est forte, il vaut mieux aller lier le vaisseau. Dans tous les cas de perte considérable de sang, on ne négligera pas les injections de sérum artificiel.

L'*infection* de plaie, qui résulte d'un défaut d'asepsie, se traduit par de la douleur et de l'élévation de la température (abcès de fil) ; le pansement peut même être souillé par les sécrétions, il faut le renouveler, désinfecter la plaie, enlever le fil contaminé.

S'il n'y a pas d'infection et si l'on n'a pas drainé, le *premier pansement* sera fait très aseptiquement au moment de l'ablation des fils, du huitième au dixième jour.

Ces infections post-opératoires peuvent, malheureusement encore, créer des complications extrêmement graves, des infections générales, des *septicémies* parfois mortelles ; ou bien s'il y a eu infection du péritoine après une opération abdominale, on peut voir survenir une *péritonite post-opératoire*, encore appelée septicémie péritonéale ; cette redoutable complication se traduit par l'hyperthermie, parfois l'hypothermie, le pouls devient faible, dépressible, fréquent, le facies se grippe ; il existe des vomissements et du ballonnement, etc. Ces infections sont graves, rapidement mortelles en général : les doses massives intra-veineuses de sérum artificiel, les toni-cardiaques, les bains tièdes, le lavage et le drainage du péritoine sont les seules et le plus souvent inefficaces ressources.

ADDENDUM

Stérilisation pratique du catgut. — Catgut iodé. — CLAUDIUS a préparé un catgut iodé ; il le préparait en plaçant le catgut embobiné brut ou dégraissé dans la solution suivante :

Iode.............................	ãã 10 gr.
Iodure de potassium................	
Eau stérilisée........................	1000 gr.

Le catgut est rendu aseptique dans l'espace de cinq jours, mais on peut le laisser dans la solution pendant 4 à 5 mois sans qu'il perde de sa résistance ; au bout de ce temps il en perd un peu. Aussi un grand nombre de chirurgiens allemands et suédois sortent ces bobines de la solution et les conservent à sec dans des vases aseptiques.

A l'heure actuelle on remplace généralement l'eau par la *benzine* en laquelle on dissout *10 grammes d'iode* par litre. Le catgut ainsi préparé est aseptique au bout de 4 à 5 jours, il est d'une couleur jaune transparente et se conserve indéfiniment souple avec une résistance augmentée ; le fil s'amincit même dans la solution. Ce catgut est non seulement aseptique, mais encore antiseptique sans être irritant ; il se résorbe suivant le volume du fil du 10e au 25e jour et il jouit d'une grande vogue en Allemagne et en Amérique où l'on a fait la preuve expérimentale et clinique de sa valeur. Le professeur TÉDENAT l'emploie avec succès depuis plus d'une année.

Sérums artificiels à minéralisation complexe. — FLEIG a cherché à substituer au sérum physiologique (eau salée de 7 à 9 pour 1000, des injections de sérum isotonique dans lequel entrent les *divers sels minéraux du plasma sanguin.*

Chlorure de sodium	6 à 8 gr.
Chlorure de potassium	0 gr. 2 à 0,5
Chlorure de calcium	0,1 à 2 gr.
Sulfate de magnésie	0,2 à 0,5
Bicarbonate de soude	0,5 à 1,5
Glycérophosphate de soude	0,7 à 2 gr.
Glucose (facultatif)	1
Eau distillée	Q. S. pour 1000 cent. cubes.

Les effets de ce sérum sont infiniment supérieurs à l'eau salée simple : excellent après les hémorragies abondantes, il est de plus hémostatique et il a une action tonique sur le cœur et les vaisseaux ; il active davantage la nutrition (vrai milieu vital pour les organes et les cellules) et la diurèse et on peut l'injecter par les diverses voies en plus grandes masses que le sérum ordinaire.

INDEX ALPHABÉTIQUE DES MATIÈRES

A

Q

R

V

Z

INDEX ALPHABÉTIQUE DES FIGURES

A

C

D

M

N

O

P

R

S

V

TABLE DES MATIÈRES

DEUXIÈME PARTIE

Pratiques spéciales courantes

Montpellier. — Imprimerie Serre et Roumégous, rue Vieille-Intendance, 5.

www.ingramcontent.com/pod-product-compliance
Ingram Content Group UK Ltd.
Pitfield, Milton Keynes, MK11 3LW, UK
UKHW022325190726
13856UKWH00001B/220